高 等 医 学 院 校 教 材

供医学影像专业和临床医学专业使用

临床超声医学

第2版

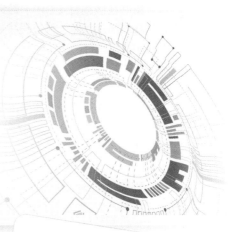

■ **主　编**　穆玉明

■ **副主编**　关丽娜　向　红　宋　涛　贾志莺

■ **编　者**（按姓氏笔画排序）

马　婷（新疆医科大学第一附属医院）

田　霞（新疆医科大学第一附属医院）

刘丽云（新疆医科大学第一附属医院）

杨灵洁（新疆医科大学第一附属医院）

吴治胜（新疆医科大学第一附属医院）

胡　蓉（新疆医科大学第一附属医院）

南　晶（新疆医科大学第一附属医院）

高军喜（新疆医科大学第一附属医院）

人民卫生出版社

·北 京·

图书在版编目（CIP）数据

临床超声医学 / 穆玉明主编 . -- 2 版 . -- 北京 ：人民卫生出版社, 2024. 12. -- ISBN 978-7-117-36619-9

I. R445.1

中国国家版本馆 CIP 数据核字第 202475DD08 号

| 人卫智网 | www.ipmph.com | 医学教育、学术、考试、健康，购书智慧智能综合服务平台 |
| 人卫官网 | www.pmph.com | 人卫官方资讯发布平台 |

临床超声医学
Linchuang Chaosheng Yixue
第 2 版

主　　编：穆玉明
出版发行：人民卫生出版社（中继线 010-59780011）
地　　址：北京市朝阳区潘家园南里 19 号
邮　　编：100021
E - mail：pmph @ pmph.com
购书热线：010-59787592　010-59787584　010-65264830
印　　刷：人卫印务（北京）有限公司
经　　销：新华书店
开　　本：787×1092　1/16　　印张：29
字　　数：724 千字
版　　次：2012 年 9 月第 1 版　　2024 年 12 月第 2 版
印　　次：2025 年 2 月第 1 次印刷
标准书号：ISBN 978-7-117-36619-9
定　　价：159.00 元

打击盗版举报电话：010-59787491　E-mail：WQ @ pmph.com
质量问题联系电话：010-59787234　E-mail：zhiliang @ pmph.com
数字融合服务电话：4001118166　E-mail：zengzhi @ pmph.com

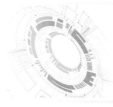

前　言

　　随着现代科学技术的迅猛发展,超声医学取得了日新月异的进步,超声诊断以其无创、快捷和准确而成为临床诊断各种疾病不可或缺的手段之一。作为教科书,本书涵盖了超声医学临床应用的各个方面,在第1版的基础上,结合了国内外最新指南和专家共识,从病理、临床、超声影像学检查、鉴别诊断、疑难解析,以及超声医学的最新进展等方面,由浅入深地介绍了各种疾病的超声改变特点。

　　该书按疾病分章,叙述简明易懂,重点突出,图文并茂,突出基本理论、基本知识和基本技能,同时注重临床实用性,对提高超声医疗水平、促进超声诊断质量同质化发挥积极效果,适用于临床医学和影像医学的教学,对于帮助读者建立完整的、系统的、不断扩展更新的知识体系,有重要的指导意义。

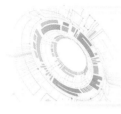

目 录

第一章　超声诊断基础

第一节　超声波的物理性质

一、声波的物理性质

振动的传播称为波动(简称波),分为机械波和电磁波。物体在平衡位置附近往复运动称机械振动,机械振动在介质中的传播形成机械波。

机械波的产生首先要有引起机械振动的物体,称为波源(wave source),其次要有能传播这种机械振动的弹性介质。机械波按其传播方向可分为横波和纵波两类。前者是指在传播过程中质点的振动方向与波的传播方向垂直的波(transverse wave),后者是指振动方向与波的传播方向一致的波(longitudinal wave)。

声波(acoustic wave)是声源所产生的振动通过弹性介质传播的一种机械波。声波频率的大小取决于声源的振动频率,单位为赫兹(Hz)。依据波的频率可以将其分为三类,即次声波、声(音)和超声波。频率小于20Hz的波动称为次声波,20~20 000Hz的波动称为声(音),也就是人耳所能感觉到的声波频率范围,频率在20 000Hz以上的波动称为超声波。

多普勒超声技术中,声源为探头,探头的发射频率即为声波的频率,且探头发射频率与波长呈反比关系。医用诊断超声的声波范围在2~10MHz(1MHz=10^6Hz)。

人耳对声波的反应取决于两个因素:声波的强度和频率。高强度的波产生响亮的声音,低强度的波产生微弱的声音。我们可以根据声音的响度和音调来判断声波的强度和频率。在多普勒超声检查中,我们常通过听取音频信号的响度和音调来判断多普勒频移信号的强度和频率,从而判断血流的性质。

二、超声波的物理性质

超声波(ultrasonic wave)是频率高于20kHz的声波。在临床超声医学中,超声波的频率范围一般为2~10MHz。超声波具有声波所有的物理性质,但因其频率高且波长短,因此又具有许多不同于声波的独特性质,这些性质有助于临床疾病的诊断。

(一)超声波产生的物理学基础及原理

超声波产生的物理学基础主要是利用某些非对称性晶体(如石英、酒石酸钾钠、锆钛酸铅等)具有的特殊物理性质——压电效应(piezoelectric effect)。当该类晶体受到外界压力或拉力时其两个表面将分别出现正、负电荷,使得机械能转变为电能,称之为正压电效应;反之,当晶体受到电场的作用时出现机械性的压缩和膨胀,电能转变为机械能,称为逆压电效应。

超声波产生的基本原理就是使用压电晶体作为超声探头的主要部件,利用压电效应使探头同时作为超声波的发生器和接收器,当超声波在介质中传播时,将在声阻不同的界面发生反射(反射波也是一种超声波),反射波返回探头时,声压作用于压电晶体,使晶体表面产生正、负电荷(正压电效应)并随着反射波压强的变化出现交变电压,其频率等于反射波的频率,将此电信号加以放大并显示在荧光屏上,即形成超声图像。

(二)超声波的声束

1. 由于超声波的波长和光线一样,比较短,因此具有较强的方向性,从而形成超声束(ultrasonic beam),这一特点是诊断用超声的首要物理性质。

2. 超声波由探头发出进入人体后,在距探头较近的一段区域内形成一条宽度近似探头直径的超声束,此区称为近场。在近场的远侧,超声束将逐渐增宽,此区称为远场。

3. 近场长度的计算公式为 $L=r^2/\lambda$(r 为探头直径,λ 为超声波的波长),因此,增大探头直径或减小波长(即增加探头的频率),均可增加近场的长度。超声束在远场的增宽程度由超声束的扩散角(θ)决定,其大小由公式 $\sin\theta=0.61\lambda/r$ 表示,式中 λ 和 r 的意义同前。在超声心动图技术中,超声束在远场的增宽将减低声束在单位面积上的信号强度和侧向分辨力(侧向分辨力见下所述),这对于心脏结构的显示很不利,因此需要减小扩散角,也就是要增加探头的频率和直径。但由于在实际工作条件中,探头的频率及直径固定不变,为了减少声束的扩散,以达到尽量清晰显示心脏结构的目的,一般可通过采用聚焦、增加远场增益等方法。

(三)超声波的分辨力

分辨力(resolution)是指超声束在人体软组织中传播时,显示器上所能区分声束中两个细小目标的最小距离或能力。按分辨方向的不同可分为轴向(纵向)分辨力和侧向(横向)分辨力。

轴向分辨力(又称纵向分辨力),指超声束所能区分的沿声束方向两点之间的最小距离。该分辨力取决于探头发射的脉冲群的宽度并与之成反比。若以 L 代表脉冲群的宽度,λ 代表波长,n 代表脉冲波的个数,则 $L=\lambda n$。为了提高轴向分辨力需要减小脉冲群的宽度,这需要缩短脉冲波的波长和减少脉冲波的数目。超声心动图技术中,常选用频率较高的探头(波长较短)和发射较短的脉冲群(脉冲波的数目较少)提高轴向分辨力,以增加图像的清晰程度。多普勒超声心动图技术中,由于血流速度不会在短距离内突然发生变化,所以对轴向分辨力的要求不高,相反,如果使用高频率的脉冲(波长短),将会降低脉冲多普勒的流速测值,而减小脉冲群的宽度则会使频谱增宽,从而降低频率分析的准确性。因此,为了提高脉冲式多普勒流速测值和频率分析的准确性,应选用频率较低的探头(波长较长)和发射尽可能长的脉冲群(脉冲波的数目多)。由此可见,在轴向分辨力的技术要求方面,上述两种超声心动图技术之间存在矛盾。

侧向分辨力(又称横向分辨力),指超声束所能区分的沿声束横向排列的两点之间的最小距离。该分辨力取决于声束的宽度并与之成反比,因而也就取决于探头的频率、直径和聚焦深度。在超声心动图技术中,常选用频率较高的探头和较大直径的探头,提高侧向分辨力。而在多普勒超声心动图技术中,使用高频率的探头将降低流速测值,而使用较大直径的探头,将限制超声探查窗口和探头方向调整的自由度,不利于高速射流的探查。另外,在定量测定射流速度时，为了达到声束与射流方向的平行，较宽的声束常会优于较窄的声束，所以在连续式多普勒技术中，多采用低频率、小直径和宽声束的探头。由此可见，在侧向分辨力的技术要求方面，两种超声心动图技术亦存在矛盾。

（四）超声波的反射、折射、衍射和散射

超声波的反射是指超声波从一种介质传至另一种声阻抗不同的介质时，将在两种介质相交界的表面（称为声学界面）发生反射。反射波的强度首先取决于两种介质的声阻差，并与之成正比；其次，反射波的强度还受到入射角（指入射声束与反射界面的垂线之间的夹角）的影响。当入射角为零度时，入射声束和反射声束均垂直于反射界面，则大部分反射波返回探头。随入射角增大，反射角也逐渐增大，越来越多的反射波将不能返回探头。当入射角等于 90° 时，入射声束平行于反射界面，此时不出现反射波。因此，在超声心动图检查时，要求声束与组织界面尽可能地垂直，而在多普勒超声心动图检查时，则要求声束与血流的方向尽可能地平行。

超声波的衍射和散射是指超声波在传播过程中遇到几何尺寸等于或小于其波长的反射物时，部分能量将绕过这一物体并继续向前传播，这种现象称为衍射（diffraction）。而剩余能量的超声波将以这一物体为中心向空间各个方向发生散射（scattering）。散射时，由于声能向各个方向传播，返回探头的回声信号强度将明显减弱。例如，在超声心动图技术中，需要显示的是心脏的各切面结构，而不需要显示血流，故当超声束遇到直径明显小于超声波波长的血细胞时，血细胞将作为散射体（散射超声波的物体）向各个方向散射超声波，探头仅接收来自血细胞的反向散射部分（称为背向散射，backscattering）的反射波。由于背向散射的声波能量较小且血细胞与血浆间的声阻差亦很小，反向散射波的振幅十分微弱，因此在超声技术中，这些信号接近超声技术接收器的噪声阈值将被滤掉而不显像。而在多普勒超声心动图中，则恰恰需要研究来自血细胞反射的微弱信号并由其组成多普勒频移信号，此时，血细胞常被作为反射超声波的声靶（反射信号绝大多数来自红细胞）反射超声波，并由多普勒超声接收器处理来自血细胞反射的这种低振幅信号形成频谱。这是多普勒超声接收器区别于影像超声接收器的一个基本特点。

反向散射信号的强度取决于三个因素：

1. 红细胞的数量　超声束内的红细胞数越多，探头所接收的反向散射信号的强度也就越大。

2. 红细胞浓度的变化　取样体中红细胞浓度随时间变化的幅度越大，反向散射信号的强度则越大。因此，层流状态时，血细胞反向散射信号的强度较湍流状态时小。取样体越大，反向散射信号就越强，对于脉冲式多普勒超声技术来说，这意味着取样容积越大，信号/噪声比值就越大，多普勒信号就越清晰。

3. 超声波的发射频率　体外实验研究表明，当超声波的频率增加时，散射信号强度随之上升。然而，由于超声波在人体中的吸收和衰减，使用高频率的探头探查时，反而会使来自血细胞的背向散射信号减弱。

（五）超声波的吸收和衰减

超声波在体内传播的过程中，其强度将随着传播深度的增加而进行性减弱，称为衰减（attenuation）。超声波在体内衰减是由于超声波的吸收和能量分布面积的扩大造成的。超

声波的衰减效应是它的另一个特点。

超声波的吸收是因为超声波在体内传播时,部分能量用于克服介质中的黏滞性所造成的内摩擦力,从而转变为热能的缘故。

能量分布面积的扩大主要见于以下几种情况:

1. 超声波的反射　在每一组织界面上都有部分超声波反射回来,以致向前传播的超声波的能量降低。超声波的频率越高,波长越短,所识别的组织界面和反射的次数也就越多,超声波的衰减也就越快。因此,超声波频率的升高虽增加了分辨力,但却降低了穿透力。

2. 超声波的散射　在血液中和较小的组织界面上发生散射后,声波能量向四周传播,使向前传播的超声波的能量降低。

3. 超声束的扩散　在超声束的远场,声束出现扩散,使单位面积上的超声波能量进一步降低。在上述三种情况下,虽然超声波的总能量没有减少,但由于能量分布面积的扩大,超声波的强度反而降低。

思考题

1. 简述超声波的常见传播方式。
2. 试述分辨力的定义。

第二节　多普勒超声的技术原理

一、多普勒效应

(一)概念

1842 年,奥地利数学家和天文学家克里斯琴·约翰·多普勒(Christian Johann Doppler)在他的论文中首次描述了这一物理学效应。振源和接收器做相向运动时接收体接收到的频率将高于发射频率,做反向运动时接收到的频率则低于发射频率,其差别与相对运动的速度有关,称此为多普勒频移,这种效应就是多普勒效应(Doppler effect)。多普勒效应适用于各种类型的振源和接收器之间的运动,是多普勒超声技术的基本原理。

(二)多普勒方程

多普勒超声在心血管检查时,表现为血流相对于声源的运动。脉冲超声波在人体中以恒定的速度向血流运动,而血流又以某一速度 V 相对于超声波运动(相向或背向),从而由探头接收回声信息,接收回波的频率与发射超声频率有一偏移,经信号处理可以检出多普勒频移。多普勒频移可用公式表达为 $f_d = f_R - f_0 = \pm 2f_0 V\cos\theta/C$,此即为多普勒方程(Doppler equation),这是多普勒超声心动图学中的一个基本公式(f_d 代表多普勒频移;f_0 为入射频率;f_R 为反射频率;V 为反射物体的运动速度;C 为声速;θ 为运动方向与入射波之间的夹角)。

由此式可得出以下结论:

1. 发生多普勒频移的必要条件是声源和接收器之间发生相对运动,频移与运动速度 V

成正比，若 $V=0$，则无多普勒频移。

2. 多普勒频移值与声束和血流方向之间的夹角的余弦函数成正比。因此，在进行多普勒超声心动图检查时，为了获得最大频移信号，应使声束与血流方向尽可能地平行（因为 $\cos 90°=0$）。

3. 多普勒频移 f_d 的大小与探头发射频率 f_0 成正比，与声速 C 成反比。对于一定值的 f_d，f_0 越小，所测量的流速 V 越大。因此，为了测量高速血流，应尽可能地选用低频探头。

4. 血流速度测量为 $V=f_d C/2\cos\theta f_0$，在实际检查中，探头频率 f_0 一经选定就不再改变，声速 C 亦可认为是常数，所以 $V=kf_d/\cos\theta$，k 为常数，若声束平行于血流方向，则 $V=kf_d$，上式说明，流速的大小取决于多普勒频移的数值。当探头频率 f_0 确定后即可计算出 k 值。在多普勒超声中，k 值称为探头定标系数。

二、频谱多普勒

频谱多普勒包括脉冲式多普勒（pulsed-mode Doppler）、连续式多普勒（continuous-mode Doppler）及高脉冲重复频率式多普勒（high pulse repetition frequency Doppler）。

（一）脉冲式多普勒

1. 优点　脉冲式多普勒（pulsed-mode Doppler）又称脉冲波多普勒（pulsed-wave Doppler，PW-D，PW），是由探头作为声源发射出一组超声脉冲波后，在选择性的时间延迟（T_d）后即作为接收器接收反射的回声信号，并利用其频移成分组成灰阶频谱。脉冲波从探头到达声靶后，从声靶返回探头的总距离以公式 $C \times T_d$（C 为组织中的声速）表示，则探头与声靶之间的距离 $R=C \cdot T_d/2$（R 为产生反射回声的深度）。由于声速 C 为常数，因此人为地改变时间延迟 T_d 就可以得到不同深度的超声反射信号，这种沿超声束的不同深度对某一区域的多普勒信号进行定位探查的能力称为距离选通（range gating）或距离分辨（range resolution），此区域称为取样容积（sample volume）。取样容积是一个三维体积，其宽度取决于探查区域处超声束的宽度，而超声束的宽度又取决于探头频率、探头直径和聚集技术，因此在大多数仪器中，取样容积的宽度是不可调节的。大多数多普勒超声仪取样容积长度的调节范围一般在 1~10mm。脉冲式多普勒技术的距离选通功能利于心脏疾患的定位诊断和体积血流的定量测定，是其十分重要的优点。

2. 缺点　所测流速值受脉冲重复频率（pulse repetition frequency，PRF）（指每秒钟发射的脉冲群次数，亦称为取样频率）的限制。如前所述，脉冲式多普勒的探头在发出一组超声脉冲之后，要经过一个时间延迟 T_d 后再发出下一组超声脉冲，则脉冲重复频率（PRF）为 $PRF=1/T_d$，根据取样定理，脉冲重复频率必须大于多普勒频移（f_d）的两倍，才能准确显示频移的方向和大小，即 $f_d<1/2PRF$，脉冲重复频率的 1/2 称为奈奎斯特频率极限（Nyquist frequency limit），如果多普勒频移值超过这一极限，脉冲式多普勒所检出的频率改变就会出现大小和方向的伪差，称为频率失真（frequency aliasing）。

（二）连续式多普勒

1. 优点　连续式多普勒（continuous-mode Doppler）又称为连续波多普勒（continuous wave Doppler，CW-D），是使用双晶片探头，一个晶片连续地发射脉冲波，另一个晶片连续地接收反射的回声，因不受时间延迟的限制，故理论上连续多普勒的脉冲重复频率为无穷大，最大流速可测值取决于多普勒频移值的大小而无理论的限制性。但在大多数仪器中，多普勒所测流速值的大小受到数字模拟转换器工作速度的限制，故最大流速实际可测值一般大于 7m/s，最大可达 10m/s，这一可测值已能满足临床需要。连续式多普勒测量高速血流的能力，可定量分析心血管系统中的狭窄、反流和分流性病变，是其非常重要的优点。

由于连续式多普勒的探头连续地发射和接收脉冲波，多普勒超声束内的所有回声信号均被记录下来。因此，当声束与血流方向平行时，声束内所包含的红细胞数量最多，因而出现特征性的音频信号和频谱形态。反之，当声束与血流方向之间有夹角时，声束内的红细胞数量将锐减，使音频信号和频谱形态出现明显的变化。

2. 缺点 缺乏距离选通的能力，无法确定声束内回声信号的来源，因此不能进行定位诊断。异常血流的定位诊断可借助于脉冲式多普勒或二维超声加以弥补。连续式多普勒的另一缺点是探头的敏感性较低，这是由于使用了双晶片探头，每一晶片的直径较小，超声束在体内发生了较多衍射的缘故。

（三）高脉冲重复频率式多普勒

1. 优点 高脉冲重复频率式多普勒（high pulse repetition frequency Doppler）又称为扩展范围多普勒（extended range Doppler），是在脉冲式多普勒基础上的改进。前者探头在发射一组超声脉冲波之后，不等取样部位的回声信号返回探头又发射出新的超声脉冲群（不需时间延迟 T_d），因此在同一时刻内，沿超声束的不同深度可有一个以上的取样容积。假设同时有三组超声脉冲，第二组超声脉冲发射后接收器接收的实际上是来自第一组超声脉冲的回声，第三组超声脉冲波发射后接收器所接收的实际上是来自第二组超声脉冲的回声，依此类推。由于脉冲重复频率增加了两倍，实际上等于将探测深度缩小两倍，因而多普勒频移值的测量范围也扩展了两倍。在大多数仪器中，高脉冲重复频率式多普勒的流速可测值的最大扩展范围一般为三倍。

2. 缺点 首先，虽然高脉冲重复频率式多普勒增加了流速可测值的范围，但和连续式多普勒相比，流速可测值仍然较低，探查高速射流常较困难且所获频谱质量较差。其次，由于使用了多个取样容积，所以无法确定回声信号的来源。因此和连续式多普勒一样，无距离选通的能力。

高脉冲重复频率式多普勒实际上是介于脉冲式多普勒和连续式多普勒之间的一种技术，它测量高速血流的能力不如连续式多普勒，而对异常血流定位能力又不如脉冲式多普勒，因此在新型的多普勒超声仪中已很少应用这种技术。

（四）常用频谱多普勒技术的种类、用途和调节

1. 常用频谱多普勒技术的种类

（1）脉冲波频谱多普勒：在其取样线上有取样容积，可定位检测血流。被检测血流速度过高（超出其 Nyquist 极限）时，可出现色彩混叠现象。

（2）连续波频谱多普勒：在取样线的全长收集血流信号，可检出取样线上最高速血流，无血流信号混叠现象。

2. 频谱多普勒技术的用途

（1）测量血流速度参数：可以测量收缩期速度（V_s）；平均速度（V_m）；舒张期速度（V_d）；收缩期、舒张期及全心动周期的 VTI（速度时间积分）——VTIs、VTId、VTIt；搏动指数（PI）；

阻力指数(RI);收缩期与舒张期速度之比值(S/D)。

（2）确定血流方向：基线向上的血流频谱为朝向探头的血流,基线向下的血流频谱为背离探头的血流。

（3）判断血流的种类、性质：脉动性的（即有尖峰脉冲波）为动脉血流。呈连续不断出现的为静脉血流,但血流速度可因深呼吸而有起伏或方向倒错,层流时血流方向、速度均无变化,射流为高速血流,湍流时为方向较杂乱的血流,在频谱多普勒上表现为基线上下有杂乱的信号出现。

3. 频谱多普勒技术的调节

（1）脉冲波、连续波多普勒：高速血流(>3m/s)选用连续多普勒,较低速血流选用脉冲波多普勒。

（2）滤波条件（参照彩色多普勒技术）。

（3）速度标尺（参照彩色多普勒技术）。

（4）取样容积大小：应选择小于被检的血管,不能超过血管的内径,在心腔内检查时取样容积也宜选用适当的大小,过大则不能精确地检测瓣口的血流。

（5）防止频谱多普勒信号混叠的方法：用高通滤波及高速标尺,可防止因被检测的血流速度过大而出现信号混叠。

（6）超声入射角校正：心血管系统的检查,超声入射角不能大于20°;腹部、四肢等的外周血管检查,超声入射角不能大于60°,如实际角度大于60°,必须校正到60°或以下。

三、彩色多普勒血流成像

彩色多普勒血流成像(color Doppler flow imaging, CDFI)是在多点选通式多普勒技术的基础上发展起来的一种新型多普勒超声技术,已成为一种实时分析和显示空间血流信息的实用技术。

（一）CDFI 技术特点

1. 显示血流的流动方向　朝向探头方向流动的血流呈红色,背离探头方向流动的血流呈蓝色。

2. 标志流速的快慢　流速快则彩色信号明亮,流速慢则彩色信号暗淡。

3. 动、静脉血流的判断　彩色信号持续呈现的是静脉血流,彩色信号有规律闪现的是动脉血流。

4. 层流、射流和湍流的判断　彩色信号均匀、无深浅或颜色的变化为层流,高速血流有色彩倒错的为射流,色彩杂乱的为湍流。

5. 超声束与血流方向之间的夹角　夹角为90°时血流不能显示,流速过高超过了Nyquist极限会出现彩色信号混叠。

（二）CDFI 的调节技术

1. 彩色图(color map)　如有两种色彩显示血流方向,用于较低速血流,如腹部血流的显示;如有三种色彩（如红、黄、绿）用于心血管检查,可显示高速血流并把血流的慢速与快速分开。

2. 滤波器(filter)　低通滤波可使低速血流显示,适用于检查低速血流,高通滤波可"切掉"低速血流,在检查高速血流时不致受低速运动的干扰。

3. 速度标尺(scale) 高速标尺适用于高速血流检查,低速标尺适用于低速血流检查。用低速标尺检查高速血流易使血流信号受到低频运动信号的干扰,用高速标尺检查低速血流,可使低速血流不被显示。

4. 取样容积(sample volume) 彩色多普勒检查也有取样容积,应选择适当大小。取样容积过大,可使血流信号增粗,"溢"出到血管外(如增益也使用较高);取样容积过小,则彩色多普勒显示血流的敏感性可能降低。

5. 基线(baseline) 零位基线下移,可增大检测的血流速度范围。

6. 消除彩色信号的闪烁(flash) 闪烁性干扰是在被显示的血流信号出现时,有闪烁出现的大片状或块状的不规则色彩信号,因此遮盖或影响血流的观察。一般可选择较高的滤波条件和较高的速度标尺来避免闪烁干扰。这种干扰多来自低频运动信号,如呼吸、腹肌运动等,最佳的方法是令患者屏住呼吸。

(三)CDFI技术的用途

1. 与二维超声、M型超声、频谱多普勒并用

2. 与超声负荷试验并用 因负荷试验时血流速度增快,血流量增大,彩色多普勒技术可提高对血流显示的敏感性。

3. 与心腔超声造影、心肌超声造影并用 心腔显影时,彩色多普勒可使心内膜的界线清晰。心肌显影时,彩色多普勒也使心肌血流更易成像。

四、彩色多普勒能量图

彩色多普勒能量图(color Doppler energy image, CDE)又称能量多普勒超声(power Doppler ultrasonography, PD-US),是彩色多普勒技术的一项新的发展,仍在不断完善,创制的一种方向能量图,称为会聚彩色多普勒(convergent color Doppler, CCD)。CDE提取和显示的是返回多普勒信号的能量,即信号强度。它是利用血流中红细胞的密度、散射强度或能量分布,即单位面积下红细胞通过的数量以及信号振幅大小进行成像。故CDE所显示的参数不是速度,而是血流中与散射体相对应的能量信号。

(一)CDE的优点

1. 以彩色多普勒反射回声的能量进行成像,对超声入射角度只有相对非依赖性。
2. 能显示低流量、低流速的血流,既能使血流平均速度为零,也能显示其血流。
3. 显示的信号动态范围广,不出现彩色血流信号混叠。

(二)CDE的缺点

1. 不能显示血流的方向。
2. 不能标志血流的性质。
3. 对组织的运动敏感,易出现闪烁干扰而影响检查。

五、超声造影

1980年,Meltazer首先证实,微气泡是超声造影的散射回声源,造影剂内存在的微小气泡是产生造影效应的主要机制,超声造影剂通常以微粒状态存在。

(一)超声造影的原理及对造影剂的要求

超声造影剂产生的散射回声强度与超声造影剂微粒的横截面积(m^2)的大小成正比,而横截面积的大小与发射超声频率、造影剂微粒半径大小、造影剂压缩系数高低成正比,与造影剂的密度成反比。气体的可压缩性明显大于固体、液体,而密度明显小于固体、液体。因此,发射超声频率、造影剂微粒半径相合,气体造影剂的横截面积明显大于固体、液体。

(二)超声造影剂的种类

根据超声造影剂的微气泡种类、基质(即造影剂中包裹微气泡的物质或作为核心吸附气体的物质)的种类,可分为含空气类超声造影剂、含二氧化碳类超声造影剂、含氧气超声造影剂、含氟碳气体造影剂、以糖类为基质的超声造影剂、人体白蛋白为基质的超声造影剂。

(三)超声造影检查优缺点

1. 优点 实时显示、无放射性辐射,是肾功能不全患者的首选诊断方法,增加了图像的对比分辨力,提高了病变检出的敏感性和特异性。目前在肝脏、脾脏、肾脏、心脏等脏器诊断中应用广泛。

2. 缺点 有创,需静脉注射微泡造影剂,哮喘患者、严重心血管病患者无法检查,部分患者可能会对造影剂成分过敏。

(四)超声造影检查方法

1. 超声造影的注射装置 常用带有三通连接的输液装置静脉注射,也可用静脉输液设备按输液方法注射。

2. 弹丸注射式超声造影方法 即一次性把造影剂注入静脉,然后给予生理盐水或5%葡萄糖溶液。

3. 连续注射式超声造影方法 与静脉输液方法相合,可有效延长静脉心肌成像时间,利于动态观察血流灌注变化,也可定量心肌毛细血管密度及血流速度。

(五)增强超声造影效果的技术

1. 二次谐波成像技术 造影剂在超声作用下产生振动,其频率反应变化是非线性的,当两者频率达到一致时称为谐波,谐波产生的反射回声称为谐波反射,反射达到谐波反射状态时,造影剂(即散射体)的散射面积比实际几何面积大四倍,称之为一次谐波反射(也称基波反射)。此外还可以产生2次、3次……谐波反射。反射回声的强度随谐波次数而逐次减低。

2. 间歇式成像技术 利用心电触发,使超声每隔若干个心动周期才发射一次(目前研究认为每隔3、5、8次心动周期发射一次超声)可使造影剂在室壁成像的增强效果最佳。其原理是减少超声发射次数时,造影剂微气泡在被检测区积累的数量多。因此,一旦受到超声的作用,其反射回声比连续发射超声要明显增强。

3. 与负荷试验合并使用　负荷试验时,如运动负荷试验、药物负荷试验,可诱发心肌缺血,使心肌缺血区的冠状动脉小分支缺血,而血供正常区的冠状动脉血管扩张、血流加速,这时并用超声造影,除了可观察由负荷试验引起的节段性室壁运动异常外,还可观察运动异常室壁的心肌超声造影灌注异常(不显影或显影差),从而使心肌缺血的判断更准确,减少假阳性或假阴性的误判。

(六)超声造影效果的定量评价方法

1. 目测法　最常用的评价方法,主要通过肉眼来观察室壁超声造影的显影效果。冠状动脉正常时,超声造影可使室壁回声增强;冠状动脉供血不足时,室壁回声强度减弱或消失。

2. 灰阶强度测定　用视频强度计或视频密度计,测定室壁回声的灰阶强度,正常与异常的灰阶强度,如目测法所述,心肌缺血时灰阶强度低,心肌血供正常时灰阶强度增强。其优点是可与正常区对比,以数字表示灰阶的强度,可避免目测法的主观性。

3. 背向散射回声强度的射频测定　此法的原理与灰阶测定方法相似,但背向散射的射频测定是对探头接收回来的原始回声信号进行测定,以 dB 为单位,因此其准确性高于目测法及灰阶强度测定法。

六、超声弹性成像

超声弹性成像最早由 Ophir 于 1991 年提出,此后得到了迅速的发展。

(一)超声弹性成像的原理

对组织施加一个内部(包括自身的)或外部的动态或静态/准静态的激励,在弹性力学、生物力学等物理规律作用下,组织将产生一个响应,分别采集组织被激励前后的射频信号,利用在时间延迟估计中应用非常广泛的相关分析方法对信号进行分析,得到组织内部的应变分布。

(二)超声弹性成像的分类

1. 应变弹性成像　通过施加外部组织压力来测量组织硬度,组织尺寸会因施加的压力而改变,这种变形称为应变。杨氏模量,是沿纵向的弹性模量,较硬的病变组织变形较小,应变相应较低,杨氏模量较高。组织区域的应变与组织参考区域的应变之比可以计算出应变比,应变比通常用于临床实践,在数学上等同于两个组织区域之间的杨氏模量比,假定这些区域的外力是等效的。

2. 剪切波弹性成像　用于生成传统 B 型图像的压缩声波可高速穿过软组织(1 450~1 550m/s)。相比之下,用于剪切波弹性成像的机械剪切波传播速度相对较慢(1~10m/s)。剪切波的传播速度取决于组织的硬度,声波诱导的剪切波与压缩波垂直传播。这些剪切波诱导的组织运动可在超声探头沿线的多个位置进行监测,从而估算剪切波速度。

应变弹性成像和剪切波速度可用于多种不同组织,包括肝脏病变和肾脏病变特征描述、弥漫性肝脏和肾脏疾病评估、乳腺肿块诊断、前列腺癌检测、甲状腺病变特征描述和肌腱成像。

七、超声诊断检查方法

（一）超声诊断仪的基本功能和检查手段

超声诊断仪的主要控制器包括：

1. 控制键　在仪器的操作面板上，包括仪器的增益、增强方式、M型游标、Doppler采样、对比度、亮度和深度等按钮。这些都需要操作者根据检查的实际需要进行适当调节，以获得最佳图像效果为准。

2. 功能键　在仪器的操作面板上，包括显示格式、方式选择、冻结、左右反转、正负反转、扫描速度等按键，这些都是仪器本身具备的功能，只要按下所用键即可，操作者无须调节。

3. 操作键　在仪器键盘和面板上，进行超声检查时，必须要熟悉仪器的性能及各项功能，并掌握操作基本手法与正确的调节。

目前，心脏超声诊断中涉及的基本检查手段和方法，包括M型超声心动图、二维超声心动图（2D型）和频谱多普勒超声心动图，包括连续波多普勒（CW）和脉冲波多普勒（PW），以及彩色多普勒血流成像（CDFI）。

M型超声心动图为显示在一条线上的心脏各个结构活动规律的一种观察方法。目前，M型超声心动图是在荧光屏上将探头所接收的回声信号沿扫描线依次排列，显示为一串光点。其纵坐标为扫描时间线，即超声的传播时间及被测结构的深度、位置；横坐标为光点慢扫描时间，M型超声可显现多个心动周期的变化，故较二维超声更能清晰方便地观察收缩期及舒张期的变化、心壁与瓣膜的活动规律、测量心腔的缩短分数与射血分数等，能清晰显示局部组织结构细微、快速的活动变化、准确分析测定局部活动幅度及速率等。

实时二维超声心动图（2D）通常称为B超，属于灰度调制型，即将介质中由声阻不同所形成的界面上的反射，以光点形式显示在扫描线上。可显示心脏大血管断面的解剖结构、空间关系及其功能状态，是超声心动图最主要的检查方法之一。

脉冲波多普勒（PW）在取样线上有取样容积，可对血流进行定位检测。但若被检测的血流速度过高时，会出现信号混叠现象。而连续波多普勒可在取样线上全长收集血流信号，但检测高速血流时，无血流信号的混叠现象，不能定位检测。因此，在检测高速血流时，两者结合可对高速血流信号进行定量和定位检测。多普勒技术可确定血流方向，判断血流的种类、性质，测量血流速度参数及跨瓣压差、心腔和肺动脉的压力。

彩色多普勒成像是以红、绿、蓝三种基色调配的不同色彩和灰度来代表血流的不同方向、速度和性质，并与二维灰阶图像叠加构成了彩色血流图像。彩色信号的深浅（明亮与暗淡）标志血流速度；彩色信号均匀无深浅的变化为层流，血流速度较高时有色彩的倒错，而血流呈湍流状时色彩杂乱。在进行彩色多普勒超声检查时，要注意对速度标尺进行调节，彩色血流的速度标尺是用于标志最大速度的显示范围，高速标尺适用于高速血流的检查，低速标尺适用于低速血流的检查。用低速标尺检查高速血流信号会受到低频运动信号的干扰，而用高速标尺检查低速血流时，低速血流则不被显示。彩色多普勒在心脏超声的检查中主要用以检查瓣膜口狭窄时的射流，关闭不全时的反流，心腔间、心腔与大血管间、大血管间的分流等情况。

目前，新型的彩色多普勒超声诊断仪中，还设置有其他新型的超声技术的相关测量、分析软件,如组织多普勒速度成像、声学定量技术等,将在以下的章节中介绍。

(二)超声图像特点

1. 声像图为断面图(也称切面图) 现用超声诊断仪的声像图是人体沿超声扫查方向的断面图。纵向扫查获得纵断面声像图,横向扫查获得横断面声像图,各种斜向扫查获得相应的斜断面图。对病灶的定位,一般是用经过病灶的两幅互相垂直的断面声像图来完成,也可用邻近血管、韧带作为标记,定出病灶的方位。例如膀胱肿瘤可用一幅纵断面图和一幅横断面图定出肿瘤所处的方位;又如一幅沿肋间断面图和一幅肋下斜断面图定出肝肿瘤的位置,肝肿瘤的位置也可用肝内血管、韧带等结构定出。

2. 声像图的方位 声像图有一定的方位,需要根据探头位置、相应的解剖知识进行阅读。

(1)体位标志和探头位置:阅读一幅声像图,先要了解是哪一部位的何种断面图。一般声像图照片均有体位标志和超声扫查线(或探头)位置的示意图,以此知道是哪一个脏器和哪一种断面图。

(2)腹部脏器声像图方位:

1)腹面纵断面图:图左为头端,图右为足端,图上为腹,图下为背;

2)腹面横断面图:图左为人体右侧,图右为人体左侧,图上为腹,图下为背;

3)肝肋缘下斜断面图:肝左叶在图右,肝右叶在图左,图上为腹,图下为背;

4)右肋间断面图:胆囊、胆总管、门静脉主干在图右,肝右叶在图左,图上为腹,图下为背;

5)左肋间断面图:脾在图右,脾门在脾的左方,图上为腹,图下为背。

(3)胎儿声像图方位:胎儿整体声像图的方位根据母体方位确定上下、左右、前后。

(4)其他器官声像图方位:眼、甲状腺、乳房、阴囊等声像图的方位,同腹部器官。经直肠前列腺声像图的方位:前列腺横断面图,图左为前列腺右侧,图右为前列腺左侧,图上为腹侧(前),图下为背侧(后)。

(三)超声图像的观察与分析

超声图像的观察与分析主要根据脏器或病变的外形、边界和边缘回声、内部结构特征、后壁及后方回声、周围回声强度、毗邻关系、量化分析、功能性检测、血流的定性定量分析等进行。

1. 外形 脏器的形态轮廓是否正常,有无肿大或缩小。如系肿块,则其外形为圆形、椭圆形或不规则形,呈分叶状或条索形等。

2. 内部结构特征 结构如常、正常结构消失、界面增多或减少、界面散射点的大小与均匀度、其他异常回声。

3. 边界和边缘回声 肿块有边界回声且显示光滑完整者为具有包膜的证据。无边界回声和模糊粗糙、形态不规则者多为无包膜的浸润性病变。某些结节状或团块状肿块周边环绕低回声暗圈,称"晕环"征或周边高回声的边缘,称"光轮"征。

4. 后壁及后方回声 后壁与后方回声的增强效应,如含液性囊肿或脓肿。后方声影:为强回声后方的低回声暗带,如衰减系数高的纤维组织、钙化、结石、气体等。

5. 周围回声强度 膨胀性生长的病变,其周围回声呈现较均匀性增强或有血管挤压移位。浸润性生长的病变,则其周围回声强弱不均或血管走行中断。

6. 毗邻关系　根据局部解剖关系判断病变与周围脏器的连续性,有无压迫、粘连或浸润。如胰头癌时可压迫胆总管致肝内外胆管扩张、胆囊肿大以及周围血管的挤压移位,淋巴结或远隔脏器转移灶等。

7. 量化分析　判断病灶数量、测量病变范围或大小等、测定容积(膀胱残余尿量)、测量面积(硬化斑块面积,血管狭窄面积)。

8. 功能性检测　根据声像图上的形态改变、活动、搏动等进行生理学上的功能分析,如残余尿测定、脂肪餐试验观察胆囊收缩功能。

9. 血流的定性定量分析　血流速度、血流时相、血流性质、血流途径、血流量、压力阶差、瓣口面积。

(四)常见的超声效应与图像伪差

1. 混响效应　多次反射。混响的形态呈等距离多条回声,回声强度依次递减。多见于膀胱前壁及胆囊底、大囊肿前壁,易被误认为病变。

2. 多次内部混响和振铃效应　超声束在器官组织的异物内(如节育器、胆固醇结晶内)来回反射直至衰减,产生特征性的"彗星尾征",称为内部混响。

声束在传播途径中,遇到一层甚薄的液体层,且液体下方有极强的声反射界面为条件,声波在极少量液体中强烈地来回反射,产生很长的条状图像干扰,为振铃效应。

3. 镜像效应　又称镜面折返虚像。声束遇到深部的平滑镜面时,反射回声如测及离镜面较接近的靶标后再按入射途径折返回探头,形成镜像效应。

4. 侧壁声影和"回声失落"　声束通过囊肿边缘或肾上下极侧边时,可以由于折射(且入射角超过临界角)而产生边缘或侧边"回声失落"(全反射)。

5. 后方回声增强　在超声扫查成像中,当声束通过声衰减甚小的器官组织或病变(如囊肿)时,其后方回声增强(超过同深度的邻近组织的回声)。利用显著的后方回声增强,通常可以鉴别液性与实性病变。

6. 声影　在超声扫查成像中,当声束遇到强反射或声衰减程度很高的物质(如瘢痕、结石、钙化),使声束完全被遮挡时,其后方出现的条状无回声区即声影。边界清楚的声影对于识别瘢痕、结石、钙化和骨髓很有帮助。

7. 旁瓣效应　由主声束以外的旁瓣回声反射造成。在结石、肠气等强回声两侧出现"披纱"征或"狗耳"样图形,即属旁瓣伪像。

8. 部分容积效应　病灶尺寸小于声束宽,或者虽然大于声束宽,但部分处在声束内时,则病灶回声与周围正常组织的回声重叠,产生部分容积效应。

9. 折射重影效应　声束经过棱形或圆形低声速区时,产生折射现象。由于折射现象和正常成像同时存在,致使一个物体形成两个同样的图像,称为折射重影效应。

10. 声速失真伪像(声速差别过大伪像)　超声诊断仪显示屏的厘米标尺(电子标尺),是按人体平均软组织速度 1 540m/s 来设定的,通常对肝、脾、子宫等进行测量不会产生明显的误差,但对于声速过低的组织(如大的脂肪瘤)就会使测值过大。对于声速过高的组织(如胎儿股骨长径测量),必须注意正确的超声测量技术,否则会出现测值过小的误差。

参考文献

中国医师协会超声医师分会.中国超声造影临床应用指南[M].北京:人民卫生出版社,2017.

第二章 心脏超声诊断

第一节 正常心脏超声图像

一、心脏超声探测窗的选择

心脏位于胸腔内,从体表检测心脏时会遇到很多影响超声波透入的组织和器官,如肋骨、胸骨等。心脏与其他静止脏器的检查相比较为特殊,选择正确的切面和测量方法尤为重要,因此需要选择规范化切面,尽可能避开这些组织,使得超声波能直接透入心脏,获得较为真实、清晰的超声图像,有关心脏超声探测窗的体表位置选择如图 2-1-1 所示。

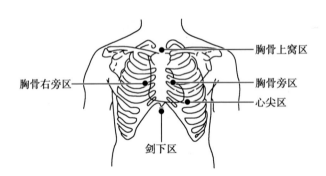

图 2-1-1 心脏超声探测窗的体表位置

二、常规经胸超声切面

(一)胸骨旁切面图像

1. 胸骨旁左心室长轴切面(PLAX) 因绝大多数人的心脏位于胸骨后、左侧胸腔内,因而探头位置常放于胸骨旁左缘 2~5 肋间隙(多在 3~4 肋间隙),但因个体差异,探头位置应因人而异。

该切面能够观察到的解剖结构包括:右心室前壁(RVAW)、右心室(RV)和右心室流出道(RVOT)、室间隔(IVS)、左心室(LV)、左心室流出道(LVOT)、二尖瓣(MV)及其相关结构,如腱索(TC)和乳头肌(PM)、左心室后壁(LVPW)、主动脉(AO)及主动脉瓣(AV)、左心房(LA)及降主动脉(DAO)(图 2-1-2)。

该切面是最常用、最重要的二维测量切面。

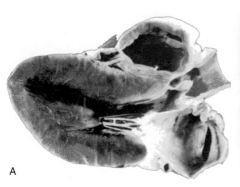
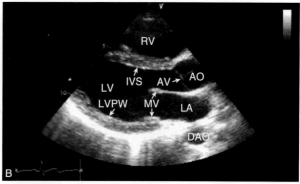

RV. 右心室；IVS. 室间隔；LV. 左心室；LVPW. 左心室后壁；AV. 主动脉瓣；AO. 主动脉；MV. 二尖瓣；LA. 左心房；DAO. 降主动脉。

图 2-1-2　左心室长轴切面解剖示意图及超声切面图

A 图．解剖示意图；B 图．胸骨旁左心室长轴切面超声图像。

　　标准切面为：主动脉与室间隔的结合点位于图像中线上，主动脉两个瓣叶的（多数情况是右冠瓣和无冠瓣）关闭线位于主动脉窦中间；

　　主动脉瓣环径：主动脉瓣叶于主动脉壁附着点处，内缘到内缘，收缩中期测量；

　　主动脉窦内径：主动脉窦膨出最顶点内缘到内缘之间的距离，舒张末期测量；

　　升主动脉内径：在主动脉窦终止点以远的 2cm 处，舒张末期测量；

　　左心房前后径：从主动脉窦部后壁的前缘至左心房中部后壁前缘，收缩末期测量；

　　右心室前后径：右心室游离壁内缘至室间隔右心室面的垂直距离，舒张末期测量；

　　右心室壁厚度：右心室前壁心外膜至右心室前壁心内膜之间，舒张末期测量；

　　冠状静脉窦内径：左心室长轴冠状静脉窦横径内缘至内缘，即前后径。

　　2. 左心室短轴切面（PSAX）　是在胸骨旁左心室长轴切面基础上，顺时针将探头旋转 90°，即为左心室短轴切面，一般可显示 3 个水平切面，为二尖瓣口水平、乳头肌水平和心尖水平（图 2-1-3~ 图 2-1-5）。探测时应尽量使声束与左心室腔垂直以保证左心室腔的切面尽可能呈圆形。

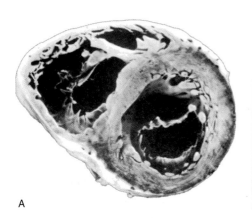
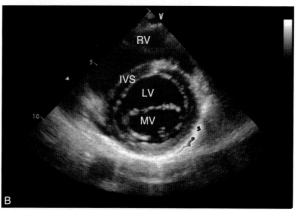

图 2-1-3　左心室短轴切面二尖瓣环水平解剖示意图及超声切面图

A 图．解剖示意图；B 图．胸骨旁左心室短轴切面二尖瓣环水平超声切面图。

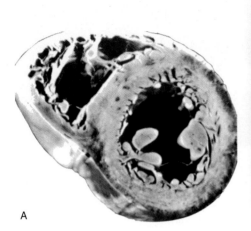

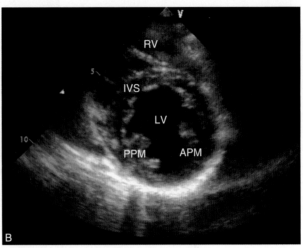

IVS. 室间隔；APM. 前外侧乳头肌；PPM. 后内侧乳头肌。

图 2-1-4　左心室短轴切面乳头肌水平解剖示意图及超声切面图

A 图 . 解剖示意图；B 图 . 胸骨旁左心室短轴切面乳头肌水平。

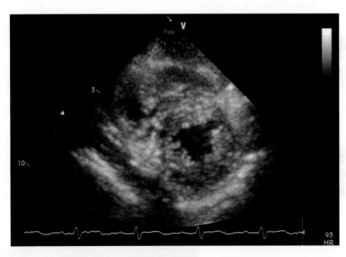

图 2-1-5　左心室短轴切面心尖水平超声切面

　　3. 胸骨旁右心室流入道长轴切面　在左心室长轴切面的基础上，将探头指向右下。该切面可充分显示右心房、右心室、三尖瓣的前叶和后叶附着位置、冠状静脉窦等（图 2-1-6）。

　　4. 主动脉根部短轴切面　主动脉根部短轴切面是在左心室长轴切面的基础上，向右上倾斜探头或者向右上水平移动探头。患者取左侧卧位有助于清晰显示该切面。该切面能够观察到的结构包括：主动脉根部及其左（L）、右（R）、无（N）三个主动脉瓣，闭合时三个瓣叶呈"Y"字形，调整探头方向还可显示分别起自左、右冠状动脉窦的左、右冠状动脉的起始段，其他结构还包括左心房（LA）、右心房（RA）、房间隔（IAS）、三尖瓣隔叶（紧邻主动脉）和前叶、右心室及右心室流出道、肺动脉（PA）。以上所述切面显示的结构如图 2-1-7 所示。

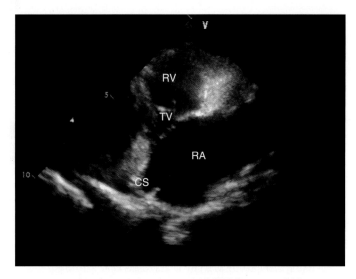

RA. 右心房；RV. 右心室；CS. 冠状静脉窦；TV. 三尖瓣。

图 2-1-6 胸骨旁右心室流入道长轴切面超声切面

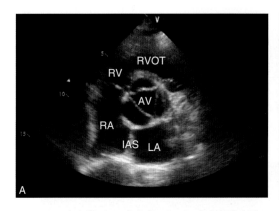
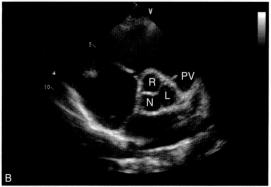

RA. 右心房；RV. 右心室；RVOT. 右心室流出道；LA. 左心房；AV. 主动脉瓣；IAS. 房间隔；PV. 肺动脉瓣。

图 2-1-7 主动脉根部短轴超声切面

A 图 . 显示主动脉瓣开放；B 图 . 显示主动脉瓣关闭。

标准切面：主动脉瓣位于正中间位置，清晰显示主动脉三个瓣叶。显示右心室流出道近端前后径：距肺动脉瓣下 2cm 处测量右心室前壁和主动脉根部之间的垂直距离，内缘到内缘，舒张末期测量。右心室流出道远端前后径：肺动脉瓣环水平测量，右心室前壁和主动脉根部之间的垂直距离，内缘到内缘，舒张末期测量。

5. 胸骨左缘肺动脉长轴切面 在大动脉短轴切面的基础上，顺时针方向旋转，向头侧偏斜。此切面主要显示右心室流出道远端、肺动脉长轴和主动脉短轴，而不显示右心室和左、右心房（图 2-1-8）。

标准切面：清晰显示肺动脉主干、肺动脉瓣叶以及左、右肺动脉分支。肺动脉主干内径：肺动脉与肺动脉分支中间测量（或者肺动脉瓣上 1~2cm 处，管壁内缘到内缘之间垂直距离），舒张末期；左、右肺动脉分支起始处远心端 1cm 处测量。

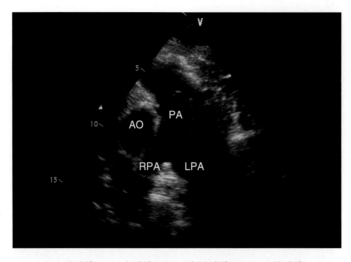

PA. 肺动脉；AO. 主动脉；RPA. 右肺动脉；LPA. 左肺动脉。

图 2-1-8　胸骨左缘肺动脉长轴超声切面

（二）心尖切面图像

1. 心尖四腔切面（A4C）　在左心室长轴切面图像的基础上沿左心室长轴向左下移动探头，到达心尖后顺时针旋转探头 90°，同时向右上倾斜探头，即可获得此切面图像。在此切面上可观察到的结构包括：室间隔、房间隔、左心房及左心室、右心房及右心室、二尖瓣的前叶和后叶及三尖瓣的前叶和隔叶（图 2-1-9）。三尖瓣瓣环较二尖瓣瓣环位置靠近心尖，两者相距 5~10mm。

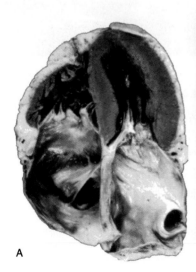
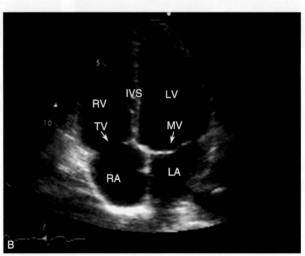

IVS. 室间隔；RV. 右心室；TV. 三尖瓣；RA. 右心房；LV. 左心室；MV. 二尖瓣；LA. 左心房。

图 2-1-9　心尖四腔解剖示意图及超声切面图

A 图 . 解剖示意图；B 图 . 胸骨旁心尖四腔超声切面图。

该切面可测量的指标有：

（1）左心房（收缩末期测量）：①上下径，从二尖瓣环连接的中点至左心房顶部心内膜的垂直距离；②左右径：从房间隔中部的左心房面心内膜至左心房侧壁中部心内膜的距离。

（2）右心房（收缩末期测量）：①上下径，从三尖瓣环连线的中点至右心房顶部心内膜的垂直距离；②左右径，从房间隔中部右心室面心内膜至右心房右侧缘中部的距离。

（3）左心室（舒张末期测量）：①上下径，从二尖瓣环连线的中点至左心室心尖心内膜面；②左右径，从室间隔左心室面心内膜至左心室侧壁心内膜测量（测量点选在心室的基底部最宽处）。

（4）右心室（舒张末期测量）：①上下径，从右心室三尖瓣环连线中点至右心室的心尖部心内膜；②左右径，从室间隔的右心室面心内膜至右心室壁的心内膜（测量点同左心室）。

2. 心尖五腔切面（A5C） 在心尖四腔切面的基础上，再顺时针旋转探头约30°，即可获得此切面。该切面可在心尖四腔图像显示的基础上再显示出主动脉瓣和升主动脉根部（图 2-1-10）。

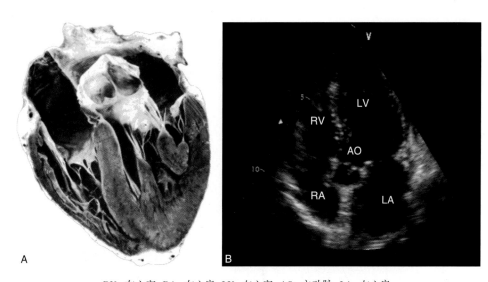

RV. 右心室；RA. 右心房；LV. 左心室；AO. 主动脉；LA. 左心房。

图 2-1-10 心尖五腔解剖示意图及超声切面图

A 图 . 解剖示意图；B 图 . 胸骨旁心尖五腔超声切面图。

3. 心尖两腔切面（A2C） 在心尖四腔切面的基础上，逆时针旋转探头约45°，稍向左倾斜探头即可显示该切面。该切面主要显示左心室前壁、下壁、左心房及二尖瓣（图 2-1-11）。

4. 心尖左心室长轴切面（A3C） 心尖左心室长轴切面扫查方向与胸骨旁左心室长轴基本相同，不同之处在前者探头置于心尖部，而后者置于胸骨旁。此切面可显示左心室后壁、前间隔、心尖、主动脉瓣及二尖瓣（图 2-1-12）。

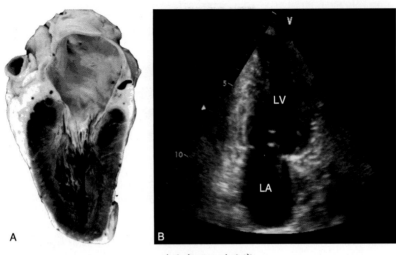

LV. 左心室；LA. 左心房。

图 2-1-11 心尖两腔观解剖示意图及超声切面图

A 图. 解剖示意图；B 图. 胸骨旁心尖两腔观超声切面图。

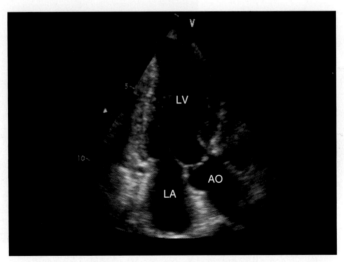

LV. 左心室；LA. 左心房；AO. 主动脉。

图 2-1-12 心尖左心室长轴切面

（三）胸骨上窝切面图像

1. 胸骨上窝主动脉弓长轴切面 探头置于胸骨上窝，探头标示指向 12 点 ~1 点方向，指向后下方心脏方向。该切面主要显示的结构有主动脉弓及其三个分支——从右向左依次为无名动脉、左颈总动脉和左锁骨下动脉；主动脉弓降部；右肺动脉（位于主动脉弓的后方），该切面是显示主动脉弓常用的标准切面（图 2-1-13）。

该切面可测量的指标有：主动脉弓内径——测量位置为无名动脉与左颈总动脉开口之间的距离，内缘至内缘，收缩末期；降主动脉内径——测量位置为左锁骨下动脉远心端 1cm 处，内缘至内缘，收缩末期。

2. 胸骨上窝主动脉弓短轴切面 在主动脉弓长轴切面的基础上,继续旋转探头90°,横切主动脉弓,此时接近冠状切面,可显示主动脉弓横切面、肺动脉干分叉处及右肺动脉长轴,调整探头方向,还可显示上腔静脉(图2-1-14)。

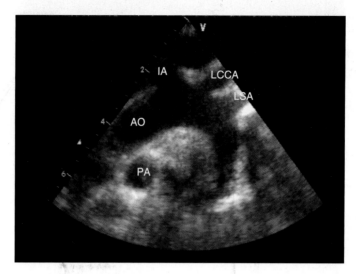

LSA. 左锁骨下动脉;LCCA. 左颈总动脉;IA. 无名动脉;AO. 主动脉;PA. 肺动脉。

图2-1-13 胸骨上窝主动脉弓长轴切面

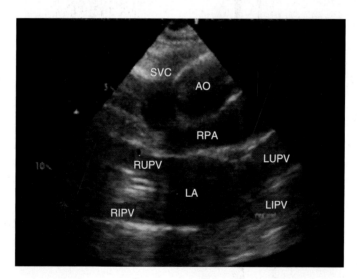

RPA. 右肺动脉;LA. 左心房;SVC. 上腔静脉;AO. 主动脉;RUPV. 右上肺静脉;RIPV. 右下肺静脉;LUPV. 左上肺静脉;LIPV. 左下肺静脉。

图2-1-14 胸骨上窝主动脉弓短轴切面

(四)剑突下常用标准切面图像

1. 剑突下四腔心切面(SC4C) 探头置于剑突下方,使超声束水平经过心脏,声束指向患者左肩。该切面显示的心脏结构与心尖四腔心切面相似,图像显示心尖位于右或右上,心底位于左或左下(图2-1-15)。

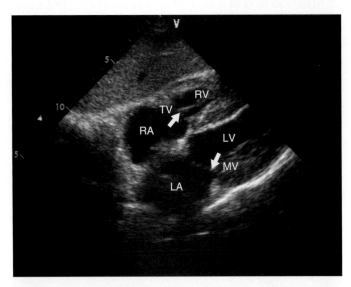

RV. 右心室；TV. 三尖瓣；RA. 右心房；LV. 左心室；LA. 左心房；MV. 二尖瓣。

图 2-1-15 剑突下四腔心切面

2. 剑突下主动脉根部短轴切面（the subcostal short axis view of the aortic root） 一般用于胸前区探查主动脉根部短轴切面显示结构不理想的患者。所显示的内容与胸骨旁主动脉根部短轴切面显示的内容相同（图 2-1-16）。

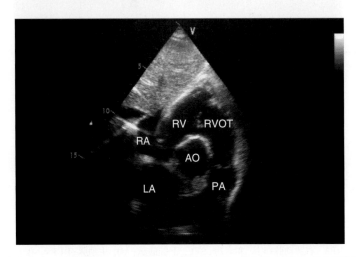

RA. 右心房；LA. 左心房；AO. 主动脉；PA. 肺动脉；RV. 右心室；RVOT. 右心室流出道。

图 2-1-16 剑突下主动脉根部短轴切面

3. 剑突下下腔静脉切面 探头位置与剑突下四腔切面基本相同，探头稍向下倾斜。主要显示下腔静脉近心房段、右心房及肝静脉（图 2-1-17），有时可见残留的下腔静脉瓣，超声表现为下腔静脉入口处的膜样回声。

下腔静脉的测量：在下腔静脉进入右心房前约 1cm 处测量下腔静脉内径，尽量与下腔静脉前、后壁垂直，通常在深呼气末测量最大内径。上腔静脉的测量：同下腔静脉的测量。

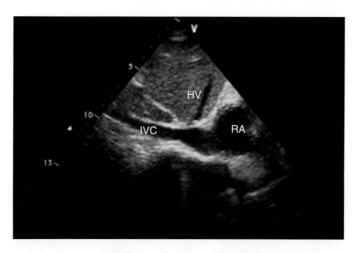

IVC. 下腔静脉；RA. 右心房；HV. 肝静脉。

图 2-1-17　剑突下下腔静脉切面

4. 剑突下上、下腔静脉切面　在剑突下四腔切面的基础上，逆时针旋转探头约 90°，此切面主要显示右心房、房间隔、左心房及上腔静脉、下腔静脉（图 2-1-18）。

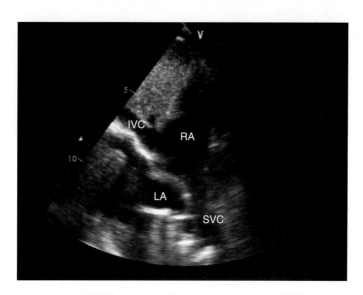

IVC. 下腔静脉；RA. 右心房；LA. 左心房；SVC. 上腔静脉。

图 2-1-18　剑突下上、下腔静脉切面

（五）二维双平面 Simpson 法

根据 Simpson 法则，左心室由若干形状相似的圆柱体构成，分别测定各个圆柱体的容积，其总和即左心室容积。Simpson 法不受固定几何体模型的限制，尤其适用于伴有室壁节段运动异常的冠心病患者，但一般需通过计算机综合分析处理。

取心尖四腔心和二腔心切面，连接心电图，准确定位舒张末期和收缩末期，要求心内膜显示清晰, 勾画心内膜时忽略乳头肌轮廓、心腔内假腱索。

三、正常 M 型超声心动图

（一）主动脉根部波群

胸骨旁左心室长轴切面为标准切面, 使 M 型超声心动图取样线通过主动脉根部（即主动脉窦部）, 可依次显示胸壁、右心室流出道前壁、右心室流出道、主动脉前壁、主动脉瓣、主动脉后壁、左心房、左心房后壁的 M 型曲线（图 2-1-19）。

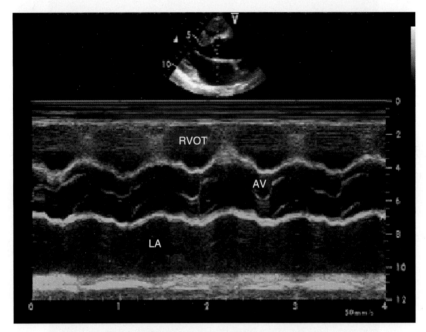

RVOT. 右心室流出道；AV. 主动脉瓣；LA. 左心房。

图 2-1-19　主动脉根部 M 型曲线

该切面可测量左心房及主动脉窦部的内径：

左心房前后径：收缩末期测量, 稍调整垂直左心房后壁并使取样线通过主动脉瓣尖, 测量从主动脉后壁前缘至左心房后壁前缘。

主动脉窦部：舒张末期测量, 测量主动脉前壁前缘至后壁前缘的垂直距离。

（二）二尖瓣水平波群

同样采取以上标准切面, 使 M 型超声心动图取样线移动至二尖瓣前叶、后叶, 可显示的结构依次为胸壁、右心室前壁、部分右心室、室间隔、左心室、二尖瓣前瓣、后叶、左心室后壁等结构的 M 型曲线（图 2-1-20）。

（三）左心室波群

将 M 型超声心动图取样线移动至腱索水平。规范的 M 型超声测量切面可显示胸壁、右心室前壁、右心室、室间隔、左心室、左心室后壁（图 2-1-21）。室壁内膜面清晰, 左心室内可无或有腱索反射,但不应有二尖瓣或乳头肌回声,左心室腔应充分展开,取样线应尽可能垂直于室间隔和左心室后壁。

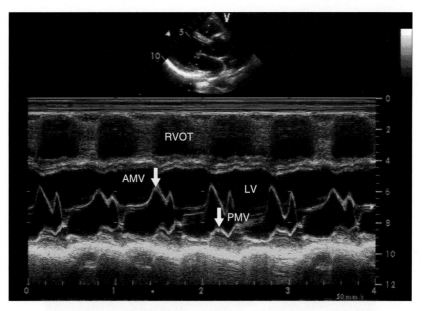

二尖瓣前叶(AMV,箭头示);后叶(PMV,箭头示);LV. 左心室;RVOT. 右心室流出道。

图 2-1-20 左心室二尖瓣水平 M 型曲线

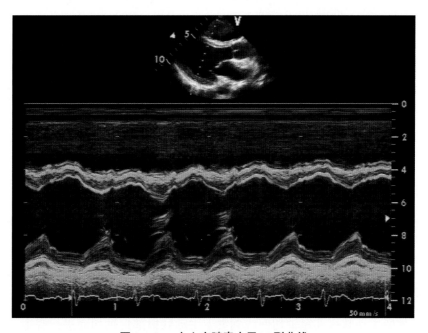

图 2-1-21 左心室腱索水平 M 型曲线

四、各瓣口正常彩色血流多普勒

（一）二尖瓣口彩色血流多普勒

采用心尖四腔心切面或胸骨旁左心室长轴切面作为标准探测切面，可见舒张期由左心房至左心室的红色血流（图 2-1-22），同时，若在心尖四腔心切面进行观察，可见自肺静脉回流至左心房的迎向探头的红色血流。若同时存在二尖瓣口血液的反流，可观察到收缩期由左心室至左心房的蓝色反流束。

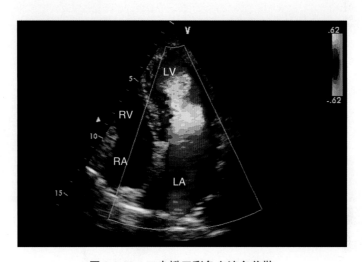

图 2-1-22　二尖瓣口彩色血流多普勒
心尖四腔心切面显示舒张期由左心房至左心室的彩色血流信号。

（二）三尖瓣口彩色血流多普勒

观察切面同上，同时也可于胸骨旁主动脉短轴切面进行观察。可观察到舒张期由右心房经三尖瓣口进入右心室的红色血流，并且由于经过三尖瓣口的血流流速较低，故血流颜色呈现暗红色（图 2-1-23）。若存在三尖瓣口血液的反流，可观察到收缩期自右心室至右心房的蓝色反流束，微量或少量的三尖瓣反流为生理性反流。

（三）主动脉瓣口彩色血流多普勒

对主动脉瓣口血流进行观察的切面有：心尖五腔心切面、心尖三腔心切面及胸骨旁左心室长轴切面。五腔或三腔切面观察时，瓣口血流总体显示为蓝色（图 2-1-24），亮度可因血流速度的差异而有所不同。若存在反流，可见瓣口处出现舒张期的红色反流束。

（四）肺动脉瓣口彩色血流多普勒

可于胸骨旁主动脉根部短轴切面或剑突下主动脉根部短轴切面进行观察，观察时，需尽量充分显示右心室流出道、肺动脉瓣、肺动脉主干及其分支。可见收缩期经肺动脉瓣口进入肺动脉主干的蓝色血流（图 2-1-25），血流色彩的亮度可因血流速度的不同而有所差异，肺动脉瓣口可观察到舒张期少量的红色反流束，为正常的生理性反流。

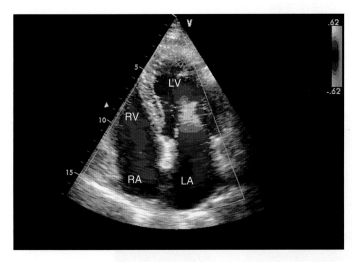

图 2-1-23 三尖瓣口彩色血流多普勒
心尖四腔心切面显示舒张期经过三尖瓣口的彩色血流信号。

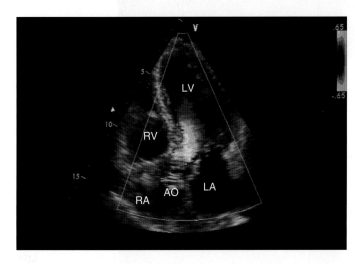

图 2-1-24 主动脉瓣口彩色血流多普勒
心尖五腔心切面显示收缩期经过主动脉瓣口的彩色血流信号。

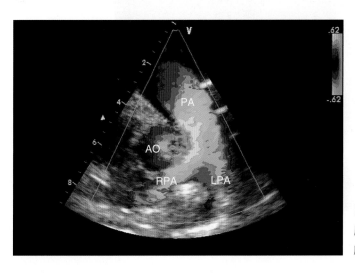

图 2-1-25 肺动脉瓣口彩色血流多普勒
胸骨左缘肺动脉长轴切面显示收缩期经过肺动脉瓣口的彩色血流信号。

（五）升主动脉及降主动脉彩色血流多普勒

取胸骨上主动脉长轴切面作为观察切面,充分显示升主动脉、主动脉弓及降主动脉。此切面上,升主动脉的血流迎向探头,血流呈红色,而降主动脉内血流背离探头方向,血流呈蓝色,而主动脉弓中部因血流方向与超声声束垂直,故无彩色显示(图2-1-26)。

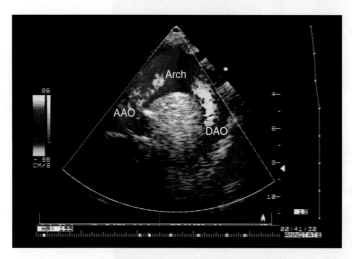

AAO. 升主动脉;Arch. 主动脉弓;DAO. 降主动脉。

图 2-1-26　升主动脉及降主动脉彩色血流多普勒

胸骨上窝主动脉长轴切面显示主动脉的彩色血流,升主动脉内的血流呈红色,降主动脉内的血流呈蓝色。

（六）右上肺静脉彩色血流多普勒

取心尖四腔心切面观察,可于收缩末期观察到右上肺静脉进入左心房呈红色的血流(图2-1-27)。若具备条件,采用经食管超声可清晰显示右上肺静脉。

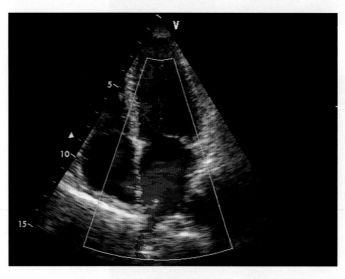

图 2-1-27　右上肺静脉彩色血流多普勒

心尖四腔心切面显示收缩末期右上肺静脉到左心房的彩色血流信号。

（七）上腔静脉、下腔静脉彩色血流多普勒

观察下腔静脉血流时,可采用剑突下下腔静脉长轴切面,显示为暗蓝色的血流自下腔静脉进入右心房;上腔静脉的血流也可在剑突下切面进行观察,可见红色血流自上腔静脉进入右心房内(图2-1-28)。但观察上腔静脉血流的首选切面为经食管超声心底部上、下腔静脉长轴切面。

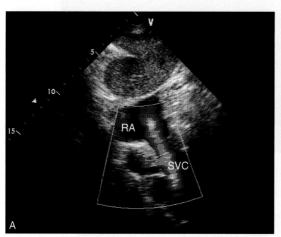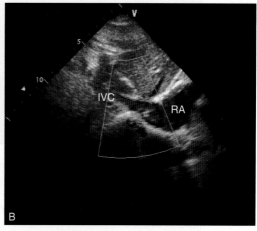

图2-1-28 上、下腔静脉彩色血流多普勒

A图．剑突下上腔静脉切面显示上腔静脉进入右心房的红色血流信号;B图．剑突下下腔静脉切面显示下腔静脉进入右心房的蓝色血流信号。

五、血流频谱特点

（一）二尖瓣血流频谱

选取心尖四腔心切面,将取样容积1~3mm置于二尖瓣口左心室侧。

二尖瓣血流频谱的特点为基线向上的双峰、窄带中空的脉冲波形,心室舒张早期(即快速充盈期)及心室舒张末期(即心房收缩期)分别产生一个脉冲波频谱,称为E峰最大速度和A峰最大速度(图2-1-29),还可测E波减速时间。正常情况下E峰>A峰。

（二）三尖瓣血流频谱

选取心尖四腔心切面,将取样容积1~3mm置于三尖瓣口右心室侧。

三尖瓣舒张期血流频谱与二尖瓣相似,呈正向双峰,但E峰和A峰均小于二尖瓣(图2-1-30),三尖瓣血流速度受呼吸影响较大,吸气时流速增大,呼气时流速减低,指南建议在呼吸末测量或者取整个呼吸周期的平均值。

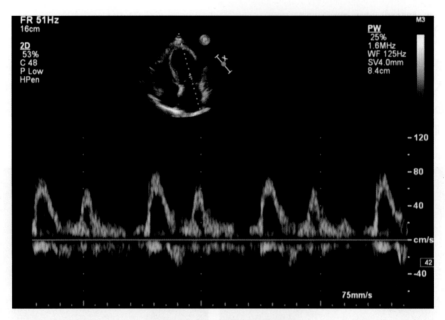

图 2-1-29　二尖瓣口血流频谱

显示 E 峰和 A 峰的最大流速,E 峰>A 峰。

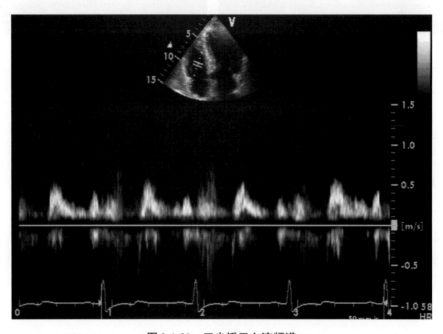

图 2-1-30　三尖瓣口血流频谱

显示 E 峰和 A 峰最大流速,E 峰>A 峰。

(三)主动脉瓣血流频谱

选取心尖五腔心切面,将取样容积 4~5mm 置于主动脉瓣上。

主动脉瓣血流的多普勒频谱为基线向下的负向窄带单峰脉冲波频谱,略呈三角形,于收缩期出现,血流速度大于肺动脉瓣流速(图 2-1-31)。可测收缩期最大峰值流速,左心室射血时间,血流速度积分。

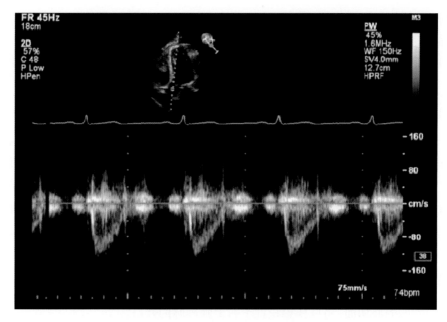

图 2-1-31 主动脉瓣口血流频谱

显示收缩期主动脉瓣的负向血流频谱。

（四）肺动脉瓣血流频谱

选取胸骨旁主动脉短轴切面,将取样容积置于肺动脉瓣上 3mm 处的肺动脉中央。肺动脉瓣的血流频谱特点与主动脉瓣相似,呈窄带状三角形或抛物线形脉冲波频谱(图 2-1-32)。

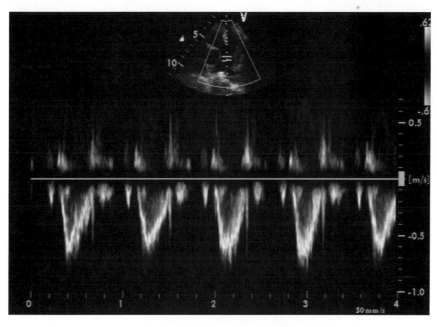

图 2-1-32 肺动脉瓣口血流频谱

显示收缩期肺动脉瓣的负向血流频谱。

可测肺动脉血流的最大峰值流速,血流加速时间(AT)及射血前期(PEP),射血时间(ET)及血流速度积分。

肺动脉射血前期:从心电图的 Q 波开始至血流频谱的起始点的时间距离,以毫秒(ms)为单位。

(五)腔静脉血流频谱

上、下腔静脉内为静脉血,其多普勒频谱呈连续的起伏波形。收缩期产生一个正向脉冲波(S 波),系心室收缩时,右心房舒张和三尖瓣环下移腔静脉回流加速所致;舒张期也产生一个正向脉冲波(D 波),系右心室快速充盈,右心房内血流迅速到右心室,腔静脉回流再次加速所致;心房收缩时产生一个负向脉冲波(A 波),系右心房收缩,腔静脉内血液逆流所致,以上各波受呼吸的影响较大,表现为深吸气血流速度增大,深呼气时血流速度减低(图 2-1-33)。

(六)肺静脉血流频谱

选取心尖四腔心切面,将取样容积置于右上肺静脉的开口。

肺静脉血流频谱为三相波形。收缩期产生一个正向脉冲波(S 波),舒张期也产生一个正向脉冲波(D 波),心房收缩时产生一个负向脉冲波(A 波)。频谱类似于腔静脉血流频谱,不同之处在于肺静脉最大流速出现于舒张早、中期,受呼吸影响较小(图 2-1-34)。

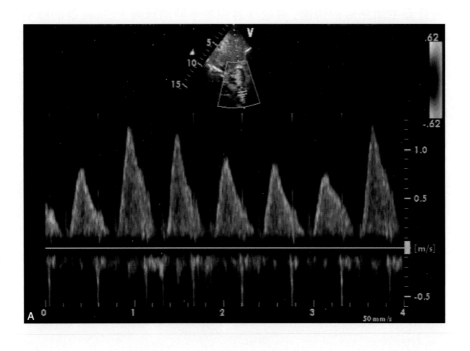

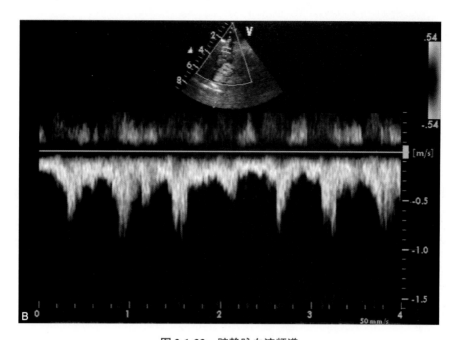

图 2-1-33 腔静脉血流频谱

A 图．剑突下上腔静脉的血流频谱；B 图．胸骨上窝切面上腔静脉的血流频谱。

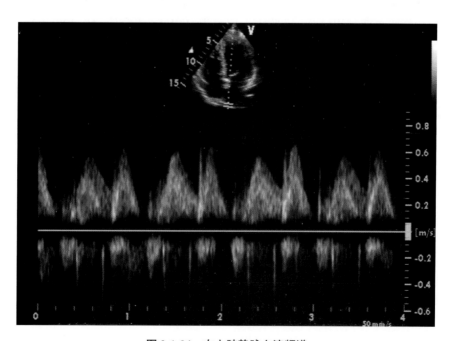

图 2-1-34 右上肺静脉血流频谱

思考题

1. 心脏超声探测窗的体表位置有哪些？
2. 胸骨旁长轴切面可以观察的解剖结构是什么？
3. 心尖区常用的切面有哪些？

第二节 心脏功能的测定和评价

心脏功能的测定对于了解病情、指导治疗、评价疗效及估测预后均有十分重要的意义。超声心动图可实时、无创、准确地显示心脏解剖结构、室壁运动和血流动力学信息。心脏功能可分为左心、右心的收缩功能及舒张功能。

一、左心室收缩功能的测定

■【基于指南及专家共识的超声影像学检查】

（一）常用指标及正常值

1. 每搏量（SV） 指左心室在每次心动周期排出的血量。

（1）SV=舒张末期容积（EDV）–收缩末期容积（ESV）（正常值：60~120mL）。

（2）计算方法：

1）Simpson方程：目前公认最好的计算方法之一。基本原理基于 Simpson 法则，即规则或不规则的大容积均可分解为一系列简单形状的小容积，这些小容积的总和，即为大容积。

依此，可沿左心室面的公共长轴将左心室简化分为四段均匀的、大致为椭圆体的片段，若各片段短轴切面上的面积为 A，片段的高度为 H（用左心室长径除以片段数）。则其计算公式如下：

$$左心室容积 V=(A_1+A_2+A_3)H+A_4 H/2+(\pi/6)H^3$$

适用于伴有室壁节段运动异常的冠心病患者，但计算复杂，需计算机辅助分析。

2）立方体法：假设左心室为立方体，其长、短轴之比为 2：1，且左心室各部位心肌收缩一致。计算公式如下：

$$V=(\pi/6)2D \cdot D^2=1.047D^3$$

式中，D 为左心室短轴直径（cm），左心室舒张末期内径（D_d）和左心室收缩末期内径（D_s），容积分别为 $ED_dV=1.047D_d^3$ 和 $ED_sV=1.047D_s^3$，则 $SV=1.047(D_d^3-D_s^3)$，该法适用于正常成年人中等大小心脏的测定。

3）Teichholz 校正公式：立方体法的校正，其公式为：

$$V=(7.0D^3)/(2.4+D)$$

可适用于中等大小以及心脏扩大和小心脏。

4）椭圆体法：假设左心室为椭圆体，则容积计算公式为：

$$V=(\pi/6) \cdot L \cdot D^2$$

L 为椭圆体长轴长度，D 为室间隔至左心室后壁内膜面的垂直距离。该法误差大，现已少用。

2. 心输出量（CO） 指每分钟左心室收缩排出的血流量。

计算公式：CO=SV·HR，式中 HR 为心率。正常值：3.5~8.0L/min。

3. 心脏指数（CI） 指心输出量与体表面积的比值。

计算公式：CI=CO/BSA，式中 BSA 为体表面积。正常值：2.2~5.0L/（min·m²）。

4. 射血分数（EF） 指每搏量占左心室舒张末期容积的百分比。

计算公式：EF=SV/EDV × 100%。正常值：67% ± 8%。

5. 左心室短轴缩短率（FS） 指左心室舒张末期直径和左心室收缩末期直径的差值与左心室舒张末期直径的百分比。

计算公式：FS=ΔD%=（D_d–D_s）/D_d × 100%。正常值：（34 ± 5）% 或 >25%。

6. 平均周径缩短率（MVCF） 指用左心室舒张末期直径和左心室收缩末期直径的差值除以左心室舒张末期直径与左心室射血时间两者的乘积。

计算公式：MVCF=（D_d–D_s）/（D_d × LVET），式中 LVET 为左心室射血时间。正常值：>1.1周/s。

7. 左心室后壁增厚率（ΔT%）及室间隔增厚率（ΔIVST%） 左心室后壁增厚率是指：收缩期左心室后壁厚度与其舒张期厚度的差值与舒张期左心室后壁厚度的比值，而室间隔增厚率是指收缩期室间隔厚度与其舒张期厚度的差值与舒张期室间隔厚度的比值。

ΔT% 计算公式：

$$\Delta T\%=（PWT_s–PWT_d）/PWT_d × 100\%$$

式中，PWT_s 为收缩期左心室后壁厚度，PWT_d 为舒张期左心室后壁厚度（正常值：74.46% ± 20.98% 或 >30%）。ΔIVST% 计算公式：ΔIVST%=（$IVST_s$–$IVST_d$）/$IVST_d$ × 100%，$IVST_s$ 为收缩期室间隔厚度；$IVST_d$ 为舒张期室间隔厚度（正常值：50.40% ± 17.04% 或 >30%）。

（二）收缩功能降低表现

1. 左心室扩大。
2. 左心室整体或局部心肌收缩运动不协调。
3. FS<25%。
4. 左心室容积增大。
5. EF 降低（<50%）。
6. SV 降低。

（三）对左心室收缩功能指标的评价

在上述反映心肌收缩功能的指标中，左心室射血分数是评价左心室收缩功能的比较稳定的指标，临床应用最为广泛。原因如下：

1. 对左心室功能不同的患者，EF 的重叠最小。
2. EF 测量简便。
3. 在心脏病的长期随访中，EF 具有较高的预后估测价值。然而，EF 受左心室后负荷的影响，因此不适于左心室后负荷急性改变（如动脉压急剧升高）时左心室收缩功能的评价，但对绝大多数患者左心室功能的动态观察和长期随访，EF 仍是首选的指标。

EF<50% 已被公认为左心室收缩功能减低的诊断标准,EF 40%~50% 为轻度减低,30%~40% 为中度减低,<30% 为重度减低。

(四)左心室收缩功能评价的新进展

声学定量技术(AQ)可自动显示和跟踪血液 - 组织界面,其采用单平面 Simpson 公式计算左心室容量,实时显示左心室容量曲线和 EF,该技术的优点:

1. 大大减少了左心室容量和 EF 测量的工作量。

2. 可避免人工描绘心内膜轮廓的主观误差,提高测值的重复性和可比性。

3. 可实时观察每次心搏的 EF,这是其他测量技术所不能及的,为观察左心室 EF 的动态变化和疗效反应提供了新的手段。在具有明显节段性室壁运动异常的患者,可采取声学定量技术,分别测量心尖多个切面的 EF 并加以平均,从而保证测量值的准确性。彩色室壁动态技术(CK)结合了室壁运动幅度和时相的双重信息,对分析局部收缩功能具有良好的作用。

二、左心室舒张功能的测定

■【基于指南及专家共识的超声影像学检查】

左心室舒张活动包括心肌的主动扩张和被动充盈两个过程,前者由心室消耗能量完成,后者则为被动性扩张,与心室顺应性有关。左心室舒张与左心室的充盈并非同一概念,后者是对左心室前负荷、后负荷、心率、心肌收缩力、心肌松弛性和心肌僵硬度的综合反映,只有在前四种因素固定不变时,左心室的充盈变化才可能反映左心室舒张特性的改变。近来的超声新技术,如 DTI、AQ、CK 等可简便、重复地评价左心室舒张功能。

(一)心脏舒张过程的四个时相(图 2-2-1)

1. 等容舒张期 指从主动脉瓣关闭到二尖瓣开放这段时期,在这一时相中左心室压力迅速下降至低于左心房压水平而引起二尖瓣的开放。

2. 快速充盈期 亦称被动充盈期,此期中左心室心肌松弛,血液流入左心室使得左心室迅速充盈,左心室容量及压力随之增加。

3. 静止期 此期中左心室无充盈,左心室压与左心房压达到平衡。

4. 晚期充盈 亦称为心房收缩期,心房收缩将其内的血液进一步挤入心室,由于心房收缩引起的左心室充盈约占整个心室充盈量的 10%~30%。房颤时心房收缩消失。

(二)引起舒张功能失调的常见原因

1. 随年龄增大引起的心室松弛能力受损。

2. 可能与左心室重量的增加有关。

3. 心室舒张早期充盈的减少。

4. 左心房自主收缩能力的增强。

5. 大多数心脏疾病引起的左心室松弛能力的受损。

6. 心室顺应性的减低。

7. 心室充盈压的增加。

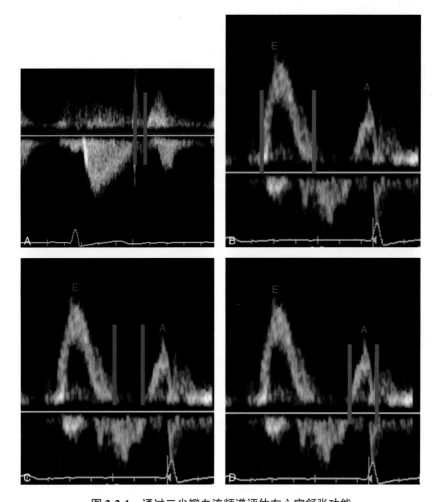

图 2-2-1 通过二尖瓣血流频谱评估左心室舒张功能

A 图. 等容舒张期；B 图. 快速充盈期；C 图. 静止期；D 图. 晚期充盈。

（三）常用测定指标及正常值

1. 左心室等容舒张时间（IVRT） 指从主动脉瓣关闭到二尖瓣开放所经历的时间，反映左心室心肌的松弛速率，但受心率、主动脉压力及左心房压力等因素的影响。IVRT 的长短可以反映左心室的松弛性。

正常值：<40 岁，（69±12）ms；>40 岁，（76±13）ms。

2. 二尖瓣血流舒张早期最大流速（EV） 指左心室充盈早期所产生的峰值流速。

正常值：（0.86±0.16）m/s。

3. 二尖瓣血流心房收缩期最大流速（AV） 指左心室舒张末期由于心房收缩所产生的峰值流速。

正常值：（0.56±0.13）m/s。

4. E 波与 A 波流速的比值（EV/AV） 临床上常用的指标，在正常情况下，E 峰大于 A 峰，如 A 峰高于 E 峰，说明心房的血液向心室排出时，由于心室舒张功能欠佳，排出受限，但要排除由于主动脉瓣关闭不全引起的二尖瓣叶 A 峰高于 E 峰的因素影响。

正常值：1.6 ± 0.5。

5. E 波减速时间（EDT） 指左心室充盈早期减速过程（E 峰下降支）所经历的时间。

正常值：(199 ± 32) ms。

6. 左心房收缩期肺静脉血反流速度（AR） 正常值：<0.2m/s。

7. 二尖瓣前叶 E 峰至室间隔左心室面的距离（EPSS） 正常值：0~5mm。

8. A 波时限 除反映出左心室的顺应性以外，还可反映出左心房自主收缩期的射血量。

9. Vp 舒张早期左心室充盈血流的传播速度。正常值：Vp>50cm/s。

10. 二尖瓣瓣环早期舒张速度（e'）和晚期舒张速度（a'） 推荐使用组织多普勒测量计算室间隔和侧壁瓣环速度的平均值来判断左心室整体舒张功能，尤其是存在局部心肌异常时。

（四）舒张功能降低表现

1. EV/AV 比值倒置。

2. IVRT 延长。

3. EDT 延长。

4. 左心室僵硬度增高时，AR 增大。

将 E 波和 A 波两者结合还可判断左心室舒张充盈的模式。根据二尖瓣口血流频谱 E 波和 A 波形态的不同，左心室舒张功能不全可分为以下四期（图 2-2-2）。

Ⅰ期：舒张迟缓，左心室早期松弛能力受损抑或舒张减慢，患者在静息状态下没有症状和体征，左心室充盈压亦表现正常。二维超声表现为左心房内径正常或者轻度增大，左心室容量及重量以及左心室射血分数均正常。二尖瓣口血流频谱表现为左心室舒张早期充盈减少，E 波 <A 波。

Ⅱ期：假性正常化。此期左心室早期松弛能力受损抑或减缓，同时左心室顺应性减低。患者表现为运动性呼吸困难，左心室充盈压开始增高。二维超声表现为左心房内径、左心室容量及重量增大，左心室射血分数正常或异常。二尖瓣口血流频谱表现为 E/A 值正常。

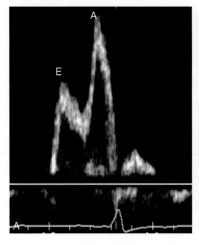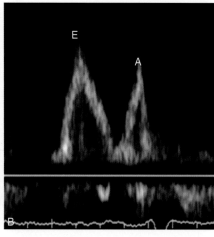

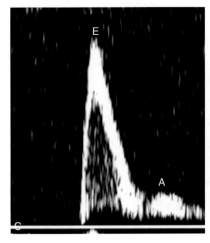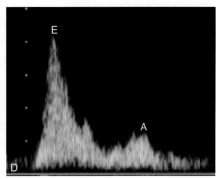

图 2-2-2　二尖瓣血流频谱示左心室舒张功能不全

A 图.舒张延迟；B 图.假性正常化；C 图.限制性充盈障碍；D 图.不可逆性限制性充盈障碍。

Ⅲ期：限制性充盈障碍。此期左心室早期松弛能力受损的同时左心室顺应性严重减低。患者表现为轻度运动后呼吸困难，左心室充盈压显著增高。二维超声表现为左心房内径中至重度增大，左心室收缩功能不全，二尖瓣和三尖瓣反流增加。二尖瓣口血流频谱表现为快速充盈 E 波增高，其下降支陡降（二尖瓣血流减速时间变短），左心房收缩期 A 波低平。

Ⅳ期：不可逆性限制性充盈障碍。此期左心室早期松弛能力受损的同时左心室顺应性严重减低。患者表现为轻度运动后或静息状态下呼吸困难，左心室充盈压异常增高。二维超声表现为左心房内径中至重度增大，左心室收缩功能不全，二尖瓣和三尖瓣反流增加（甚至出现舒张期二尖瓣反流）。二尖瓣口血流频谱形态与Ⅲ期表现相似。

三、左心室心肌质量

20 世纪 70 年代初，有学者基于左心室为椭圆体的假设，从造影容积计算公式推导出左心室壁心肌质量（LV mass）计算公式，即 $LV\ mass=1.05[(D_d+IVST_d+PWT_d)^3-D_d^3]$，1.05 为心肌的比重。该公式与造影结果密切相关（$r=0.88$）。继而又有学者推导出改良公式：$LV\ mass=1.04[(D_d+IVST_d+PWT_d)^3-D_d^3]-13.6$，应用该公式时，应按 Penn 常规检测室壁厚度与心腔大小。M 型超声心动图 LV mass 公式在有严重容量负荷增加、大面积心肌梗死或室壁瘤、严重的非对称性室间隔肥厚时，其准确性会受到一定影响，但由于二维超声心动图分辨率相对低，难于标准化，目前仍主要沿用以上两个 LV mass 公式。

四、右心室收缩功能

右心室位于左心室的右前方，胸骨的左后方，超声探查近场内，受杂波干扰较大，且形态不规则，难于计算容量，故至今未能普及临床应用，但右心功能的测定能为临床提供重要的诊断及治疗依据，值得研究。

1. 室间隔运动方向　正常人室间隔运动与右心室前壁同向，与左心室后壁运动相反，协助左心室射血。右心容量负荷增加时，室间隔与左心室后壁同向，与右心室前壁反向运动，以协助右心室射血。

2. 右心室前壁增厚率 正常人右心室壁薄，仅为左心室壁的 1/3~1/2，右心室前壁厚约 3~5mm，收缩增厚率 50%~70%。计算方法同左心室后壁增厚率。

3. 肺动脉收缩期最大血流速度

正常值：成人，0.6~0.9m/s；儿童，0.7~1.1m/s。

4. 收缩时间间期

（1）右心室射血前期（RVPEP）：心电图 QRS 波起点至 M 型超声心动图肺动脉瓣开放点或多普勒肺动脉瓣开放信号之间期。正常时较左心室射血前期短，心力衰竭或肺动脉高压时延长。

（2）右心室射血期（RVET）：M 型超声心动图肺动脉瓣曲线的开放点至关闭点，或肺动脉瓣多普勒血流频谱起点至终点之间期。正常时较 LVET 略长。

（3）RVPEP/RVET：比上述单项指标敏感。正常值：0.16~0.30。

5. 肺动脉收缩压 肺动脉压 $=4(V_{TR})^2+C$

式中 V_{TR} 代表三尖瓣收缩期反流峰值血流速度。C 为颈静脉压或者右心房压，根据右心房大小及 TR 程度估测的压力数约 10~15mmHg。如果右心房超声测量轻度增大或少量 TR 时则加 10mmHg；如果右心房明显增大或重度三尖瓣反流（TR）时，则加 15mmHg。

正常值：肺动脉压 <20mmHg 时，平均动脉压 $=79-0.45 \times PAT$。

PAT 代表肺动脉血流加速时间。

6. 肺动脉血流量 选取肺动脉瓣环或主肺动脉内平行于声束的流速，计算流速积分，并测量与取样部位相应的肺动脉瓣环或主肺动脉的前后径，推算其截面积。按主动脉血流量计算公式，计算肺动脉血流量。

五、右心室舒张功能

1. 右心室等容舒张时间（IVRT） 指从肺动脉瓣关闭到三尖瓣开放所经历的时间。当右心室心肌松弛性减低时，IVRT 延长，但这一指标受到心率、肺动脉压及右心房压的影响，心率增快，肺动脉压力降低和右心房压升高时，IVRT 缩短，反之，IVRT 延长。正常值：40~90ms。

2. 三尖瓣血流舒张早期最大流速（EV） 当右心室心肌松弛延缓时，三尖瓣开放时右心房 - 右心室压差减小，E 波流速减低，但当长期右心室充盈异常导致右心房压升高时，E 波流速反而上升。此外，这一指标还受到呼吸的明显影响，吸气时 EV 升高，呼气时 EV 减低。正常值：（0.57 ± 0.08）m/s。

3. 三尖瓣血流心房收缩期最大流速（AV） 当右心室松弛延缓时，舒张早期充盈减少，心房收缩期右心房容量增大，收缩力增强，故 A 波增高，但当舒张晚期右心室僵硬度升高时，右心房排血阻力增大，A 波反而降低。此外，呼吸对 AV 亦有明显影响，吸气时 AV 升高，呼气时 AV 降低。正常值为（0.39 ± 0.06）m/s。

4. E 波与 A 波流速比值（EV/AV） 正常情况下，右心室舒张早期充盈量大于心房收缩期充盈量，EV/AV>1，当右心室松弛性减低时，EV/AV<1，但当右心室僵硬度升高时，舒张早期右心房压力上升，EV/AV>1，称为"假性正常化"。由于呼吸对 EV 和 AV 具有同样的影响。故 EV/AV 变化不大。正常值为 1.50 ± 0.30。

5. E 波减速时间（EDT） EDT 是指 E 波减速支所占据的时间。右心室松弛性减低时，EDT 延长，但当这一指标受到心率的影响，心率增快时，EDT 缩短，反之 EDT 延长。正常值为(225±28)ms。

6. 心房收缩期上腔静脉反流速度（AR） 正常情况下，右心房收缩时有少量血流反流入上腔静脉，但流速较低，如右心房收缩时右心室僵硬度较高，上腔静脉反流速度将增大。正常值:(0.15±0.05)m/s。

六、多普勒超声心动图技术评价心功能的临床研究进展

近25年来，多普勒超声心动图作为能够真实反映心脏血流动力学的主要工具，已广泛应用于评价心功能，并且对不同心脏疾病的诊断、治疗方案的选择、疗效评价及预后估测提供了重要的信息。

（一）经胸多普勒超声心动图技术

近年来，二维超声心动图（2DE）已广泛应用于各类心脏疾病的心功能估测，并可对药物治疗和手术治疗的预后进行估测。Briguori 等最近用左心房（LA）-M 型超声测量左心房主动短轴缩短率、左心房整体短轴缩短率以及主动脉后壁运动早期的斜率和多普勒经二尖瓣所测指标 E 峰（E）、A 峰（A）、E/A 及 E 峰减速时间与放射性核素血管造影所测 LA 压、主动松弛时间常数 T 和僵硬度常数 K 相比评价肥厚型心肌病的舒张功能，结果发现 LA-M 型超声所测指标与有创检查所测指标相关性更好，证明了该指标能更好地评价肥厚型心肌病患者的舒张功能。

（二）经食管超声心动图技术

经食管超声心动图（TEE）技术在 1971 年首次由 Side 和 Gosling 应用观察主动脉内的多普勒效应，探测血流速度，进而估计心脏的功能。与传统经胸超声心动图技术相比，TEE 技术对心功能的测定有以下优点:

1. TEE 检查可获得高质量的二维图像。
2. 对于术中和危重患者可进行心功能的连续监测。
3. 经胸超声心动图技术难以探测的血流信号可由 TEE 方便地获得。

TEE 技术本身也有一些限制性，首先 TEE 也给患者带来一定的痛苦，其次无论从哪个切面和角度探测，它的声束与肺动脉血流方向始终存在较大的夹角，难以测定肺动脉血流量。目前 TEE 技术已广泛应用于各种心脏病的诊断和心功能的评价，左心耳的功能也越来越被大家重视，TEE 则可很好地评价它的功能。虽然经食管超声已广泛应用于临床，但对各种心脏疾病的疗效和预后评估还有待于进一步的研究。

（三）声学定量技术

声学定量（acoustic quantification, AQ）技术，是用声学边缘检测技术分析心脏收缩舒张时容积、面积变化的定量方法。它是一种建立在背向散射基础上，用以实时并且即刻分析心脏功能的方法。在 AQ 技术中，我们常使用的是自动边缘检测（automatic border detection, ABD）技术。目前，AQ 技术主要用于临床心脏在不同状态、不同负荷下的实时动态心功能监测，对心脏的收缩和舒张功能进行全面评价。AQ 是评价心脏病患者的收缩和舒张功能有价值的方法。同时 Tighe 的研究发现 ABD 技术还可无创测量右心房（RA）的容量和功能。除此之外，Geva 用 AQ 方法评价右心室收缩功能也得到证实。大量的临床研究表明，AQ 测

量的心功能指标与 X 线造影、MRI、放射性核素成像和心导管检查等传统方法的测量结果均相关。随着我们对该项技术的进一步研究它不仅可以简便准确的定量分析左心室收缩和舒张功能,作为一种工具,它在评价不同疾病患者的心功能方面有一定价值。

(四)彩色室壁动态技术

彩色室壁动态(color kinesis, CK)技术是利用自动边缘检测技术原理,以彩色编码实时连续显示心动周期中室壁运动幅度的一种新型超声技术,它可简单准确地观察心脏整体和局部运动。目前,CK 技术为冠心病的诊断、负荷超声心动图的评价以及冠状动脉介入治疗前后心肌存活节段的评价提供了客观依据,可用于评价左心室整体和局部收缩和舒张功能。CK 技术具有以下特点:①能从空间和时间两个方面定量分析室壁运动的能力;②图像层次分明,易于分辨识别;③半定量分析更直观、测量简单易行;④患者透声条件、图像质量要求较高。

(五)多普勒组织成像

多普勒组织成像(Doppler tissue imaging, DTI),是一种无创性室壁运动分析技术,是在传统探查心腔内血流的彩色多普勒仪器的基础上,通过改变多普勒滤波系统,除去心腔内血流产生的高速、低振幅的频移信号,保留心肌运动产生的低速、高振幅的频移信号,并经相关系统处理以彩色编码显示出来,能定量测量室壁运动速度(图 2-2-3,图 2-2-4)。目前主要分为 DTI 脉冲多普勒(DTI-PW)和 DTI 彩色多普勒两种,前者可以用来评估心脏的收缩、舒张功能,后者不仅可以评估心脏的收缩、舒张功能,还可以评估左心室不同步、右心功能等。DTI 具有以下特点:①可以直接从心肌组织提取信号;②它不受组织反射回来信号幅度的影响;③不受前方组织声衰减的影响。

DTI 克服了二维超声心动图受图像质量影响较大的限制,降低了对操作者的依赖性,为定性、定量评价室壁运动提供了客观依据,在冠心病的检测和研究中具有非常重要的价值。目前,在 DTI 技术基础上开发了一些新的技术,如定量组织速度成像(TVI)、心肌超声组织定征(MUTC)、组织追踪技术、应变率成像,曲线解剖 M 超等技术,进一步推动和拓宽了 DTI 技术的应用领域。

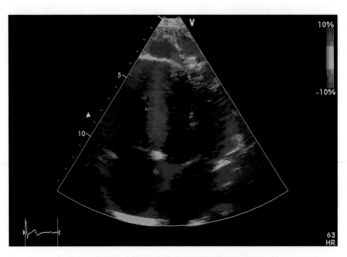

图 2-2-3 多普勒组织成像的二维显示

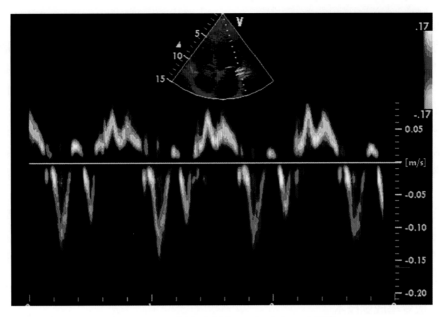

图 2-2-4 二尖瓣后叶瓣环组织速度运动频谱

由于 DTI 技术的基础仍是多普勒原理,故存在着与多普勒血流成像相似的局限性,多普勒超声束与心肌运动方向间夹角、心脏在心动周期中的整体运动、呼吸运动及仪器增益等均可影响其测量结果,在检查中必须注意并加以克服,同时也应努力研究改进的办法。

(六)二次谐波成像

二次谐波成像(second harmonic imaging, SHI)是一种新的超声成像方法,它是基于微泡在声场中的非线性共振行为的原理,专门接收微泡造影剂产生的第二次共振效应,从而明显提高微泡造影剂成像的敏感性,故特别适合于心肌声学造影的研究。该方法具有很多优点:①可以非常敏感地发现血流分布状况;②不受半衰期的限制且无放射性;③分辨率高并可将仪器推至床边。以上优点都使二次谐波成像成为极具吸引力的新技术。由于二次谐波成像的探头在发射频率较低,接收频率较高,故图像的分辨力较低加之组织结构的回声也较弱,所以总体质量不如基波成像。此外,因二次谐波成像对微泡特别敏感,故左心室腔内的对比回声很强,致使心肌和心腔的分界线不清晰。另外,如声学造影剂计量不当易出现声影或显影不良。目前,二次谐波成像可用于:①确定心肌灌注床大小;②确定缺血心肌并测定"危险区"面积及"梗死区"范围;③了解冠状动脉的供血情况。对于心功能的评价尚未见报道。

(七)负荷超声

负荷超声心动图(stress echocardiography)是指在外加心脏负荷(运动、药物或心房调搏等)下的超声心动图检查,主要评价负荷状态下心脏室壁运动及血流动力学指标。它是通过增加心脏负荷,增加心肌氧耗量,检测冠状动脉的血流量,确定冠状动脉血流灌注的储备能力等。负荷超声分为三种类型:

1. 运动负荷,主要是指卧位蹬车试验。
2. 药物负荷,包括多巴酚丁胺和阿托品,以及腺苷和双嘧达莫等血管扩张剂。

3. 起搏负荷，一般不常用。

以前常使用蹬车和自行车（仰卧位或直立位）运动，目前由于部分患者不能耐受运动负荷，同时胸壁及呼吸运动有时会使获取持续的高质量影像产生困难，所以常选择药物负荷试验。目前最常使用的是多巴酚丁胺负荷超声，可对怀疑或确诊冠心病的患者的诊断和预后进行更为精确的评估。该方法的优点是：①与其他技术相比，它能反映出更多的信息；②患者对多巴酚丁胺的耐受性较好，并不引起明显的不良反应；③它可以在逐级递增左心室负荷水平时，对左心室功能及局部室壁运动进行评估。因其在每一个递增的负荷水平可随意调整患者体位，这样，其诊断价值与踏车或自行车负荷超声相比要高。该方法的缺点是：①由于它依赖增加心肌耗氧量诱发心肌缺血来产生一个异常的结果，在理论上这可能会引起长时间的心肌缺血或梗死。②它是对室壁运动的主观评价，而不是室壁运动异常的细致的量的分析，缺乏量的数据也妨碍了室壁运动异常的精确度的评价。负荷超声心动图常用于评价冠状动脉疾病，同时也可定量评价左、右心室功能。新的超声技术与负荷超声的结合可获得定量并且重复性更好的心功能信息。

（八）应变率成像技术

应变率成像（strain rate imaging，SRI）是一项新的超声影像技术，用于评价心动周期中心肌长度随时间的变化情况，即它是对局部心肌组织受力后形变能力的反映。

应变是指物体在所有方向上的同时形变，即 $\varepsilon=\Delta L/L_0=(L-L_0)/L_0$（$\varepsilon$ 为纵向应变，ΔL 为长度变化绝对值，L_0 为基线长度）。ε 是一较小的数值，负值表示心肌的缩短，正值则表示延长。心肌形变可以分为纵向、径向和环向应变。心肌组织是不能被压缩的，其长轴方向的延伸意味短轴上变薄，长轴方向的缩短意味短轴上增厚，长轴和短轴的变形呈负相关关系。应变率（SR）是指形变发生的速率，两点之间的速度变化与两点之间距离的比值。用公式 $SR=\varepsilon/\Delta t=\Delta L/L_0/\Delta t=(\Delta V)/L_0$ 表示（ΔV 是平均速度）。在心动周期中，心肌发生形变，其形变率就等同于速度梯度，可以通过组织多普勒技术来评估，这种方法就称为应变率成像。

SRI 有彩色二维成像及彩色 M 型成像两种成像方式（图 2-2-5），前者应变率的显示可用彩色图表示，即对心肌形变的大小和方向进行编码。

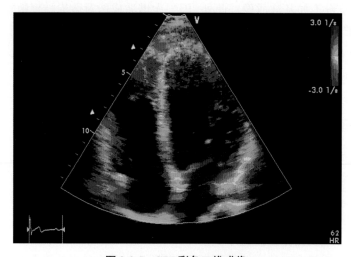

图 2-2-5 SRI 彩色二维成像

SRI 技术可从时间和空间两个方面反映心肌本身的组织特性,可用心肌速度的空间梯度来评估,其测量结果不受心脏整体运动、心脏旋转及相邻心肌节段运动或限制效应的影响。通过 SRI 的应用,可以准确反映心肌纤维应变的程度,科学地定量评价室壁运动和心肌供血。SRI 技术可定量心肌的变形程度,能提供关于心肌收缩起点和峰值时间的信息。相对于 TVI 来说,应变率成像技术最大的好处在于能更好地区别心室壁的主动收缩和被动收缩,收缩后收缩(主动脉瓣关闭后的主动收缩运动,PSS)不仅是心肌缺血和 / 或存活能力差的标志,而且是不同步的表现。

(九)速度向量成像(velocity vector imaging)技术

该项技术提供了独特的心肌运动成像方式,具有相位与振幅信息的动态图像,能客观精确地展现出心脏收缩与扭转运动,更完整地表达心脏的射血动力,准确定量心脏的容积及射血功能,为心血管疾病的诊断及治疗开辟了最新途径。它可通过分析心尖部的运动向量,量化心肌的扭转角度及显示心肌的扭转速度,研究心脏的扭转运动;无多普勒角度依赖性,可任意选择取样部位,评价局部的心肌运动及整体的运动(图 2-2-6)。

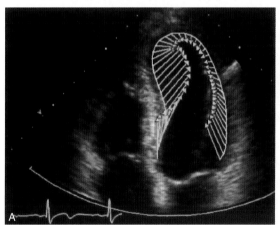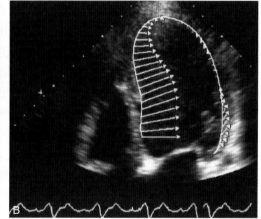

图 2-2-6　速度向量成像技术

(十)斑点追踪成像(speckle tracking imaging,STI)技术

二维灰阶图像中,心肌内包含众多均匀分布的声学斑点,这些小于入射波长的组织结构发生背向散射产生的声学斑点与组织同步运动。STI 是新近发展起来的一种超声定量分析软件,通过在室壁中选定一定范围的感兴趣区,随着心动周期,分析软件根据组织灰阶自动追踪上述感兴趣区内不同像素的心肌组织在每一帧图像中的位置,并与上一帧图像中的位置相比较,计算整个感兴趣区内各节段心肌的变形,从而得到纵向、圆周、径向、旋转的多个运动参数。由于 STI 与组织多普勒频移无关,不受声束方向与室壁运动方向夹角的影响,没有角度依赖性,并且 STI 能准确评估左心室的扭转运动,故 STI 能更准确全面地反映心肌的运动情况。STI 不仅可以用于左心室、右心室心肌运动的研究,亦可用于心肌壁较薄的左心房。

七、心脏超声检查流程及诊断

（一）检查流程

1. 检查前的准备工作 检查医师必须是取得执业医师证的专业从职人员。检查前需对患者的一般病史及其他相关检查，如心电图等情况进行了解，超声的诊断要与临床情况相结合。

需行食管超声检查的患者，嘱患者在检查前 3~4 小时内禁食水。检查前，问明受检者有无牙齿的松动，有无义齿及有无麻醉药物的过敏反应等。在征得患者同意后，请患者签署知情同意书。知情同意书的具体内容包括：①阐明检查过程中可能出现的不适（如由于食管探头置入时的恶心、异物感等）；②可能出现的不良后果（如窒息、食管穿孔、出血、麻醉药物过敏、严重的心律失常及其他意外情况）等。

负荷超声心动图是指以超声心动图作为检测手段进行负荷试验的超声检查方法，通过药物或运动增加机体负荷、心输出量、心肌耗氧量后，观察冠状动脉供血区心肌的运动，以确定冠状动脉血流灌注的储备能力。其主要的适应证包括：①胸痛症状，但心电图正常，临床怀疑冠心病者；②心肌梗死后心肌存活性的评价；③急性心肌梗死后的危险性分级；④评价冠状动脉介入治疗和搭桥术后心肌灌注的疗效评价；⑤非心脏手术患者术前危险性评价；⑥冠心病患者预后评价。同时还需掌握检查的禁忌证：①严重的原发性高血压（收缩压≥220mmHg，或舒张压≥120mmHg）；②主动脉夹层；③冠状动脉左主干狭窄；④不稳定型心绞痛；⑤严重梗阻性肥厚型心肌病；⑥急性心包炎、心肌炎和心内膜炎；⑦重度瓣膜狭窄；⑧严重的、威胁生命的快速性心律失常；⑨严重的充血性心力衰竭；⑩重度贫血或电解质紊乱、肝肾衰竭、阿托品相对禁忌证。

对于需行负荷超声心动图检查的患者，检查前至少需禁食 3 小时，向患者介绍试验的过程，以及可能出现的并发症和症状，并在知情同意书上签字。检查时需配备有良好、完整的心肺复苏等急救药品和器材，包括注射用具、心电监护仪；同时，必须要有熟练掌握心肺复苏急救技术的医务人员在场。检查过程中，需严密观察受检者的表现和各项检测指标。试验的终点事件包括：①达到目标心率；②新出现的或者加重的室壁运动异常；③达到药物峰值剂量；④出现典型的心绞痛症状；⑤心电图出现典型的心肌缺血表现；⑥收缩压明显下降（≥20%）；⑦出现严重的心律失常；⑧患者不能忍受的症状，如头痛、呕吐；⑨严重的高血压（收缩压≥220mmHg，或舒张压≥120mmHg）。

2. 检查中的注意事项及检查步骤 检查医师嘱受检者静卧于高度适当的检查床上。在行心脏超声检查时，一般要求受检者腰部以上无衣物覆盖，尤其为胸前区。受检者体位依检查部位和状况而异，一般行常规胸骨旁和心尖部切面检查时，受检者通常取仰卧体位或者左侧卧位，左侧卧位的倾斜程度需依据检查目的进行调整。男医生检查女患者时需有女医生或女护士在场。

一般各常规检查切面的显示顺序为：胸骨旁左心室长轴切面、胸骨旁左心室短轴切面（包括乳头肌水平、二尖瓣水平和心尖水平）、胸骨旁主动脉根部短轴切面、心尖部各切面（四腔心、两腔心及三腔心切面）、胸骨上窝主动脉长轴切面、剑突下各切面（剑突下四腔心、主动脉根部短轴、左心室短轴、双心房切面等）。依据具体需要，有时还需要行非常规切面检查。各切面所观察的内容及观察重点将在以下各论中细述。

行各切面检查的过程中,探头的位置都需要根据具体情况,如患者体形因素等适当调整,以便得到最理想的观察切面。

行经食管超声心动图检查时,需在受检者意识清醒的状态下进行。检查前,先在医用喷壶内置入 2% 丁卡因行咽部喷雾麻醉,一般以受检者出现咽部麻痹感为准,对情绪紧张的患者和疑为主动脉夹层的患者可适当加入镇静剂。术中行食管超声心动图检查时,则需在全身麻醉的状态下进行。

此后,取得患者同意后,方可进行检查。多取右侧卧位,如患者有义齿,需先将义齿移去后,在受检者口内置入撑口器,以防受检者牙齿损伤食管超声探头电缆。将食管探头插至受检者咽喉部,令其做吞咽动作时,缓慢送入食管。术中患者,由于气管插管给予全麻,放置食管探头通常无困难。

检查完毕后,须以软面巾纸擦拭探头表面,并用软皂液轻轻清洗探头及电缆,并置入中性戊二醛液内浸泡 20~30 分钟消毒。

(二)超声心动图

检查医师根据检查所见图像结合受检者临床表现进行综合诊断,规范诊断报告辅助临床医师的诊治工作。

根据 2002 年美国超声心动图学会(ASE)提出的《成人经胸超声心动图标准化报告建议》,规范化诊断报告单应包含:①受检者的一般信息(如姓名、年龄、性别、民族、门诊或住院号、科室床号、临床诊断);②心脏的结构、数值测量(心脏大小、功能评估、瓣膜狭窄、瓣膜反流、人工瓣膜、心脏分流等);③出综合性的诊断(异常结果、与之前结果的比较等)。

思考题

左心室舒张功能常用测定指标及正常值?

第三节　心脏瓣膜疾病

一、二尖瓣疾病

■【病理及临床】

二尖瓣(mitral valve)装置由左心房、左心室、瓣叶、瓣环、腱索和乳头肌六部分组成,开口呈卵圆形,瓣口面积为 4~6cm²,平均长径 2.6cm,短径 2.0cm,周长 10~11cm。二尖瓣的正常功能依赖二尖瓣装置结构的完整与功能上的协调统一。

二尖瓣分为前叶和后叶。前叶与大动脉后壁起始部相连,后叶在房室间沟与左心房相连。二尖瓣前叶较后叶长且宽大,其基底部附着于二尖瓣环前内侧 1/3;后叶较短,其基底部附着于二尖瓣环后外侧的 2/3。二尖瓣前叶是血流的通路,将左心室分隔成左心室流入道和左心室流出道。前、后叶之间的连接处分别称为前外侧连合和后内侧连合。

左心室内与二尖瓣腱索相连的有前外侧和后内侧两组乳头肌。前外侧乳头肌位于左心室前壁和外侧壁交界处,后内侧乳头肌位于左心室后壁近室间隔处,它们通过腱索与瓣膜相连。

■【基于指南及专家共识的超声影像学检查】

二尖瓣反流在瓣膜病中发病率最高,超声心动图对二尖瓣反流的全面评估包括反流量和反流程度的判断;反流机制的观察和推测;瓣器病变的性质、部位和病变程度的详细描述;反流对于房室腔重构及心功能的影响。

(一)二维超声心动图

观察二尖瓣的切面有:胸骨左缘左心室长轴切面、二尖瓣水平左心室短轴切面、心尖部四腔心切面。胸骨左缘左心室长轴切面可观察二尖瓣的形态、活动度、开口幅度以及有无脱垂。二尖瓣水平左心室短轴切面可用于测量二尖瓣瓣口面积。心尖部切面可观察二尖瓣活动和瓣叶情况。

(二)M型超声心动图

可观察二尖瓣随时间运动变化曲线,二尖瓣前叶曲线在舒张期表现为 E、A 两峰,E 峰出现于舒张早期,为左心室快速充盈所致;A 峰出现于舒张晚期,为左心房收缩期二尖瓣前叶的前向运动。CD 段:指 C~D 点之间的间期,代表左心室射血期,表现为收缩期从较低位置缓慢上升的曲线。二尖瓣后叶在左心室舒张期出现与前叶相反的回声曲线,后叶出现向后的两个波峰分别称为 A′ 峰和 E′ 峰,其含义与前叶曲线的 A 峰和 E 峰相似。可测量二尖瓣最大开放幅度,前叶曲线的 E 峰至后叶曲线的 E′ 峰之间的垂直距离(图 2-3-1)。

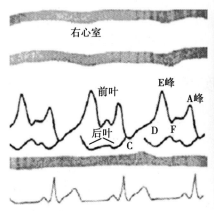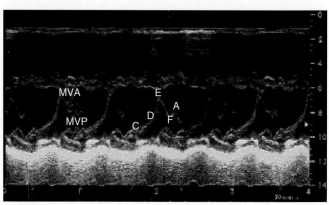

MVA. 二尖瓣前叶;MVP. 二尖瓣后叶。

图 2-3-1　二尖瓣 M 型曲线

(三)脉冲多普勒

取样容积置于二尖瓣下,显示窄带双峰正向频谱,表现为舒张早期 E、舒张晚期 A 两峰。正常 E 峰大于 A 峰,儿童测最大流速均值为 1.0m/s,范围 0.8~1.3m/s。成人最大流速均值为 0.9m/s,范围 0.6~1.3m/s。

（四）连续多普勒

显示舒张期宽带或充填型正向双峰频谱，表现为 E、A 两峰。用于通过二尖瓣口的高速血流和平均血流压差的测定。

（五）彩色多普勒

在心尖部切面，主要显示二尖瓣口舒张期红色血流图，收缩期蓝色血流图。

二、二尖瓣狭窄

二尖瓣狭窄（mitral stenosis）是心脏瓣膜病中最常见的疾病，最常见病因为风湿热。2/3 的患者为女性。急性风湿热后至少需两年时间开始形成二尖瓣狭窄。先天性畸形或结缔组织病，如系统性红斑狼疮心内膜炎为二尖瓣狭窄的少见病因。

■【病理及临床】

正常二尖瓣质地柔软，风湿性病变多造成二尖瓣前后叶同时受累，表现为瓣叶不同程度的变形、增厚、回声增强及瓣膜联合处粘连、融合，最终二尖瓣严重纤维化，甚至钙化，二尖瓣可变成固定、僵硬的漏斗状或管状，瓣口开放似鱼口状，活动度明显降低或消失，常伴有瓣膜关闭不全。

二尖瓣长期狭窄将导致左心房的扩张、肺静脉、肺毛细血管及肺动脉内压力被动性的升高。

二尖瓣呈轻度狭窄时，患者可不表现出临床症状，一般当二尖瓣口中度狭窄（<1.5cm²）时开始出现明显症状，最早出现劳力性呼吸困难伴咳嗽，可发生咯血，随病情加重出现休息时呼吸困难，甚至急性肺水肿。肺水肿时则咳出大量浆液性粉红色泡沫样痰。

重度二尖瓣狭窄较典型的体征包括患者出现"二尖瓣面容"（即双侧面颊红紫），二尖瓣听诊区出现舒张期"隆隆样"杂音，第一心音减弱而第二心音增强，肺部可出现湿性啰音。

■【基于指南及专家共识的超声影像学检查】

二尖瓣狭窄根据形态可分为膈膜型、漏斗型和膈膜漏斗型。

（一）检查方法

通常综合检查可对瓣膜的损害部位、程度进行定性和定量诊断。在胸骨旁左心室长轴切面、二尖瓣水平左心室短轴切面、心尖四腔心等切面综合观察瓣叶有无增厚钙化、瓣下腱索有无钙化、粘连、融合及其程度，是否同时伴有乳头肌病损，有无心房腔及心耳部的附壁血栓形成，应用彩色多普勒和频谱多普勒结合观察有无瓣膜的反流及其程度如何，狭窄血流的流速及跨瓣压差，从而判断狭窄发生的程度。二尖瓣狭窄严重程度评估推荐建议及可选择测量参数：

（1）二维描记法评估二尖瓣瓣口面积（mitral valve area，MVA）；

（2）压差半降时间法（pressure half-time，PHT）评估 MVA；

（3）连续方程法评估 MVA；

（4）平均跨瓣压差（mean transvalve differential pressure，MPG）法；

（5）肺动脉收缩压（pulmonary artery systolic pressure，PASP）；

（6）二尖瓣叶腱索及左心房的改变；

（7）运动状态下 MPG 及 PASP。

（二）超声表现

1. 二维超声心动图　最常用的观察二尖瓣狭窄的切面是胸骨旁左心室长轴切面和胸骨旁二尖瓣水平左心室短轴切面，观察二尖瓣的形态、活动度、瓣口开放幅度及病变性质，可以对二尖瓣狭窄进行定量和定性分析（图 2-3-2）。二维断面法观察的超声切面以及各切面所观察的重点见表 2-3-1。

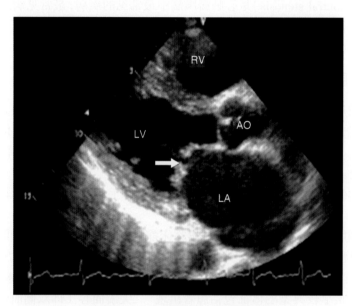

图 2-3-2　二尖瓣狭窄二维图像表现

胸骨旁左心室长轴切面．二尖瓣瓣叶增厚，回声增强，开放受限，呈"穹窿状"（箭头），左心房扩大。

表 2-3-1　超声切面及各切面所观察的重点

二维切面	超声观察重点
胸骨旁左心室长轴切面	1. 瓣尖、瓣体部的增厚、粘连、钙化及其程度
	2. 二尖瓣活动异常，瓣叶开放受限，呈"穹窿状"（图 2-3-2）
	3. 左心房扩大明显，如伴有肺动脉高压，则右心房、右心室也可增大
胸骨旁大动脉短轴切面	1. 左心房扩大
	2. 右心室、右心室流出道扩大，肺动脉可增宽
二尖瓣水平左心室短轴切面	1. 二尖瓣瓣叶增厚，回声增强
	2. 舒张期瓣口开放呈"鱼口状"
	3. 采用轨迹法可测量二尖瓣口开放面积
心尖四腔切面	1. 左心室不大，左心房明显扩大
	2. 二尖瓣瓣叶增厚，回声增强，开放幅度小
	3. 晚期肺动脉高压时，肺静脉增宽，右心房、右心室大

2. M型超声心动图　最典型的改变是二尖瓣前叶的"城墙样改变",EF斜率减低,严重者A波消失,二尖瓣后叶与前叶交界处粘连,与前叶的运动曲线平行,呈同向运动;室间隔与左心室后壁同向运动(由于左心室舒张早期充盈困难,容积扩张缓慢,而右心室活动不受限,容积扩张较快向左心室侧推挤室间隔造成的)(图2-3-3)。

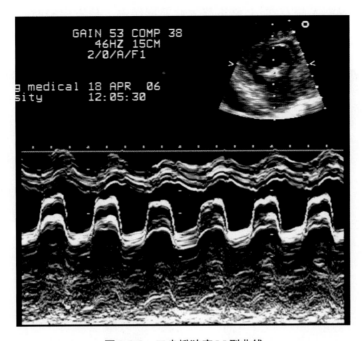

图2-3-3　二尖瓣狭窄M型曲线

二尖瓣前、后叶呈同向运动,二尖瓣前叶的"城墙样改变",室间隔与左心室后壁同向运动。

3. 多普勒超声心动图

(1)彩色血流多普勒成像(CDFI):显示左心房流入道血流经过二尖瓣狭窄口时形成红色明亮细窄的射流束(图2-3-4)。

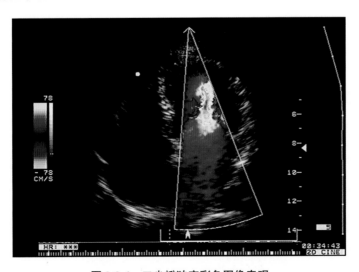

图2-3-4　二尖瓣狭窄彩色图像表现

心尖四腔心切面彩色血流显示血流经过二尖瓣狭窄口时形成红色明亮细窄的射流束。

（2）频谱多普勒：二尖瓣狭窄造成二尖瓣口的血流受阻，从而引起二尖瓣口血流速度的增快和跨瓣压差增高，故可用脉冲或连续多普勒来测定血流速度，并用伯努利方程测定压差（$P=4V^2$）以确定二尖瓣狭窄的程度。

1）脉冲型频谱多普勒（PW）：舒张期出现一单向朝上、离散度较大、平顶且实填的图形（图 2-3-5）。E 峰、A 峰存在，E 峰下降支减速度缓慢。伴有房颤时，A 峰消失，频谱呈单峰。

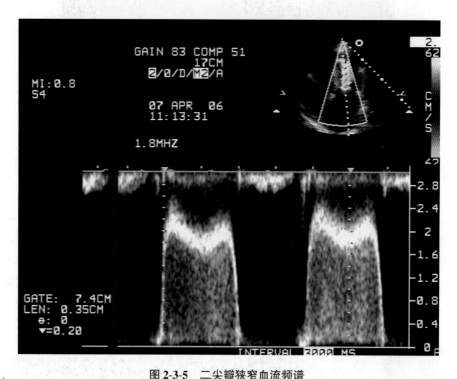

图 2-3-5 二尖瓣狭窄血流频谱

PW 示全舒张期的向上的实填双峰宽带图。

2）连续型多普勒（CW）：特征是全舒张期的向上的实填双峰宽带图。E 峰上升陡直，下降缓慢。多普勒信号表现为全舒张期粗糙、低调、嘈杂的噪声。可测 PHT（压差半降时间），估计狭窄程度。

4. 经食管超声心动图（TEE） 由于经食管超声心动图探头距左心房较近，在施行二尖瓣狭窄球囊扩张、闭式分离术和心房颤动转复术前，可应用此技术明确左心房内有无血栓。经食管超声对左心房各部的成像较经胸超声清晰，可从多切面观察左心房及左心耳（尤其是左心耳部的结构），可观察血栓部位、血栓形态、机化程度、活动度、大小及数量，并鉴别血栓及左心房内云雾状回声（图 2-3-6 A~C）。还可监测左心房附壁血栓的溶栓效果，避免发生栓塞并发症。

（1）诊断目的：完整显示心壁与腔室的立体形态；明确瓣膜疾病的病变性质与程度；细致观察先天性心脏畸形的病变特征；准确探查心腔内异常回声；定量评估心脏的收缩功能；实时监测和引导心脏外科手术和介入治疗。

（2）检查方法：探头 0°~180° 旋转，全面扫查（图 2-3-6 D~I）。

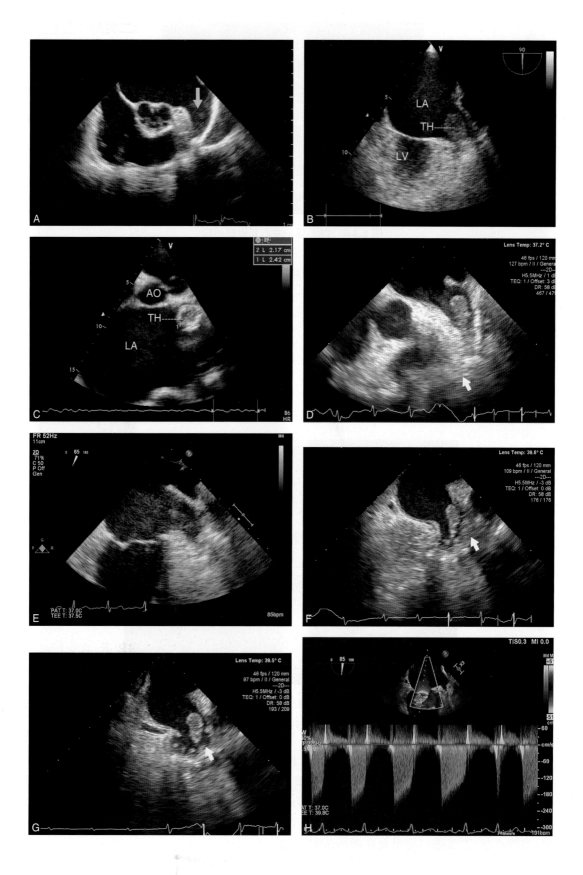

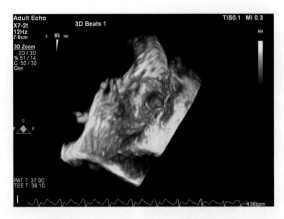

图 2-3-6 TEE 显示左心耳附壁血栓

A 图 . TEE 左心室双腔心断面左心房内自发显影、左心耳血栓形成前期，呈云雾状；B 图 . TEE 左心耳断面左心耳顶部可见新鲜血栓附着（TH）；C 图 . TEE 左心耳断面左心耳顶部可见新机化血栓附着；D 图 . TEE 显示左心耳附壁血栓左心耳 0° 开口直径与深度；E 图 . TEE 显示左心耳附壁血栓左心耳 45° 开口直径与深度；F 图 . TEE 显示左心耳附壁血栓左心耳 90° 开口直径与深度；G 图 . TEE 显示左心耳附壁血栓左心耳 135° 开口直径与深度；H 图 . 经食管超声心动图测量频谱多普勒；I 图 . 经食管超声心动图显示左心耳。

5. 二尖瓣狭窄时瓣口面积的测定方法

（1）二维超声直接测量瓣口面积：应在二尖瓣水平心室短轴切面轨迹法勾画测量舒张期瓣口面积（图 2-3-7）。

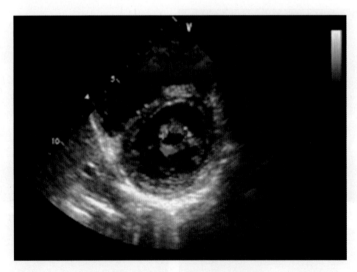

图 2-3-7 面积法测量二尖瓣口面积

左心室短轴切面二尖瓣尖水平显示舒张期二尖瓣口面积缩小，瓣口开放呈"鱼口状"。

（2）压差半降时间法（pressure half time，PHT）（图 2-3-8）：

$$二尖瓣瓣口面积（MVA）=220/PHT$$

此公式适用于单纯二尖瓣狭窄，是根据自体瓣膜得出的经验公式，不能用于人工瓣膜瓣口面积的估测。PHT 估测二尖瓣狭窄程度重复性好，但其时间长短不但与瓣口面积有关，也受心率、二尖瓣口流量及跨瓣压差的影响。

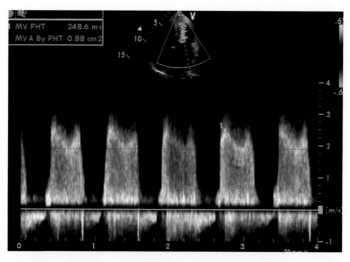

图 2-3-8　用压差半降时间法计算瓣口面积

（MV PHT 为 248.6ms，瓣口面积为 0.88cm²）

（3）近端等速度表面面积法（proximal isovelocity surface area，PISA）定量评估瓣口面积：亦称血流会聚法，是彩色多普勒血流成像法定量分析血流量的一种方法。用下式可计算二尖瓣口面积：

$$MVA = 2\pi r^2 \times NL \times DT \times (\theta/180)/VTI$$

式中 $2\pi r^2$ 为等速区的面积；NL 为产生瓣口血流彩色信号颜色翻转的速度；DT 为舒张期时间；θ 为舒张期二尖瓣最大开放时前后瓣之间的夹角；VTI 为瓣口血流的速度时间积分。

6. 二尖瓣狭窄程度分型　狭窄程度分型（表 2-3-2）。

表 2-3-2　二尖瓣狭窄程度分型

	轻度狭窄	中度狭窄	重度狭窄
病理解剖学分类	1. 瓣尖运动良好 2. 瓣口轻度增厚、钙化 3. 瓣叶呈穹窿样改变 4. 腱索增厚	1. 瓣尖运动减弱 2. 瓣口增厚、钙化明显 3. 腱索缩短 4. 前、后叶交界处钙化	1. 瓣膜运动明显减弱或无运动 2. 腱索、乳头肌融合成块影
瓣口面积（MVA）分类 （正常 4~6cm²）	> 1.5cm²	1.0~1.5cm²	<1.0cm²
平均跨瓣压差 （ΔP）（mmHg）	<5	5~10	> 10
肺动脉压（mmHg）	<30	30~50	> 50
压差半降时间（PHT） （ms）	<180	180~280	> 280
频谱多普勒形态及峰值流速（m/s）	二尖瓣血流频谱仍由 E 峰、A 峰组成，可见部分空窗，仅流速加快，大于 1.3m/s	二尖瓣 E 峰、A 峰融合，流速明显增快；1.8~2.0m/s 以上	流速可达 3.0m/s，当出现频谱混叠时需改用 CW 测量

注：①当有中等以上的大动脉反流时，CW 法测 PHT 会将 MVA 计算过高；②当左心室功能低下时，二尖瓣口的 ΔP 就会变小；③当 MVA>2.0cm² 时，PHT 计算会有误差。

（三）诊断要点与鉴别诊断

1. 诊断要点

（1）左心房增大，肺静脉增宽。

（2）二尖瓣增厚，回声增强，瓣叶活动受限，瓣口明显减小，舒张期瓣口呈气球样向左心室流入道膨出。二尖瓣瓣口面积减小。

（3）彩色多普勒血流成像显示舒张期二尖瓣口五彩射流束。脉冲波和连续波多普勒检查二尖瓣口血流速度明显增快。连续波多普勒测量二尖瓣口跨瓣压差增大。

2. 鉴别诊断

（1）二尖瓣瓣上狭窄：如左心房黏液瘤（图 2-3-9），三房心。

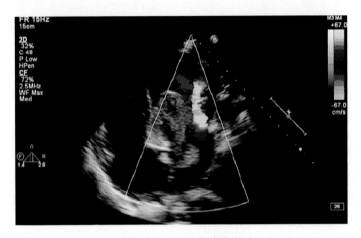

图 2-3-9　左心房黏液瘤

心尖四腔心切面显示左心房巨大黏液瘤，舒张期脱入左心室，阻塞二尖瓣口，致二尖瓣开放受限。

（2）风湿以外的病因：如二尖瓣瓣上血栓、赘生物；二尖瓣淀粉样变；先天性二尖瓣狭窄。

（3）应注意与二尖瓣血流量增多的疾病相鉴别：如室间隔缺损、动脉导管未闭、主动脉窦瘤破裂、二尖瓣关闭不全等。这些疾病均因二尖瓣口血流量增多，出现二尖瓣血流速度高于正常，易与二尖瓣狭窄混淆，但流速增高并不局限于二尖瓣口，脉冲多普勒检查可发现流速增高贯穿整个流入道。

■【疑难解析】

1. 二维超声轨迹法测量瓣口面积时，应首先在胸骨旁左心室长轴切面测量二尖瓣口的最大开放幅度，然后在胸骨旁左心室短轴二尖瓣尖的同一水平切面，测量二尖瓣瓣口的开放面积。

2. 当合并二尖瓣关闭不全，反流量达中度或以上时，压力减半时间估测可低估瓣口面积，当合并主动脉瓣狭窄时，则高估瓣口面积。

3. 经胸超声心动图可检出机化、钙化的附壁血栓，但较新鲜的或位于左心耳的血栓则难以成像，如应用 TEE 则可使附壁血栓清晰成像。

三、二尖瓣关闭不全

二尖瓣关闭不全（mitral regurgitation）是指因各种原因使二尖瓣装置，如二尖瓣瓣叶、瓣环、腱索、乳头肌、左心房和左心室壁形态结构的完整性和功能协调一致性发生改变，引起二尖瓣在收缩期关闭不紧密，收缩期左心室的血液就会反流入左心房。二尖瓣关闭不全可由多种原因引起，常见的有感染性心内膜炎、风湿热、腱索断裂、二尖瓣脱垂、乳头肌功能不全、扩张型心肌病、心肌梗死等。

■ 【病理及临床】

二尖瓣的钙化和继发于左心室扩大的二尖瓣环扩张，可造成瓣叶不能完全关闭瓣口；风湿性炎症使瓣叶增厚、纤维化、僵硬、挛缩，瓣叶不能紧密对合，腱索断裂和乳头肌功能障碍可使瓣叶收缩期脱入左心房，造成二尖瓣反流。

对血流动力学的影响，急性二尖瓣关闭不全时，左心室和左心房容量负荷迅速增加，左心室舒张末期压力急剧升高，造成急性左心衰竭，心排血量出现明显降低。慢性二尖瓣关闭不全，因为左心室及左心房代偿性的扩大，短期内不会发生肺淤血、肺水肿和心力衰竭，长期的容量负荷增加最终将导致肺淤血、肺水肿、肺动脉压升高及右心衰的发生。

■ 【基于指南及专家共识的超声影像学检查】

（一）检查方法

二维超声检查时，主要观察左心室长轴切面、心尖四腔切面和二尖瓣水平左心室短轴切面。M型超声心动图检查时，主要观察二尖瓣波群及心底波群的改变。彩色多普勒血流检查结合频谱多普勒技术主要观测二尖瓣关闭不全时导致的血流动力学改变，从而对反流的程度加以判断。

（二）超声表现

1. 二维超声心动图

（1）可显示瓣叶和乳头肌形态及功能状态，一般轻至中度二尖瓣关闭不全时解剖结构改变并不明显，当合并二尖瓣狭窄时较易观察瓣叶形态改变。

（2）二尖瓣关闭不全时两瓣叶不能合拢。胸骨旁左心室长轴切面和四腔切面可见二尖瓣关闭时对合欠佳，二尖瓣口左心室短轴切面可显示部分或全部瓣叶收缩期关闭有裂隙。

（3）左心房、左心室扩大，代偿期室间隔、左心室壁、左心房壁运动增强，表现为左心室容量负荷过度，肺静脉扩张。

2. M型超声心动图 一般选择二尖瓣波群和心底波群。M型超声显示左心房、左心室的增大，是二尖瓣关闭不全的继发性改变，还可见瓣膜增厚钙化、肺动脉干增宽及右心室扩大。

3. 多普勒超声心动图

（1）彩色多普勒血流成像：可见左心房内收缩期异常反流束，起自二尖瓣瓣口延伸至左心房，是诊断二尖瓣反流最直接、可靠的依据。反流束在瓣环处较窄多呈偏心性，进入左心房腔后扩散范围较大，方向多指向左心房中部（图2-3-10）。还可根据反流束面积与左心房面积的比值半定量评价二尖瓣反流的程度。

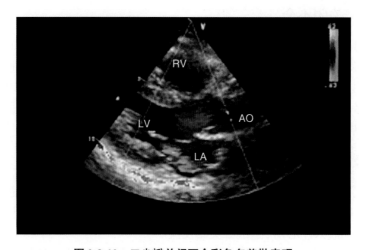

图 2-3-10　二尖瓣关闭不全彩色多普勒表现

左心室长轴切面显示收缩期二尖瓣反流至左心房腔内。

（2）脉冲多普勒检查：将脉冲波多普勒的取样容积置于二尖瓣口处，可探及收缩期高速的反流频谱信号。记录到收缩期向下的反流频谱曲线，由于二尖瓣反流速度均超过脉冲多普勒测量范围，因而出现混叠效应，记录到充满整个范围的双向填充的方块形频谱曲线。左心房内出现湍流信号。

（3）连续多普勒检查：利用连续多普勒在左心室流入道内探查，可记录到收缩期反流频谱曲线，占据全收缩期，呈负向单峰波形，加速支与减速支均陡直，顶峰圆钝。

4. 经食管超声心动图　经食管超声检查由于探头位于左心房后方，常可清晰显示二尖瓣瓣膜、瓣环、腱索、乳头肌的形态结构，左心房内异常反流束，运动情况，如二尖瓣穿孔所致二尖瓣反流可清晰显示瓣膜病变部位及范围（图 2-3-11）。

5. 二尖瓣反流程度的测定方法及分类　二尖瓣反流评估的流程及严重程度分级标准，可根据结构病变、多普勒定性、半定量参数、定量参数评估。①二维与 M 型超声可确定心腔大小、瓣膜形态、心室壁活动情况，但对瓣膜反流常难以确定，多普勒超声可确定诊断。②频谱多普勒可于二尖瓣口的左心房侧探及收缩期增快的湍流频谱，可持续整个收缩期，也可以是收缩期的一部分。根据反流延伸的范围，将反流分为四度：Ⅰ度（1+），仅在二尖瓣后记录到反流；Ⅱ度，在二尖瓣后左心房的一个区域内记录到反流；Ⅲ度，在二尖瓣到左心房

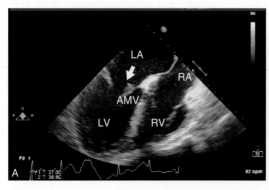

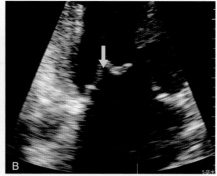

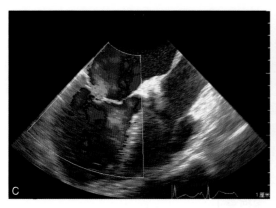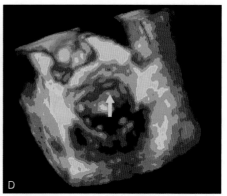

图 2-3-11 二尖瓣前叶瓣体穿孔并中度二尖瓣关闭不全的经食管二维及实时三维表现

一半的位置记录到反流；Ⅳ度，在整个左心房内记录到反流。③应用多普勒在左心室流入道探查，可记录到收缩期反流频谱。④二尖瓣重度反流时，应注意评价左心功能及左心房、左心室的大小。⑤仔细观察有无外科急症。⑥可应用近端等速度表面面积（proximal isovelocity surface area，PISA）法评价二尖瓣反流程度。

（三）诊断要点与鉴别诊断

1. 诊断要点

（1）左心房、左心室增大，室壁运动增强。

（2）二尖瓣活动度增大。

（3）多普勒超声检查左心房侧探及起自二尖瓣口异常反流信号具有重要意义。

2. 鉴别诊断

应与左心房、左心室增大疾病患者相鉴别，如并发房颤的冠心病，可见左心房、左心室腔增大，二尖瓣活动幅度不大，易于鉴别。极少数情况下，需与位于二尖瓣口附近的主动脉窦瘤破入左心房及冠状动脉左心房瘘相鉴别，后者病变特点是异常血流为双期或以舒张期为主，加之相应的主动脉窦和冠状动脉结构形态异常不难鉴别。生理性二尖瓣反流的特点包括：反流信号微弱；范围局限，多局限于二尖瓣口附近；反流时程度一般不超过收缩中期。

■【疑难解析】

1. 二维与 M 型超声可确定心腔大小、瓣膜形态、心室壁厚度及其活动情况，但对瓣膜反流常难以确定，多普勒超声可确定诊断。

2. 二尖瓣重度反流时应注意评价左心功能及左心房和左心室的大小。

3. 仔细观察有无外科急症，如腱索、乳头肌断裂等。

四、二尖瓣脱垂

二尖瓣脱垂（mitral valve prolapse）是指二尖瓣叶和瓣尖相对于二尖瓣环结构向左心房侧的滑脱或移位，多数伴有二尖瓣关闭不全。二尖瓣脱垂是最常见的心脏瓣膜异常，约占人群的 3%~5%，女性发病率是男性的两倍，瘦长体形的年轻女性更常见。按二尖瓣脱垂发病原因的不同分为原发性二尖瓣脱垂和继发性二尖瓣脱垂。

■【病理及临床】

二尖瓣脱垂是二尖瓣构件(瓣叶、腱索、乳头肌、瓣环)中一种或多种成分发生病变所致。原发性二尖瓣脱垂最常见于特发性二尖瓣(包括二尖瓣叶、腱索及二尖瓣环)黏液变性,另可见于系统性结缔组织结构异常,如马方综合征,某些先天性体质虚弱或胸廓异常,如直背综合征等。继发性二尖瓣脱垂常见于以下两种情况:①瓣叶与腔室之间大小比例失调;②瓣叶的支持腱索断裂,如感染性心内膜炎及缺血性心肌病。二尖瓣脱垂多数合并有不同程度的二尖瓣关闭不全,可出现不同程度的二尖瓣关闭不全时的血流动力学改变。

■【基于指南及专家共识的超声影像学检查】

M 型超声对诊断二尖瓣脱垂具有重要作用。在检查过程中,注意探头的声束应与二尖瓣叶垂直。若声束方向向上倾斜,易出现假阴性;向下倾斜,易出现假阳性。对脱垂的观察,由于二尖瓣环的马鞍形解剖特点,在心尖四腔心单一断面易漏诊,需要在左心室长轴为主的多个断面进行。

(一)检查方法

二尖瓣脱垂主要是瓣膜移位并凸进左心房,二维超声心动图上观察瓣膜本身的位置对确立脱垂的诊断是十分有价值的,可对瓣膜脱垂的位置、脱垂的程度进行细致的观察。M 型超声心动图检查时显示二尖瓣水平波群,调整取样线方向与二尖瓣垂直,可发现由于脱垂引起的瓣膜位置的异常。而多普勒超声主要对瓣膜脱垂引起的反流程度、速度、反流压进行观察和测量。

(二)超声表现

1. 二维超声心动图 主要表现为瓣膜移位并突入左心房,以胸骨旁左心室长轴切面或心尖左心室长轴切面上二尖瓣瓣叶超过瓣环平面 2mm 认为存在二尖瓣脱垂。前后叶关闭点后移,向左房室环靠近,室间隔出现异常的收缩类型,如心尖四腔心切面上室间隔强有力收缩可出现室间隔向左心室弯曲。

(1)瓣膜脱垂的位置:在左心室长轴,瓣膜移位的最大限度超过二尖瓣环的马鞍形最高点。

(2)瓣膜脱垂的程度:可由胸骨旁左心室长轴上瓣体的最高点与二尖瓣环前后边缘连线间距离来衡量其移位程度。

(3)瓣膜脱垂的时相:收缩期二尖瓣叶向上活动而二尖瓣环向心尖活动,这种最大相向运动发生在收缩晚期,所以脱垂最严重时也在此期。

(4)瓣膜脱垂对称性:瓣膜脱垂最常见于前、后叶同时脱垂(图 2-3-12)。

2. M 型超声心动图 M 型超声心动图显示前叶脱垂时,DE 段速度增快,舒张期二尖瓣曲线 E 峰可与室间隔相接触,室间隔运动幅度可增大。后叶脱垂收缩中晚期 CD 段呈吊床样改变或向后移位 >3mm 为诊断标准(图 2-3-13)。另一种表现是收缩期瓣叶前向运动和瓣环扩张。M 型超声心动图不宜单独作为诊断二尖瓣脱垂的手段。

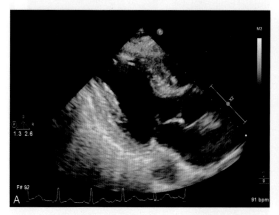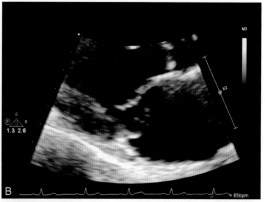

图 2-3-12　二尖瓣脱垂超声表现

A 图. 左心室长轴切面显示二尖瓣前、后叶同时脱垂; B 图. 左心室长轴切面显示二尖瓣后叶脱垂。

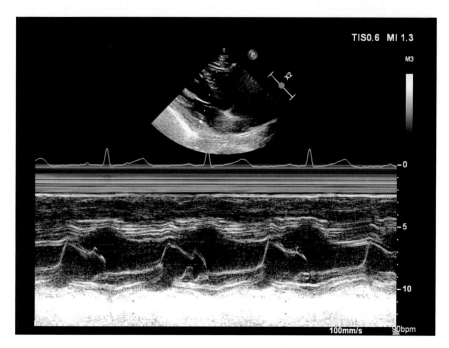

图 2-3-13　二尖瓣脱垂 M 型曲线

3. 超声多普勒血流检查　轻至中度二尖瓣反流,由于常为单个瓣叶脱垂或两个瓣叶脱垂程度不同,反流束常为偏心分布。前叶脱垂时,反流束沿左心房后壁分布;后叶脱垂时,反流束沿左心房前壁,即主动脉后壁分布。

4. 经食管实时三维超声心动图　经食管实时三维超声心动图(live-3D-TEE)不但能诊断患者是否存在二尖瓣脱垂,而且能对二尖瓣脱垂的具体部位进行准确定位,对其并发症的诊断也有一定价值(图 2-3-14)。

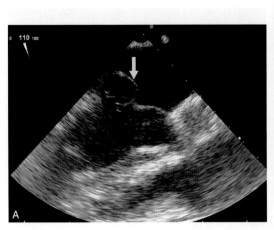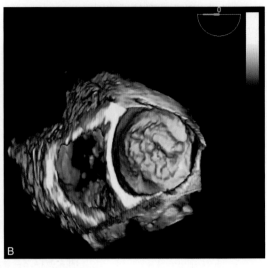

图 2-3-14 经食管超声显示二尖瓣脱垂

A 图.二尖瓣脱垂经食管实时二维超声表现;B 图.二尖瓣脱垂经食管实时三维超声表现。

(三)诊断要点和鉴别诊断

1. 诊断要点

(1)左心房、左心室增大,室壁运动增强。

(2)二尖瓣活动度增大,可见收缩期瓣叶脱入左心房,CD 段呈吊床样改变。严重二尖瓣病变所致关闭不全时,CD 段可呈水平状双线结构。

(3)多普勒超声检查于左心房侧探及起自二尖瓣口的异常反流信号具有重要意义。

2. 鉴别诊断

二尖瓣脱垂应与其他原因所致的二尖瓣反流相鉴别,如并发房颤的冠心病,可见左心房、左心室腔增大、二尖瓣反流,但室壁活动不强,二尖瓣活动幅度不大,易于鉴别。与假性二尖瓣脱垂相鉴别,后者应联合其他检查,定期复查观察瓣叶的位移程度有无增加,与之相鉴别。

■【疑难解析】

由于二尖瓣"马鞍形"结构的非平面特性,单纯心尖四腔心切面诊断二尖瓣脱垂已不可靠,瓣叶局部脱垂在胸前常规的切面扫查不到,造成一部分二尖瓣脱垂患者的漏诊。经食管实时三维超声心动图可清晰显示脱垂部位及范围,为临床提供详尽的资料,对外科手术修复具有指导意义。

五、二尖瓣赘生物

赘生物是感染性心内膜炎的特征性改变,多数出现于心脏瓣膜,尤其是房室瓣的心房侧和半月瓣的心室侧,二尖瓣损害是感染性心内膜炎最多见的瓣膜损害。

■【病理及临床】

赘生物可导致瓣膜关闭不全或狭窄,急性和少数亚急性细菌性心内膜炎引起的二尖瓣赘生物可沿腱索至乳头肌,导致腱索、乳头肌断裂甚至出现瓣膜穿孔等严重后果。较大的赘生物可造成相应瓣口的相对性狭窄,赘生物一旦脱落,容易造成动脉栓塞。若同时出现较大的赘生物阻塞瓣口等病变,可引起严重血流动力学障碍,最终可导致心衰。

■【基于指南及专家共识的超声影像学检查】

(一)检查方法

超声心动图检查的目的:
1. 检测赘生物的所在部位、大小和数量。
2. 评估受累瓣膜功能的异常程度,尤其对瓣膜反流者。
3. 检测受累瓣膜的基本病理。
4. 评估瓣膜病变对室腔大小和功能的影响,特别是左心室腔大小及其收缩功能。
5. 检测感染性心内膜炎的并发症,如瓣周脓肿、心包积液等。
6. 提供有关能预测临床病情变化、体循环栓塞后的危险性和外科手术治疗所需要的信息资料。

(二)超声表现

采用左心室长轴切面、心尖四腔心切面、二尖瓣短轴切面、大动脉短轴切面、右心室流入道等多切面观察二尖瓣、主动脉瓣、三尖瓣、肺动脉瓣的形态与活动,仔细寻找各瓣有无脱垂及赘生物。感染性心内膜炎赘生物的诊断需与心腔内肿瘤、血栓等鉴别。

1. 二维超声心动图 可从左心室长轴切面、左心室短轴切面、心尖四腔以及左心室两腔等多切面进行观察,可见二尖瓣瓣尖、腱索、心内膜有团块回声附着(图2-3-15),并随瓣叶启闭而呈摆动运动。如果赘生物柔软,说明生成时间较短,活动性较大,多为新形成的赘生物,易脱落。如果赘生物机化程度较高,僵硬,超声回声强,说明是陈旧性病变,活动性较小。

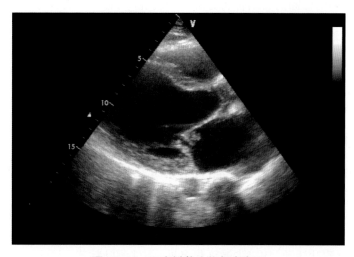

图2-3-15 二尖瓣赘生物超声表现

2. M型超声心动图 二尖瓣赘生物多发生在二尖瓣前叶,于左心室波群观察时二尖瓣运动曲线有异常回声附着,多呈绒毛状蓬松团块状改变,且常伴有收缩期或舒张期的微小震颤。如赘生物较大,可影响瓣膜的启闭,多数影响二尖瓣的关闭状态,同时由于感染造成瓣膜损害,通常造成二尖瓣关闭不全,可引起左心室扩大,室间隔与左心室壁运动幅度增强。

3. 多普勒超声心动图　主要观察二尖瓣的反流情况,用 PW 或 CW 可测及二尖瓣反流的高速血流频谱,巨大赘生物造成二尖瓣狭窄者,也可出现类似于二尖瓣狭窄的血流频谱。彩色多普勒可观察反流范围,判别反流程度。

4. 经食管超声心动图(TEE)　对显示赘生物附着于瓣膜的位置、大小、形态以及活动状态通常更为清晰,如果经胸超声显示不清楚,可用 TEE 明确诊断。

(三)鉴别诊断

赘生物,尤其是较为陈旧的赘生物,由于其回声强、致密,常合并钙化,故易误诊为瓣叶纤维化、风湿或退行性病变等。患者的病史是很好的鉴别点,瓣膜钙化多见于老年人或风湿性心脏病患者,通常为瓣膜本身结构的增强,多数无活动性;在风湿病变,则以瓣尖增厚、粘连为主;赘生物多数突起于原有瓣膜结构,并随瓣膜启闭而活动,回声相对较弱,除非属于后期赘生物钙化,回声可增强。还应注意与附着在瓣膜上的小肿瘤相鉴别。肿瘤通常为单发,形态较为规则,对瓣膜的浸润通常比较明显;而赘生物多数为多发,呈不规则状,另外从病史上也可以提供一定的鉴别诊断依据。

■【疑难解析】

1. 新近形成的赘生物回声较低,多为团絮状,活动度大,直径在 2mm 以下的赘生物易被忽略,此时应多切面仔细观察,注意瓣膜有无明显的反流,以免漏诊。

2. 大的赘生物应与黏液瘤鉴别,尤其是三尖瓣的大赘生物,有蒂,与瓣膜活动一致,有时易被误诊为黏液瘤。鉴别要点是黏液瘤的蒂多附着于房间隔,而赘生物附着在瓣膜上,且在治疗过程中,赘生物的大小常有变化,甚至消失。

3. 感染性心内膜炎赘生物的诊断需与心腔内肿瘤、血栓等鉴别,超声心动图只能提供形态学上的依据,明确诊断尚需结合病史及临床表现。

六、老年性瓣膜病

本病是老年性退行性变,50 岁以上就有可能发生,随年龄的增加发病率增加,女性多于男性,以高血压、糖尿病者多见。常累及主动脉瓣和二尖瓣,并已成为 65 岁以上老年人单纯性主动脉瓣狭窄的常见原因。

■【病理及临床】

瓣膜钙化的常见诱因有钙代谢异常;左心室压力增高如高血压、肥厚型心肌病;瓣环组织异常,如风湿性瓣膜病、马方综合征;二尖瓣病变,如二尖瓣脱垂等。二尖瓣钙化常局限于二尖瓣环及后叶基底部钙化,前缘较少,严重者整个瓣叶及瓣环也可钙化,使瓣膜活动受限,腱索受牵拉,造成二尖瓣狭窄或关闭不全。主动脉瓣叶钙化主要位于瓣叶主动脉面,钙化结节赘生物限制瓣叶活动,比二尖瓣钙化多见,不伴瓣叶粘连。

■【基于指南及专家共识的超声影像学检查】

二尖瓣钙化多见于老年人的瓣膜退行性病变,其血流动力学改变和临床特征类似于风湿性二尖瓣关闭不全。

（一）检查方法

检查时患者平卧或者左侧卧位。二维超声检查时，主要观察左心室长轴切面、心尖四腔切面和二尖瓣水平左心室短轴切面，在这些切面进行检查时，要注意观察瓣膜的形态及其功能改变。于胸骨旁左心室长轴切面和主动脉根部短轴切面可以观察主动脉瓣瓣叶的情况，瓣叶的活动是否僵硬及其程度、瓣叶交界处及瓣根部有无粘连和融合。在 M 型超声心动图检查时，主要观察二尖瓣波群及心底波群的改变。多普勒超声可以观察有无瓣膜的狭窄和关闭不全。

（二）超声表现

1. 二尖瓣钙化　钙化呈高度的斑状、团状回声，严重时呈大块强回声，整个瓣环全部钙化时，瓣环成为浓密的强回声（图 2-3-16）。部位以瓣环钙化为主，瓣叶改变少，严重钙化时腱索、乳头肌也增厚、钙化。灶性钙化常见于环的一部分以及内侧二尖瓣交界处前方及后叶附着的中央处，可浸润到前叶和后叶的基底部。钙化物的机械性牵张作用妨碍二尖瓣的正常闭合而引起二尖瓣反流，很少引起狭窄。

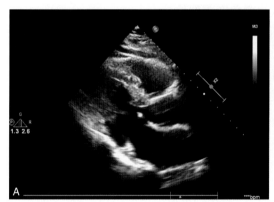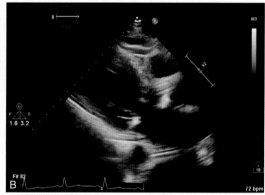

图 2-3-16　二尖瓣钙化二维超声表现

有时瓣环钙化可伴有腱索和乳头肌的钙化，使瓣膜关闭不全的程度加重。严重钙化时可见瓣环全部钙化。

2. 主动脉瓣钙化　主动脉瓣增厚及回声增强，瓣膜回声反射大于或等于主动脉根部后壁，或与相应的左心房后壁回声减弱相对比，硬化的反射回声增强、增厚。钙化可呈斑点、结节状，程度严重者呈斑块状，质地紧密有僵硬感。一般无瓣叶交界区的粘连和融合。受累瓣膜活动受钙化物机械性作用，开放幅度可偏小而引起瓣口狭窄，亦可影响闭合运动而引起关闭不全，常合并主动脉瓣环钙化。无冠瓣受累率最高，其次为右冠瓣及左冠瓣，可单叶或两个以上瓣叶同时受累（图 2-3-17）。

（三）鉴别诊断

主要与风湿性瓣膜病及瓣叶赘生物相鉴别。

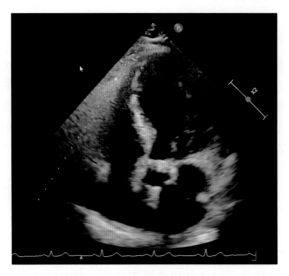

图 2-3-17 主动脉瓣钙化超声表现

■【疑难解析】

1. 由于钙化灶后方有声影，观察时探头应改变角度或部位。

2. 二尖瓣钙化多见于老年人的瓣膜退行性病变，钙化部位以瓣环处最多，偶见其他部位。

3. 注意与瓣膜赘生物鉴别，赘生物多附着在瓣膜上，有较大活动度。

4. 应注意检查有无合并主动脉瓣钙化，避免遗漏。

七、主动脉瓣疾病

■【病理及临床】

主动脉瓣（aortic valve）位于肺动脉瓣的右后方，是左心室流出道的出口，与肺动脉瓣的构造相似，都是由纤维组织构成的半月瓣。瓣叶由纤维组织构成，在超声上表现为强回声。主动脉瓣分为左冠瓣（LCC）、右冠瓣（RCC）、无冠瓣（NCC）3 个瓣。各个瓣叶上都有小的结节，主动脉瓣关闭时位于主动脉的中央位置，起着支持作用的结构就是 Arantii 结。收缩期主动脉瓣受血流冲击从中央开放，舒张期关闭防止血液倒流。

瓣叶后部是膨大的主动脉窦，左冠状窦和右冠状窦分别发出左、右冠状动脉。右冠状窦相邻右心室流出道、室间隔膜部和右心房，左冠状窦相邻右心室以外邻近二尖瓣前叶，无冠状窦位于左、右心房的前方，大部分位于右心房前方，此对确定主动脉窦破裂口的位置是很有帮助的。

室间隔膜部与主动脉右冠瓣相邻，在观察室间隔缺损时可在此处见到分流。

■【基于指南及专家共识的超声影像学检查】

心脏瓣膜病是由多种原因引起的心脏瓣膜狭窄和 / 或反流所致的心脏疾病。超声心动图是证实心脏瓣膜病的诊断并评估其严重程度的首选方法。

（一）二维超声

最适合观察主动脉瓣的断面有胸骨左缘左心室长轴切面、主动脉短轴切面、心尖五腔心切面。胸骨左缘左心室长轴切面显示右冠瓣和无冠瓣分别附着于主动脉的前后壁，收缩期开放贴近根壁，舒张期在中央闭合呈一条线。主动脉短轴切面，主动脉位于中央，可见到主动脉瓣环及三个瓣叶的活动，收缩期呈"倒三角形"，舒张期呈"人字形"，一般情况下，RCC 和 NCC 显示清楚，LCC 显示不清。

（二）M 型超声

M 型超声心动图可见主动脉瓣曲线收缩期呈六边盒形，向前开放的通常是右冠瓣，向后开放的通常是无冠瓣，偶尔伴有收缩期瓣叶的轻度震颤，舒张期主动脉瓣曲线为一条直线。M 型超声心动图可测量主动脉瓣口开放直径范围约 15~26mm。

（三）多普勒超声心动图

频谱多普勒（PW），将取样容积放置于主动脉瓣口时，出现一收缩期（心电图 R 波之后）、负向、窄带、空心不对称近似直角三角形的血流频谱。儿童正常最大流速均值为 1.0m/s，范围 0.7~1.2m/s，成人正常最大流速均值为 0.9m/s，范围 0.7~1.1m/s。

（四）经食管实时三维超声心动图（live-3D-TEE）

可全面评价主动脉瓣叶的形态、数量、交界有无粘连，可立体地从左心室面或主动脉面观察主动脉瓣膜增厚、钙化的范围和严重程度。观察瓣叶开放的幅度和主动脉瓣环的解剖（图 2-3-18），可用于更准确地测量主动脉瓣口面积。通过任意角度的切割，可以充分显示瓣叶周围的解剖结构。

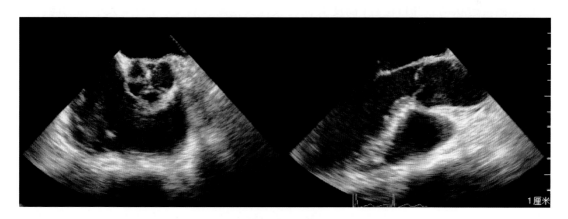

图 2-3-18　四叶主动脉瓣经食管超声心动图表现

八、主动脉瓣狭窄

主动脉瓣狭窄（aortic valve stenosis）有先天性和后天性两种。单纯的主动脉瓣狭窄多由主动脉瓣先天性病变或退行性钙化引起，而由风湿性瓣膜损害引起的少见，风湿性主动脉瓣狭窄常合并二尖瓣病变（图 2-3-19）。

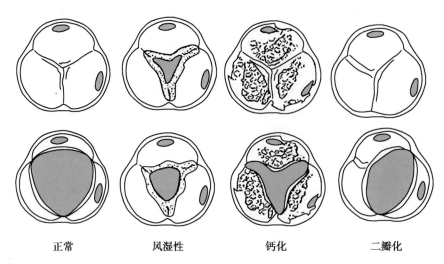

| 正常 | 风湿性 | 钙化 | 二瓣化 |

图 2-3-19　不同病因主动脉瓣狭窄的病变特征

■【病理及临床】

由于主动脉瓣狭窄，主动脉瓣跨瓣压差增高，心脏扩张和心输出量减少。主动脉血流减少，从而直接影响到体循环及冠状动脉心肌的血氧供应，患者将出现不同程度的心肌缺血及体循环缺血症状。

■【基于指南及专家共识的超声影像学检查】

主动脉瓣狭窄严重程度的观察与测量参数需要仔细观察主动脉瓣叶数目（二叶或三叶）、钙化程度及分布；建议测量主动脉瓣环、左心室流出道、主动脉窦部和升主动脉内径；可选择测量冠状动脉开口位置（高度），同时关注其他瓣膜病变、左心室大小和功能。多声窗多切面测量跨主动脉瓣峰值流速、平均跨瓣压差，采用连续方程法测量主动脉瓣有效瓣口面积（EOA）。主动脉瓣狭窄程度的分级标准：主动脉瓣口面积 <1.0cm^2，峰值流速 ≥4.0m/s 或主动脉瓣平均跨瓣压差 ≥40mmHg（1mmHg=0.133kPa），上述三个标准均符合提示重度主动脉瓣狭窄。理想情况下，应严格符合范围内的所有标准。在诊断标准不一致的情况下，应在最终做出诊断之前将这些标准与其他影像结果和临床数据进行整合综合判断。

（一）检查方法

主动脉根部短轴切面可显示主动脉瓣的横断面，观察瓣叶、瓣根部及瓣叶交界处的情况；而在胸骨旁左心室长轴切面可以显示主动脉的纵轴切面。彩色血流和频谱多普勒可以观察狭窄血流的速度、程度、跨瓣压力阶差以及有无同时伴随瓣膜口的反流和反流的程度。

（二）超声表现

1. 二维超声心动图　观察切面可选择胸骨旁左心室长轴和大动脉短轴切面。

可观察到主动脉瓣收缩期"穹窿样"改变，瓣叶回声增强，开口幅度减小，偶尔可见瓣叶钙化，主动脉瓣三叶均可累及，但右冠瓣和无冠瓣较左冠瓣更易受累；左心室壁均匀肥厚（厚度 >13mm），左心室壁运动增强，左心室腔大小正常；主动脉及升主动脉内径增宽（即主动脉呈狭窄后扩张），壁增厚、回声增强；左心室肥厚和主动脉内径扩张与主动脉狭窄的程度成正比（图 2-3-20，图 2-3-21）。

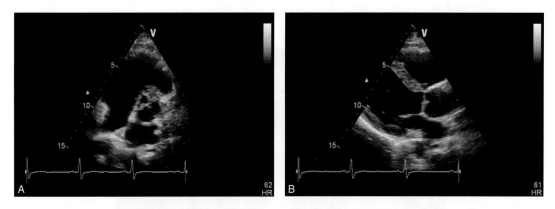

图 2-3-20　先天性主动脉瓣二叶畸形

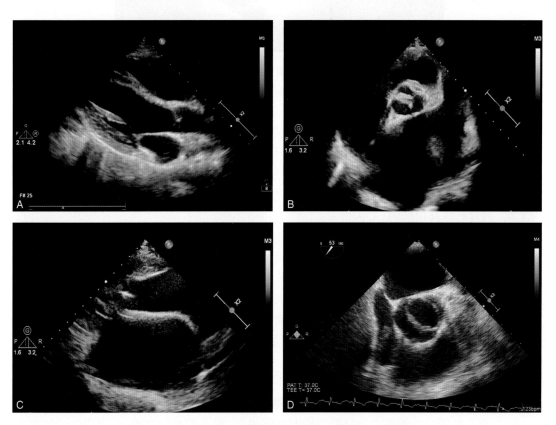

图 2-3-21　不同病因主动脉瓣狭窄的二维超声心动图表现

A 图 . 正常主动脉瓣二维超声心动图表现；B 图 . 风湿性主动脉瓣病变二维超声心动图表现；C 图 . 主动脉瓣钙化二维超声心动图表现；D 图 . 主动脉瓣二瓣化二维超声心动图表现。

2. M 型超声心动图　M 型超声可观察到主动脉壁柔顺性减弱,有僵硬感,V 峰低平;主动脉瓣反射增强,开放间距 <12mm;严重狭窄时,瓣膜图像呈分布不均的片状强反射,左心室流出道 >35mm,室壁增厚 >13mm。

3. 多普勒超声心动图

(1)彩色多普勒特点:

1)在主动脉瓣口处形成五彩镶嵌色的高速射流(图 2-3-22)。

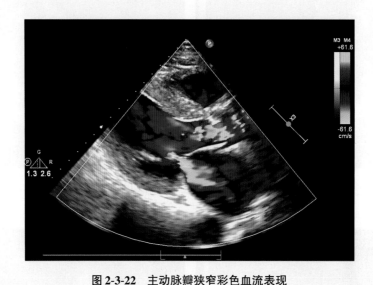

图 2-3-22　主动脉瓣狭窄彩色血流表现

胸骨旁左心室长轴切面显示主动脉瓣口形成五彩镶嵌色的高速射流。

2)射流宽度与狭窄程度成反比,狭窄程度越重,射流束越细。

3)依瓣叶病变程度以及左心室流出道与升主动脉长轴夹角,射流束在升主动脉的方向分三类:射流束在升主动脉管腔中央,在两侧壁形成涡流;射流束在升主动脉前壁,在后侧壁形成涡流;射流束在升主动脉后壁,在前侧壁形成涡流。以上三型,观察的断面分别是胸骨上窝、胸骨右缘高位肋间、心尖部。

(2)频谱多普勒特点(图 2-3-23)

1)PW 可测到主动脉瓣口收缩期高速血流,由于超过频谱测量范围,呈双向填充频谱。

2)CW 可测主动脉瓣最大跨瓣压差和平均跨瓣压差,用以评价主动脉瓣口的狭窄程度,频谱呈不对称三角形,伴射流速度早期高峰,常表明主动脉瓣狭窄为轻度,频谱呈对称、圆形轮廓伴射流速度晚期高峰常见于严重主动脉瓣狭窄。

4. 经食管实时三维超声心动图　可清晰显示瓣膜形态,鉴别先天性畸形,作为经胸二维超声心动图的补充(图 2-3-24,图 2-3-25)。

5. 主动脉瓣狭窄的分级　见表 2-3-3。

6. 主动脉瓣跨瓣压差的测量方法及注意事项

(1)用 CW 测定收缩期主动脉瓣口最大血流速度,带入伯努利方程,可求得主动脉瓣口最大压力阶差。

(2)主动脉瓣口面积测定——格林(Gorlin)公式:$AVA=SV/(0.88 \times V_P \times ET)$,多普勒超声测主动脉瓣面积的首选方法为连续方程。

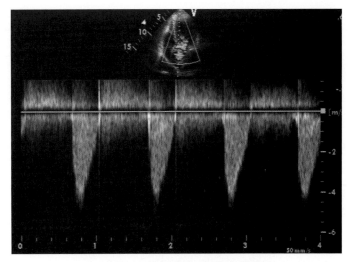

图 2-3-23 主动脉瓣狭窄血流频谱表现

CW 呈不对称三角形,伴射流速度早期高峰。

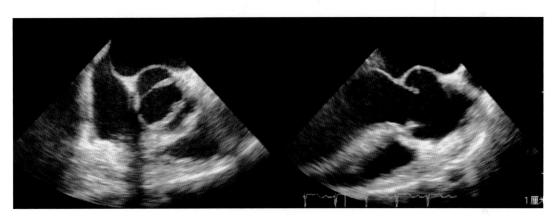

图 2-3-24 二叶式主动脉瓣赘生物形成并撕裂

主动脉瓣为两个瓣叶呈前后排列,收缩期鱼口样开放,呈"二"字形;舒张期主动脉瓣关闭,呈"一"字形关闭线。

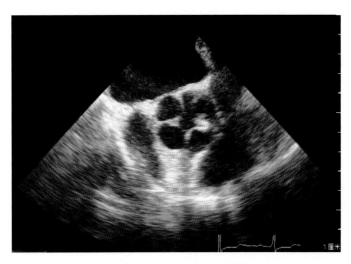

图 2-3-25 四叶式主动脉瓣

表 2-3-3　主动脉瓣狭窄的程度分级建议

	轻度	中度	重度
主动脉射流速度 /(m/s)	2.6~2.9	3.0~4.0	>4.0
平均压差 /mmHg	<20(<30[a])	20~40(30~50[a])	>40[b](>50[a])
瓣口面积 /cm^2	>1.5	1.0~1.5	<1.0
标化的瓣口面积 /cm^2	>0.85	0.60~0.85	<0.6
速度比	>0.5	0.25~0.50	<0.25

[a]：欧洲心脏病学会（ESC）指南。

[b]：美国心脏病学会（ACC）联合美国心脏协会（AHA）指南。

（3）CW 应尽量与血流方向平行，调节到能够出现较为清晰的声音为止。

（4）压差测量也受主动脉瓣反流和左心室功能的影响。

（三）诊断要点与鉴别诊断

1. 诊断要点

（1）M 型和二维超声心动图显示主动脉增厚，瓣口开放幅度减小，左心室壁增厚。

（2）多普勒超声心动图

1）定性诊断：彩色多普勒显示主动脉瓣口收缩期五彩镶嵌射流，进入升主动脉后明显增宽。脉冲多普勒和连续多普勒显示主动脉瓣口高速射流频谱曲线。

2）定量诊断：主要包括主动脉瓣口跨瓣压差和瓣口面积的估测。

2. 鉴别诊断

与主动脉瓣狭窄鉴别的有梗阻性肥厚型心肌病、膜性主动脉瓣下狭窄或瓣上狭窄、主动脉窦瘤破裂、动脉导管未闭、二尖瓣反流和重度主动脉瓣反流等疾病。

■【疑难解析】

1. 主动脉瓣病变显著，瓣叶增厚、钙化明显时，"穹窿样"改变不明显。

2. 老年患者瓣膜退行性改变时，测量主动脉瓣的跨瓣压差确定有无狭窄是很重要的。

3. 钙化性主动脉瓣狭窄是因主动脉瓣环和瓣叶发生进行性胶原纤维变性、钙质及脂肪堆积沉着，致瓣膜增厚变形、联合处粘连融合所致的主动脉瓣狭窄，多发生于 65 岁以上的老年人，无风湿病史。可通过患者年龄、病史、其他瓣膜受损情况与风湿性主动脉瓣狭窄进行鉴别。

九、主动脉瓣关闭不全

主动脉瓣关闭不全（aortic valve insufficiency）是指心室舒张期主动脉瓣不能完全关闭。多系病变累及主动脉瓣或者主动脉瓣环扩张导致关闭不全。主动脉瓣反流根据病因和发病机制分为先天性心脏病瓣叶病变，获得性瓣叶病变，先天性心脏病遗传性主动脉根部病变及获得性主动脉根部病变。根据病情的缓急分为急性和慢性，急性常见原因是感染性心内膜炎和修复的主动脉瓣关闭不全；慢性常见病因是风湿性瓣膜病，其次为感染性心内膜炎、先天性主动脉瓣畸形等，临床以慢性主动脉瓣关闭不全多见。

■【病理及临床】

风湿性心脏病可产生主动脉瓣叶纤维化、增厚、缩短和变形，舒张期瓣叶不能充分闭合，升主动脉的血流反流入左心室时，左心室前负荷增加。主动脉瓣关闭不全的主要病理生理改变是出现急性或慢性的左心室容量负荷过重，与发病原因的急缓程度有关，左心室容量负荷过重使得左心腔增大，左心室呈现离心性的肥厚。左心室容量负荷的加重还会使左心室舒张末压力的增高，左心房压亦随之增加，如关闭不全及反流出现较快且程度较重，患者将可能出现急性肺淤血甚或肺水肿症状等急性左心衰竭的症状，发病较慢且程度轻时以上病变可呈慢性过程。

■【基于指南及专家共识的超声影像学检查】

主动脉瓣关闭不全主要由主动脉瓣膜本身病变、主动脉根部疾病所致。根据发病情况分为急性和慢性两种。

（一）检查方法

主要选取胸骨旁左心室长轴切面、心底短轴切面和心尖五腔切面，可以从不同角度观察主动脉瓣结构及反流。

（二）超声表现

如果在二维和 M 型超声上观察到左心室腔扩大，并且左心室壁运动增强，就要考虑有主动脉瓣关闭不全的可能。主动脉瓣关闭不全合并主动脉瓣狭窄时：左心室肥厚，松弛功能受损时，主动脉瓣反流的压力减半时间（PHT）延长，当主动脉瓣狭窄导致左心室舒张压升高时 PHT 缩短。重度主动脉瓣关闭不全时，左心室流出道速度增快，跨瓣压差增大，但连续方程测量主动脉瓣口面积是准确的。主动脉瓣关闭不全的评估需结合多种方法。

1. 二维超声心动图　观察主动脉瓣关闭不全的主要超声切面包括胸骨旁左心室长轴切面、胸骨旁大动脉短轴切面、胸骨旁二尖瓣水平短轴切面以及心尖五腔心切面。

（1）主动脉瓣增厚，回声增强，瓣叶对合处出现缝隙，常 >3mm。

（2）左心室内径增大，左心室壁运动增强，表示左心室容量负荷过大，但当左心室功能低下时，左心室壁运动减弱。

（3）较重的主动脉瓣关闭不全时可于二尖瓣水平短轴切面观察到二尖瓣前叶内陷，使二尖瓣短轴观在舒张期呈现"半月形"改变，或者叫"微笑征"，是主动脉瓣反流冲击二尖瓣瓣叶所致，在感染性心内膜炎和连枷状主动脉瓣的患者可有主动脉瓣的舒张期扑动，主动脉根部扩张。

2. M 型超声心动图

（1）M 型超声心动图可以观察到主动脉壁活动曲线上升和下降速度增快，主波增高，重搏波变低，舒张末期内径增大。

（2）主动脉瓣关闭时不能合拢，主动脉瓣舒张期关闭曲线呈双线。

（3）二尖瓣舒张期开放幅度减低，可见前叶舒张期震颤波（图 2-3-26），舒张期短或伴二尖瓣狭窄时震颤不存在。急性主动脉瓣反流伴明显左心衰时，二尖瓣提前关闭，提示左心室舒张压增高，C 点出现在心室收缩之前，A 峰常消失。

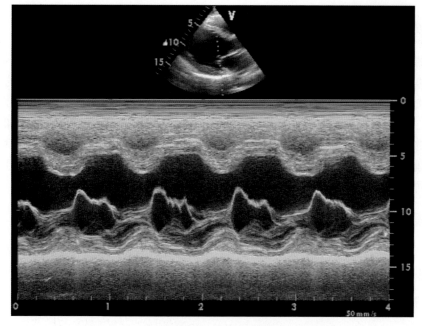

图 2-3-26 主动脉瓣关闭不全二尖瓣前叶 M 型曲线

左心室长轴切面 M 曲线显示二尖瓣舒张期开放幅度减低,可见前叶舒张期震颤波。

3. 多普勒超声心动图

(1)彩色血流多普勒:常选取的探测切面是胸骨旁左心室长轴切面、大动脉短轴切面,心尖五腔心切面及心尖三腔心切面。从这些切面上可以观察到左心室流出道出现舒张期反流信号(图 2-3-27)。根据彩色多普勒的反流血流可半定量估计反流程度:长度测量法、宽度测量法、面积测量法以及比例测量法,比例测量法可根据反流束最大宽度与左心室流出道的比例和反流束横截面积与左心室流出道横截面积的比例两种方法进行估计。

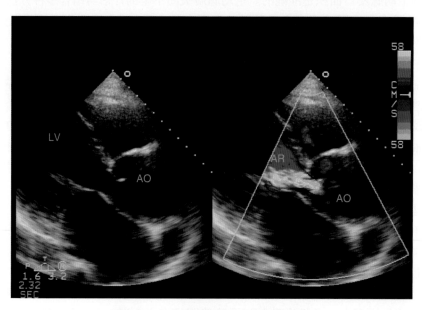

图 2-3-27 主动脉瓣关闭不全超声表现

胸骨旁左心室长轴切面彩色血流显示舒张期左心室流出道内见反流血流。

（2）频谱多普勒：频谱多普勒可探及舒张期高速血流信号，由于速度快，常成双向充填的方块形频谱。可用 PW 测反流分数（RF）。

连续波多普勒多在五腔心上测量，此切面声束方向易与反流方向平行，频谱形态为上升支陡直，峰值前移，下降支缓慢，有时可以根据主动脉频谱的宽度判断反流大小（图 2-3-28）。

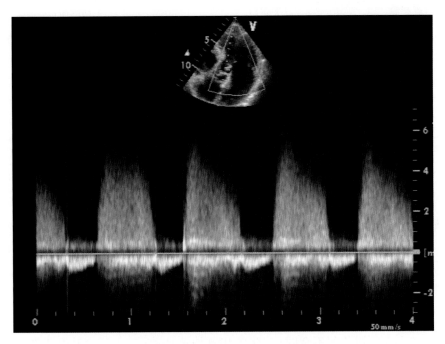

图 2-3-28　主动脉瓣关闭不全频谱表现

CW 探及舒张期高速血流信号呈双向充填的方块形频谱，上升支陡直，峰值前移，下降支缓慢。

根据下降支的斜率判断反流程度：轻度主动脉瓣反流（AR）时，下降支的斜率小，频谱呈梯形；重度 AR 时，下降支的斜率大，频谱呈三角形；反流频谱的灰度与反流程度成正比。

（三）诊断要点和鉴别诊断

1. 诊断要点

（1）主动脉瓣开放幅度增大，开放速度增快，关闭时可见双线。

（2）左心室增大，左心室流出道增宽，室壁运动幅度增大。

（3）主动脉增宽，主波增高，重搏波减低或消失。

（4）二尖瓣舒张期开放时可呈半月形，M 型可见舒张期扑动。

（5）彩色多普勒超声检查在左心室流出道内可见起自主动脉瓣的舒张期反流束。脉冲多普勒和连续多普勒可见正向的反流频谱曲线。

2. 鉴别诊断

（1）主动脉瓣关闭不全常合并主动脉瓣狭窄，或联合瓣膜病，应注意详细分析避免漏诊及误诊。

（2）生理性主动脉瓣反流，其特点是心脏瓣膜及大动脉形态正常，反流面积局限（<1.5cm^2），最大反流速度 <1.5m/s。

（3）二尖瓣狭窄时，在左心室内可测及舒张期射流，射流方向与主动脉瓣反流束方向相似。两者鉴别要点见表2-3-4、表2-3-5。

表2-3-4 二尖瓣狭窄和主动脉瓣反流的鉴别

	二尖瓣狭窄	主动脉瓣反流
射流起源	二尖瓣口	主动脉瓣口
起始时间	E峰后（快速充盈期）	E峰前（等容舒张期）
血流速度	较慢，<3m/s	较快，>4m/s
音频信号	高	低

表2-3-5 主动脉瓣反流的定量测定

观察指标	轻度	中度	中重度	重度
JW/LVOTW	<0.25	0.25~0.46	0.46~0.64	≥0.65
JA/LVDA	<0.07		0.08~0.2	>0.2
PHT/ms	>600		600~300	<300
RF	<0.2	0.2~0.4	0.4~0.6	>0.6

JW/LVOTW：反流束宽度与左心室流出道的比例；JA/LVDA：反流束横截面积与左心室流出道横截面积的比例；PHT：压差半降时间；RF：反流分数。

（4）主动脉瓣关闭不全时，反流束冲击二尖瓣前叶，二尖瓣出现扑动，亦应与二尖瓣狭窄相区别：在主动脉瓣关闭不全时，二尖瓣出现快速扑动；二尖瓣前叶舒张期下降速度在120mm/s以上；二尖瓣关闭点C，常在心动图QRS波之前，二尖瓣无增厚现象。

■【疑难解析】

1. 选取胸骨旁左心室长轴切面、大动脉短轴切面、心尖三腔心及五腔心等切面，仔细观察瓣膜的反流程度，胸骨上窝切面是观察反流程度的重要切面。

2. 胸骨旁左心室长轴切面，由于不能充分暴露出心尖部，会对反流程度的评价偏小。

3. 应综合考虑反流长度和面积，反流细长的时候，容易对反流程度的评价过高。

4. 应与能引起左心室容量负荷增大的疾病鉴别，如二尖瓣反流、室间隔缺损、动脉导管未闭等。

十、主动脉瓣赘生物

主动脉瓣赘生物的存在是感染性心内膜炎的重要诊断依据。感染性心内膜炎最常累及的瓣膜是二尖瓣，其次是主动脉瓣。

■【病理及临床】

赘生物附着于瓣膜的上游侧，如房室瓣的心房侧，半月瓣的心室侧。由于赘生物的存在，常常引起主动脉瓣的破坏和穿孔，继而引起主动脉瓣的反流。感染性心内膜炎引起的主动脉瓣赘生物还常常合并主动脉窦部动脉瘤或脓肿。

■【基于指南及专家共识的超声影像学检查】

（一）检查方法

感染性心内膜炎超声诊断的主要依据是瓣或心内膜有赘生物附着，赘生物一般较小，可单发或多发，形态不规则。新鲜的赘生物回声较弱，易漏诊；陈旧的赘生物回声较强。可在胸骨旁左心室长轴切面、胸骨旁主动脉根部短轴切面、心尖五腔心切面观察主动脉瓣赘生物的大小、形状、回声的强弱等，并可同时观察赘生物有无随心动周期在心室侧与升主动脉侧来回运动和有无其他并发症，如主动脉窦瘤等。多普勒检查可对有无同时伴有瓣膜的反流或者赘生物是否引起狭窄进行评价。

（二）超声表现

1. 二维超声心动图 二维超声可直接显示主动脉瓣上赘生物的大小、形状、活动度以及是否钙化等，赘生物可呈团块状或息肉样，较大的赘生物可为带状或棒状。赘生物可使瓣膜增厚、变形，呈多重回声反射。主动脉瓣赘生物附着于瓣膜的心室侧，收缩期甩入升主动脉，舒张期甩入左心室（图 2-3-29），并引起主动脉瓣关闭不全。

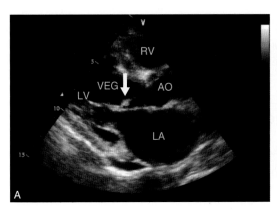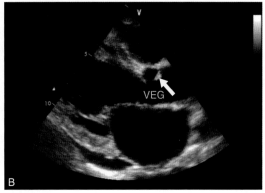

VEG：赘生物。

图 2-3-29 主动脉瓣赘生物二维超声表现

A 图. 舒张期主动脉瓣赘生物甩入左心室内；B 图. 收缩期主动脉瓣赘生物甩入主动脉内（箭头）。

2. M 型超声心动图 可见主动脉瓣局部增厚，舒张期明显震颤，瓣叶活动曲线上有反射增强、蓬松块状回声。合并主动脉瓣关闭不全者，可显示左心房、左心室的内径增大，二尖瓣前叶出现舒张期细微震颤。

3. 彩色多普勒血流成像 彩色血流多普勒可观察到主动脉瓣舒张期有反流。

4. TEE 通过多平面 TEE，进行不同角度的探查，可更清晰地观察到赘生物的形态及脱入左心室流出道的程度。

（三）鉴别诊断

与心脏的原发性肿瘤，如乳头状纤维弹性瘤鉴别，此肿瘤常起源于瓣膜组织，常位于瓣膜的表面，主动脉瓣的心室面或动脉侧。瓣膜赘生物应与较小的黏液瘤、血栓进行鉴别,鉴别时病史及原发心脏疾病有重要参考价值。与正常的心瓣膜结构,如 Lamp 赘疣是位于心瓣膜面的多个小袋状物,以及位于主动脉瓣的 Arantius 小结,一种小的纤维组织鉴别。与瓣叶纤维化、风湿或退行性病变等的鉴别,可参见前二尖瓣赘生物中的详细描述。

■ 【疑难解析】

1. M 型超声检查时,如主动脉瓣局部增厚,舒张期明显震颤,应高度怀疑有赘生物和瓣膜撕裂的存在。

2. 由此病导致的细菌性主动脉窦瘤及脓肿用经胸超声难以确诊,因为主动脉瓣上的赘生物通常回声很高,后方有声影使主动脉窦显示困难,TTE 对检出 2mm 以下的赘生物和小的脓肿也较困难,对可疑病例应行 TEE 检查。

十一、人工心脏瓣膜

■ 【人工心脏瓣膜种类】

(一)机械瓣(mechanical prosthetic valve)

机械瓣指完全使用人造材料所制成的心脏瓣膜代用品,基本结构由瓣架、阀体和缝环等组成。按结构分四种,笼球瓣、笼碟瓣、侧倾碟瓣和双叶瓣。临床上主要应用侧倾碟瓣和双叶瓣。机械瓣耐疲劳性好,血流动力学状态良好,但易致血栓,患者需终生服用抗凝药,造成诸多不便和各种并发症。

(二)生物瓣(biologic prosthetic valve)

生物瓣指完全或主要采用生物材料所制成的心脏瓣膜代用品。根据结构分为同种瓣和异种瓣。生物瓣属于中心血流型结构,血流动力学状态接近人体的自身状况,抗血栓形成作用很好,多数不需终生抗凝,但耐久性较差,使用期限相对较短。

■ 【正常人工瓣膜临床表现】

(一)人工二尖瓣(prosthetic mitral valve)

临床上较常见,植入机械瓣者在瓣膜开放和关闭时,通常可听到金属性较清脆响亮音。第二心音主动脉瓣成分与人工二尖瓣开放音之间的时间差越短提示左心房压越高。心尖部有较轻的舒张早期杂音,多属正常现象。功能正常的生物瓣没有杂音或杂音轻微。

(二)人工主动脉瓣(prosthetic aortic valve)

植入机械瓣者在主动脉瓣区可听到瓣膜的开放和关闭,多较响亮清脆,正常生物瓣一般听不到开放和关闭音。

(三)人工三尖瓣(tricuspid prostheses)

人工三尖瓣与人工二尖瓣表现有类似之处,但其瓣膜音出现稍早,在胸骨左下缘最明显,吸气时增强。

（四）人工肺动脉瓣(pulmonary prostheses)

人工肺动脉瓣非常少见,仅个别使用于感染性心内膜炎或先天性畸形严重损害肺动脉瓣进而影响心功能者,其临床表现基本上类似于人工主动脉瓣。

■【人工心脏瓣膜的并发症】

1. 瓣失灵和功能障碍

2. 瓣周漏(paravalvular regurgitation)　指存在于缝合环和周围瓣环组织之间反流,大多由于瓣周组织剔除过多或瓣周组织薄弱,或由于缝线腐化、断裂,或缝合欠妥、欠均匀。可出现于置换术后的任何时期,严重的瓣周漏多数出现于术后半年之内,原有的瓣膜多有严重感染。

主动脉瓣瓣周漏为异常血流起源的部位在瓣架外围与主动脉壁之间,多普勒频谱为舒张期高速湍流。二尖瓣瓣周漏,经胸超声于收缩期见二尖瓣环部出现蓝色为主的花色血流,方向朝向房间隔。Doppler取样容积置于瓣口反流处,可显示双期双向的血流频谱,均为湍流。

以下几点可有助于诊断瓣周漏:

（1）反流常起源于缝合环之外,而不是穿过瓣膜本身。

（2）虽不能确定反流起源于缝合环之外,但明显不是通过前向血流所经过的途径。

（3）反流束近端加速区位于人工瓣之外。

3. 人工心脏瓣膜关闭不全　常见于生物瓣置入和主动脉瓣自身移植,病变原因是瓣叶撕裂和连枷,或是瓣叶增厚、皱缩,亦可见于机械瓣运动失常。关闭不全有时是中央型的,但多数为偏心性,并可沿邻近左心房壁走行。

4. 血栓形成和血栓栓塞

5. 感染性心内膜炎、瓣膜感染

6. 溶血

■【基于指南及专家共识的超声影像学检查】

人工瓣狭窄常发生于生物瓣,多于换瓣后7~8年出现,极少数见于机械瓣毁损。根据伯努利方程,可测量跨人工瓣膜的最大瞬时压差和平均压差,用于人工瓣狭窄的评价。

（一）机械瓣

1. 机械瓣的种类

（1）笼球瓣:由不锈钢铸成的3~4根瓣柱呈笼样瓣架,有硅橡胶制成的硅球为阀体,硅球在笼架内上下活动,形成瓣膜的启闭功能。瓣球向球笼顶部活动时为瓣膜的开放,血流经瓣球周围流过,跨瓣压差大,且易形成血栓,目前已弃之不用。

（2）笼碟瓣:属周围血流型,跨瓣压差较笼球瓣更大,血流动力学性能更差,易形成血栓,目前,此瓣已全部淘汰,超声心动图表现略。

（3）侧倾碟瓣:瓣架无笼状结构,在瓣环的两侧面连接着枢柱,以控制碟瓣在其中进行侧斜位的启闭运动。侧倾碟瓣开放时,瓣片两侧分别有两个口,一侧为大口,另一侧为小口,血流经此口流过,虽然碟片在血流中央,因呈侧斜形,对血流阻力不大,为中心血流型,血流动力学性能良好,目前广泛使用。

(4)双叶瓣:在侧倾碟瓣的基础上,将单个瓣片改进为双半圆形瓣片,每个瓣片上有两个耳状突起,位于瓣环的半弧形沟槽内,可自由滑动。瓣开放时几乎与血流平行,属于中心血流型结构。血流动力学状态通常优于其他机械瓣,瓣膜的材质较好。

2. 超声表现

(1)二维超声心动图:二尖瓣位侧倾碟瓣的常规切面显示瓣环回声强,厚度约0.5~0.6cm,呈半环状,有时呈点状强回声。舒张期碟片开放分大、小两口,收缩期碟片关闭回到瓣环(图2-3-30)。主动脉瓣位侧倾碟瓣于左心室长轴切面显示瓣环紧贴主动脉内壁,呈强回声。碟片舒张期位于瓣环内,收缩期开放时与超声束近似垂直位,呈多条回声。

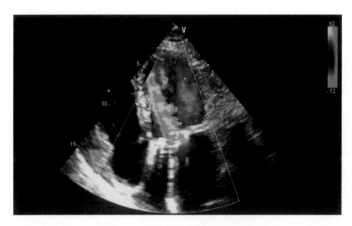

图2-3-30 机械瓣二维超声表现
心尖四腔心切面显示二尖瓣位人工机械瓣。

(2)M型超声心动图:取样线置于二尖瓣位侧倾碟瓣的大口侧,M型运动曲线呈"城垛样"改变。瓣片于舒张早期快速开放,E峰锐利,DE幅度较大,EF斜率低。收缩期瓣片快速关闭,回到瓣环。

(3)彩色多普勒血流成像:舒张期可见碟片两侧分别有一大一小两股花色血流,有的血流经碟片后很快融合,有的分开朝向两个方向(图2-3-31)。将多普勒取样容积置于瓣口下方,显示舒张期湍流频谱,最大血流速度较正常二尖瓣口及主动脉瓣口的为高,频谱侧边常常有强回声垂直线,同时伴有粗糙的附加音,为机械瓣转动引起的声音。

各种机械瓣均存在一定量的正常反流,它是人工瓣设计特征的产物,其中部分为闭合性回流,这种回流是人工瓣机械性关闭所必需的动力。正常反流的特点是反流持续时间短,反流量少,反流色泽较深、单一。

(4)经食管实时三维超声心动图:对人工机械瓣及生物瓣的观察live-3D-TEE具有其他检查方法无法比拟的优势,经食管从左心房面观,实时三维成像不受机械瓣声影的影响,清晰完整地显示机械瓣瓣叶、瓣环以及瓣周组织的全貌,对于瓣叶是否卡瓣、有无血栓、赘生物形成、有无瓣周漏等能直观准确地作出诊断(图2-3-32、图2-3-33)。

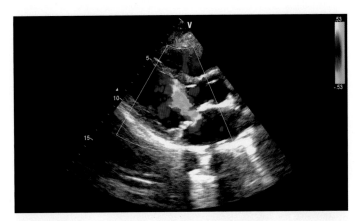

图 2-3-31 机械瓣彩色血流表现

左心室长轴切面显示二尖瓣位人工机械瓣。

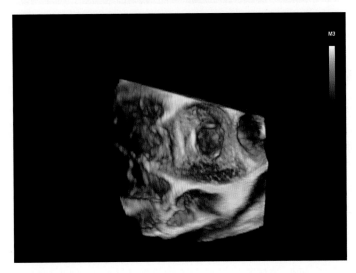

图 2-3-32 二叶人工机械瓣经食管实时三维超声左心房观

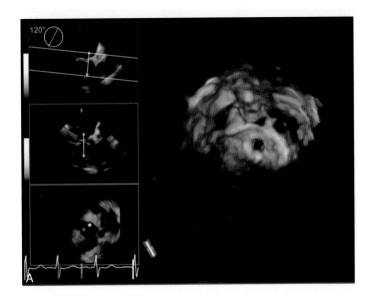

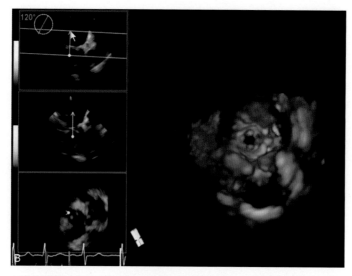

图 2-3-33　二尖瓣生物瓣经食管实时三维超声表现

A 图．二尖瓣生物瓣（左心房观）；B 图．二尖瓣生物瓣（左心室观）。

（二）生物瓣

生物瓣全部或部分用生物组织制成，分为同种瓣与异种瓣。其优点为中心血流型，具有良好的血流动力学性能。血栓发生率低，不需服用抗凝药。但由于瓣膜组织的变性、撕裂损坏、钙化等使瓣的使用寿命缩短。

超声表现

（1）二维超声心动图：生物瓣的瓣环回声结构基本同机械瓣，但瓣叶纤细，回声如细线样，启闭好（图 2-3-34，图 2-3-35）。

（2）M 型超声心动图：无论二尖瓣位或主动脉瓣位的生物瓣，瓣叶开放时均呈正常主动脉瓣开放时的"盒子形"，关闭时呈单线。

（3）多普勒超声心动图：流经瓣口的最大流速一般为 1.5m/s，很少超过 3m/s，基本无反流。

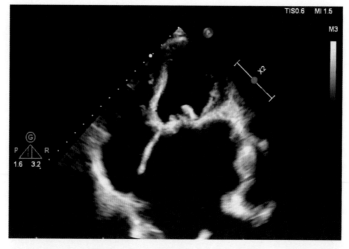

图 2-3-34　生物瓣二维超声表现

心尖四腔心切面显示二尖瓣位生物瓣，瓣叶回声稍增强，启闭良好。

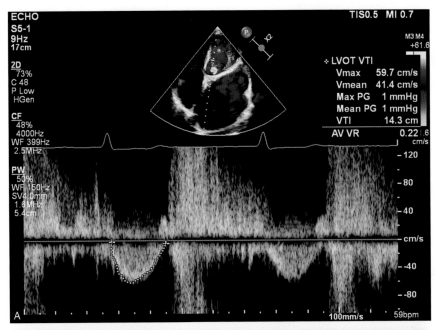

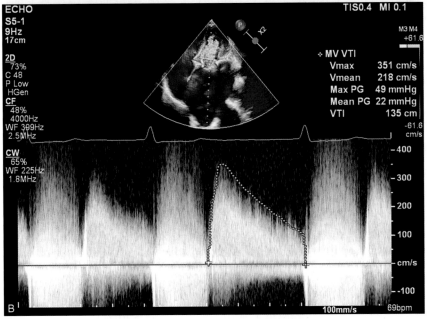

图 2-3-35 生物瓣彩色血流和频谱表现

A 图. 心尖五腔心切面测左心室流出道流速；B 图. 频谱显示流经瓣口的最大流速约为 3m/s。

■【疑难解析】

1. 人工瓣的支架、缝合环以及金属瓣膜在超声检查时，回声很强，影响瓣膜、瓣环赘生物、附壁血栓的检出，必要时，可经食管超声心动图检查，以提高病变的检出率。TEE 对瓣周漏有确诊价值，可区分瓣周漏及瓣膜漏；对小的瓣架处的血栓尤为敏感。

2. 人工瓣狭窄常发生于生物瓣，多于换瓣后 7~8 年出现，极少数见于机械瓣毁损，根据伯努利方程，可测量跨人工瓣膜的最大瞬时压差和平均压差，用于人工瓣狭窄的评价。

十二、经导管主动脉瓣置入术

经导管主动脉瓣置入术(transcatheter aortic valve implantation, TAVI),是指将组装完备的人工主动脉瓣经导管置入到病变的主动脉瓣处,在功能上完成主动脉瓣的置换。

■【TAVI 瓣膜分类】

(一)自膨胀式 TAVI 瓣膜(self-expanding TAVI valve)

目前上市器械包括 Venus-A 系列、Vita-Flow 系列、Taurus 系列、J-Valve 瓣膜、Corevalve、Evolut 系列。

(二)球囊扩张式瓣膜(balloon dilated valve)

目前 Sapien 3 瓣膜已批准上市,多款国产器械正在进行临床研究。

■【TAVI 人工瓣膜入径选择】

经股动脉(TF)、经心尖(TA)、经主动脉(TAo)、经颈动脉(TC)、经锁骨下动脉 / 腋动脉(TS/TAx)、经腔静脉(Tcav)入径等。

■【TAVI 技术适应证和禁忌证】

根据《经导管主动脉瓣置换术中国专家共识(2020 更新版)》建议。

(一)适应证

1. 重度 AS　超声心动图显示跨主动脉瓣血流速度≥4.0m/s,或跨主动脉瓣平均压力差≥40mmHg(1mmHg=0.133kPa),或主动脉瓣口面积 <1.0cm²,或有效主动脉瓣口面积指数 <0.6cm²/m²。

2. 患者有症状　如气促、胸痛、晕厥,纽约心脏病协会(New York Heart Association, NYHA)心功能分级Ⅱ级以上,且该症状明确为 AS 所致。

3. 解剖学上适合 TAVR　包括瓣膜钙化程度、主动脉瓣环内径、主动脉窦内径及高度、冠状动脉开口高度、入径血管内径等。

4. 纠治 AS 后的预期寿命超过 12 个月。

5. 外科手术极高危(无年龄要求),或中、高危且年龄≥70 岁。

(二)禁忌证

左心室内血栓、左心室流出道梗阻、入径或者主动脉根部解剖形态上不适合 TAVI(瓣环内径 <18mm 或 >30mm)、纠治 AS 后的预期寿命小于 12 个月。

■【基于指南及专家共识的 TAVI 术前主动脉瓣狭窄程度的超声评估】

TAVI 术前诊断要点:主动脉瓣——数目、形态、结构、功能、血流动力学(狭窄及关闭不全程度)、瓣环、瓣下流出道(内径、周长);主动脉瓣根部——窦部、窦管交界处、窦部高度、升主动脉(内径、钙化)、冠状动脉高度、左心室大小、功能;术中及术后要点——瓣膜的位置、瓣周漏、二尖瓣的影响、主动脉是否有夹层。评估指标：CW 测最大血流速度 / 平均血流速度、最大跨瓣压力阶差 / 平均跨瓣压力阶差、多普勒速度指数、有效瓣口面积、有效瓣口面积指数、加速时间（图 2-3-36）。

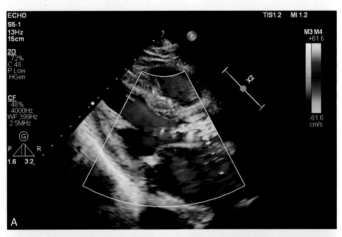

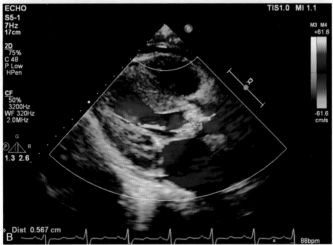

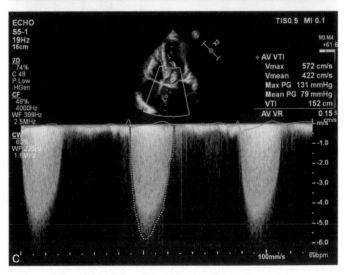

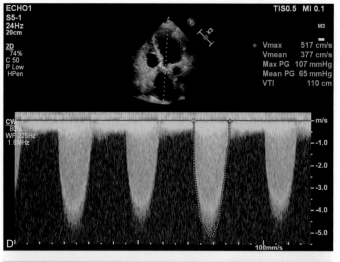

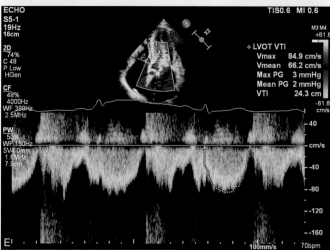

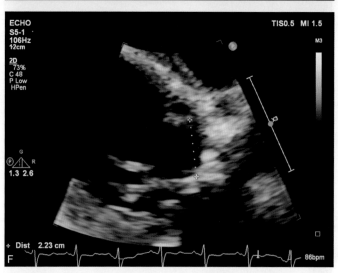

图 2-3-36　术前主动脉瓣狭窄超声评估

A 图．术前经胸骨旁长轴切面；B 图．反流束测量；C 图．主动脉瓣峰值流速；
D 图．平均跨瓣压差；E 图．测量左心室流出道 VTI 血流频谱；F 图．LVOT 直径。

1. 主动脉瓣峰值流速　连续多普勒测量，多个声窗（心尖、胸骨上窝、胸骨右缘）获取最大值，降低增益，增加室壁滤波，调整基线与标尺以获得最佳信号。

2. 平均跨瓣压差　获取主动脉瓣峰值流速，描记主动脉瓣 VTI，通过峰值压差公式获得平均跨瓣压差；通过描记速度曲线得到平均跨瓣压差。

3. 连续方程法评估有效瓣口面积　通过 LVOT 和通过主动脉瓣口的血流量是相等的，所以主动脉水平的每搏量等于流出道水平的每搏量。

4. 有效瓣口面积指数　主动脉瓣的有效瓣口面积/体表面积：

5. 多普勒速度指数（速度比值）　测量 LVOT 流速及主动脉瓣峰值流速二者的比值，无须测量 LVOT 宽度，比连续方程法测量瓣口面积变异度更小。

LVOT 直径，即放大模式下收缩中期在瓣环水平或与瓣环平面平行并距离瓣环 0.3~1.0cm 处测量（从室间隔侧内缘到二尖瓣前叶内缘）。测量 VTI LVOT：PW 测量，取样容积长度为 3~5mm，置于主动脉瓣左心室侧接近血流加速区。高扫描速度（通常 100mm/s）记录血流频谱。测量 VTI AV：获取方法同前。

■【TAVI 术中主动脉瓣狭窄程度的超声评估】（图 2-3-37，表 2-3-6）

1. 测量主动脉瓣环、左心室流出道、主动脉窦部和升主动脉内径；可选择测量冠状动脉；开口位置（高度）；经胸超声或经食管超声测量主动脉瓣环径，结合 CT 造影选用合适的人工瓣；经胸超声及经食管超声均需要多切面观察；同时关注其他瓣膜病变、左心室大小和功能；三维超声助力主动脉根部的精细化评估。

2. 测量人工瓣跨瓣压差 $V_{max}<2.0\text{m/s}$。

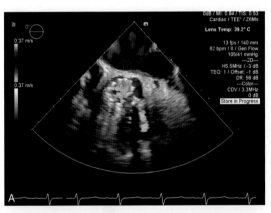
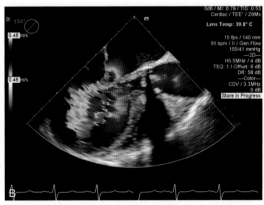
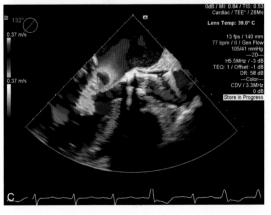

图 2-3-37　TAVI 术中人工瓣超声评估

A 图．大动脉短轴切面；B 图．支架置入前；C 图．支架置入后。

表 2-3-6　TAVI 围手术期诊断要点

（参照 2021 年《中国成人心脏瓣膜病超声心动图规范化检查专家共识》）

项目	术前	术中	术后
评估内容	筛选 TAVR 适应证 主动脉瓣狭窄程度，狭窄类型（低流量或高流量）； 评估 LVEF； 评估瓣环内径（首选 MSCT）	评估是否有瓣周漏、人工瓣的功能及可能的并发症； 理想状态： 短轴人工瓣显示圆形而非椭圆形； 长轴人工瓣近端距 LVOT 仅数毫米，不能突出过多； $V_{max} < 2.0 m/s$； 无明显瓣周漏及反流	人工瓣及心脏的总体功能； 心包积液的可能原因： 左心室穿破（左心室导丝相关）； 右心室穿破（起搏导线相关）； 瓣环破裂

TAVR：经导管主动脉瓣置换术；LVEF：左心室射血分数；MSCT：多层计算机断层扫描；LVOT：左心室流出道；V_{max}：峰值流速。

注：若表中评估指标不满意，可能需要调整人工瓣位置、球囊后扩张或瓣中瓣技术干预。

3. 多切面观察支架位置，人工瓣检出有无瓣周漏及程度。

■【TAVI 术后人工瓣的超声评估】（图 2-3-38）

1. **二维超声心动图**　人工瓣的形态和活动及测量人工瓣环的内径、有无瓣周漏及反流。
2. **彩色多普勒**　CDFI 测舒张期反流量及反流束宽度。
3. **连续多普勒**　CW 测收缩期人工瓣峰值流速、平均压差、多普勒指数、有效瓣口面积。

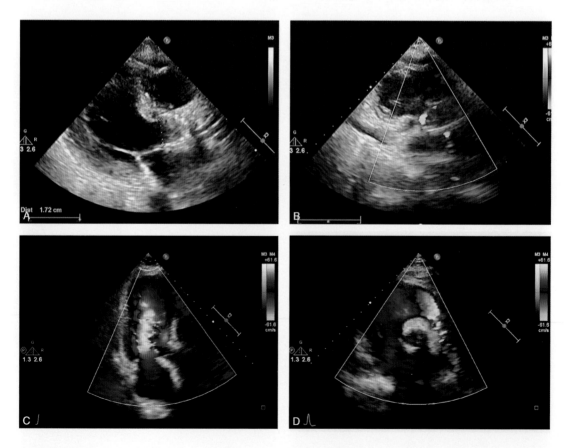

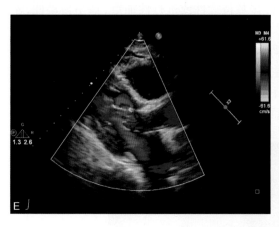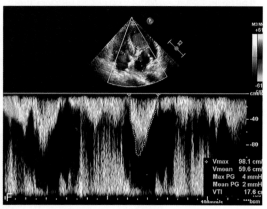

图 2-3-38 TAVI 术后人工瓣超声评估

A 图 . 测量人工瓣环的内径；B 图 . 人工瓣存在轻微瓣周漏；C 图 . 术后经胸心尖三腔心切面显示彩色血流；D 图 . 术后经胸大动脉短轴切面显示彩色血流；E 图 . 人工瓣舒张期反流量；F 图 . PW 测收缩期左心室流出道峰值流速、平均压差。

思考题

1. 二尖瓣狭窄程度的超声分型标准？
2. 如何对主动脉瓣疾病进行超声评估？
3. 主动脉瓣赘生物的超声表现？
4. 人工心脏瓣膜的类型及超声表现？

第四节　大血管疾病

一、主动脉瘤

■【病理及临床】

主动脉瘤（aortic aneurysm）是指局部主动脉壁的全层呈瘤样扩张。受累的局部主动脉直径较正常主动脉扩张至少达 1.5 倍。主动脉瘤体可呈局限性或弥漫性，可累及整个圆周的主动脉壁，也可累及部分圆周的主动脉壁局部。突出的瘤体可压迫周围组织出现相应的病理生理改变。严重时出现主动脉瘤体破裂。

主动脉瘤可分为先天性和获得性。先天性多见于主动脉窦的动脉瘤和伴发于马方综合征的动脉瘤，病变常位于主动脉瓣环以上的升主动脉。获得性多源于动脉粥样硬化、高血压、梅毒等疾病，瘤体多见于降主动脉，尤其是其远端。感染性病变者多累及主动脉中层，有肌层和弹力纤维断裂，瘤体多呈局限性囊状，附近的主动脉通常正常。按解剖位可分为升主动脉瘤、主动脉弓动脉瘤和降主动脉瘤。按形态分为梭形、囊状、混合型。

主动脉瘤也可出现在降主动脉和腹主动脉，胸主动脉瘤一般发生在主动脉弓降部附近，而腹主动脉瘤可发生在任何一段。大多数主动脉瘤没有明显的症状，有的可出现瘤体局部疼痛,胸主动脉瘤可出现胸部或背部疼痛,多数持续性或进行性加重,偶呈搏动性,不受体位运动等影响。

马方综合征(Marfan syndrome)常并发主动脉瘤,马方综合征又称蜘蛛指(趾)综合征,是一种先天性显性遗传性结缔组织疾病。病变主要累及全身结缔组织进而影响到骨骼、心脏、肌肉及韧带。骨骼畸形最常见,全身管状骨细长、手指和脚趾细长呈蜘蛛脚样(图 2-4-1)。眼可有晶状体半脱位、视网膜脱离等。心血管方面表现为主动脉根部扩张,形成主动脉瘤。

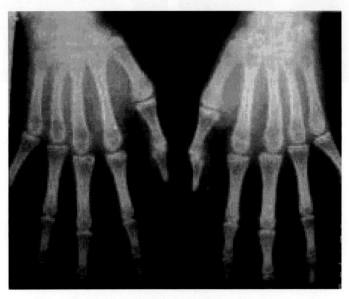

图 2-4-1 马方综合征管状骨、手指改变

■【基于指南及专家共识的超声影像学检查】

（一）超声表现

1. M 型超声心动图 主动脉波群显示病变部位的主动脉内径明显增宽,前、后壁的运动幅度减低,一般呈同向运动。右心室流出道内径变窄,靠近主动脉根部的瘤体,主动脉瓣开放时,可见右冠瓣和无冠瓣关闭不拢。瓣膜关闭时,关闭线呈双线(图 2-4-2)。

2. 二维超声心动图 二维超声心动图可明确诊断升主动脉瘤,并能清晰显示其扩张的部位、程度及扩张后升主动脉的形态等。从左心室长轴切面观察,主动脉根部呈瘤样扩张,主动脉内径通常明显扩大。累及主动脉瓣者,主动脉窦壁向外膨出,主动脉瓣关闭不拢(图 2-4-3)。由于主动脉瓣关闭不全可出现左心室扩大等继发性表现。

3. 多普勒超声 合并主动脉瓣关闭不全可在主动脉瓣口检出舒张期反流,色彩为红五彩镶嵌色,采用彩色多普勒检查时,瘤体内血流色彩暗淡,可观察到涡流。

（二）鉴别诊断

假性动脉瘤是动脉壁部分破裂,血液溢至血管外被局部周围组织纤维包裹形成的囊性搏动性血肿,并非真性动脉扩张所致,故称之为假性动脉瘤。多发于四肢动脉,多因外伤、特别是钝性损伤引起,少数为医源性或肿瘤等原因所致(表 2-4-1)。

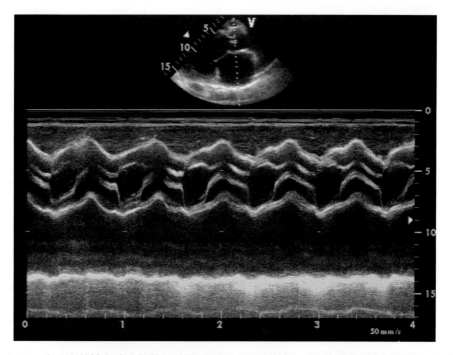

图 2-4-2 左心室长轴主动脉根部 M 型曲线显示主动脉窦部扩张，主动脉瓣关闭不拢，呈双线

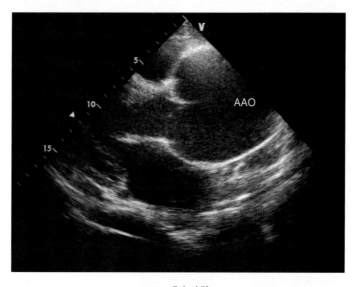

AAO. 升主动脉。

图 2-4-3 左心室长轴切面显示主动脉根部呈瘤样扩张，主动脉右冠状窦和无冠状窦向外膨出

表 2-4-1　真性动脉瘤与假性动脉瘤的鉴别

	真性动脉瘤	假性动脉瘤
二维超声表现		
瘤壁的构成	瘤壁为完整的三层结构,由主动脉壁构成,瘤壁与主动脉壁有相同的反射	其边界尚清晰,但无明确的由动脉三层结构构成的包膜。由血栓及周围组织机化构成
瘤体的基底部	其最大径几乎或实际上就是瘤体的最大径	较瘤腔的最大内径小得多,呈葫芦样改变
彩色多普勒血流	瘤腔内彩色血流方向紊乱,常为旋转式流动,使血流颜色呈红蓝相间	可见瘤壁破口处血流往返于动脉与瘤腔之间

■【疑难解析】

一般认为,升主动脉直径超过 5cm,可诊断升主动脉瘤。瘤壁有完整的三层结构。

二、主动脉夹层

■【病理及临床】

主动脉夹层(aortic dissection)是指任何原因引起的主动脉内膜撕裂,血液进入主动脉壁中膜,将主动脉分割为真假两腔,原来的主动脉腔称为真腔,主动脉壁内的夹层血肿称为假腔,通常由撕裂口连接。95% 的主动脉夹层发生在距主动脉瓣仅数厘米以内的升主动脉、左锁骨下动脉及降主动脉起始部。病因多见于马方综合征、动脉硬化、动脉的感染,此类患者多合并高血压,男性多见。

主动脉中层退行性病变或中层囊性坏死是发病的基础。一般发病通过两个途径:一是主动脉囊性变中膜的滋养血管压力升高,破裂出血,形成壁内血肿,之后,壁内血肿向主动脉腔方向扩张,造成主动脉壁内膜撕裂;二是由于主动脉内压升高,特别是老年人的主动脉弹性低,内膜破裂,血液从破口进入,形成夹层血肿,剥离主动脉壁将其分隔为双层。夹层血肿一旦形成,可沿主动脉壁延伸一定的范围,形成平行于主动脉的假腔。

真、假两腔由内膜撕裂口贯通,最初内膜撕裂的部位多位于升主动脉,其次为主动脉弓,撕裂口一般只有一个,也可为多个。最常见的典型症状是非常剧烈的持续性胸痛、休克和压迫症状,患者多有濒死恐惧感。通常在发病后立即出现。疼痛的部位与夹层发生的位置有关,且不能为镇痛药物缓解。但有的患者仅表现为轻微疼痛或无任何不适。

目前,临床常用的主动脉夹层根据内膜撕裂的部位和夹层血肿所波及的范围分为两型。

(一)根据夹层分离是否累及升主动脉分为三型

1. DeBakey Ⅰ型　起源于升主动脉,其血肿波及主动脉弓,并常波及更远部位。

2. DeBakey Ⅱ型　起源于升主动脉,其血肿只限于升主动脉。

3. DeBakey Ⅲ型　由主动脉的左锁骨下动脉起源处开始形成血肿,向下扩展至胸降主动脉或腹主动脉。夹层累及胸降主动脉(膈肌以上)为Ⅲa 型,累及胸降主动脉、腹主动脉,甚至髂动脉为Ⅲb 型(图 2-4-4)。

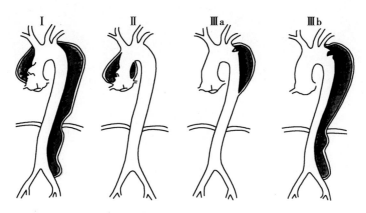

图 2-4-4 主动脉夹层 DeBakey 分型示意图

（二）Stanford 分型

1. A 型 夹层累及升主动脉。

2. B 型 夹层只累及左锁骨下动脉以下的主动脉。

一般而言，夹层分离累及升主动脉的有外科手术指征，而对未累及升主动脉的夹层分离仍保守药物治疗。夹层分离出现在两周以内的为急性，两周或两周以上为慢性。

■【基于指南及专家共识的超声影像学检查】

（一）超声表现

1. M 型超声心动图 扩张的升主动脉腔内出现与主动脉壁平行的第三条回声带。可记录到撕裂内膜的活动曲线，收缩期扩张者为真腔（TL），另一为假腔（FL）。

2. 二维超声心动图 可从胸骨旁左心室长轴切面、主动脉根部短轴切面、胸骨上窝主动脉长轴切面等多切面进行观察。

从上述切面可以观察到的超声表现有：主动脉腔内可见撕裂的主动脉内膜，并可观察到主动脉内膜破口的情况，撕裂的内膜呈带状较强回声，此回声带将主动脉分为真腔和假腔两腔（图 2-4-5）；主动脉内径增宽；主动脉瓣关闭不全。

3. 彩色血流多普勒 彩色血流多普勒可以对 TL 和 FL 中的血流加以辨别，同时结合二维超声心动图还可对内膜破口进一步的观察。从彩色血流多普勒上可以观察到真腔内出现快速血流且颜色鲜艳；假腔内血流速度慢且颜色暗淡；如果假腔中有血栓，腔内无血流信号出现。同时，还可以观察到有血流经内膜破口处由真腔进入假腔，由于经过破口处的血流速度一般较快，血流多呈五彩镶嵌色（图 2-4-6）。

4. TEE 检查 部分患者由于经胸超声检查透声较差等因素的影响，致使检查受到影响，如经胸检查不理想，又高度怀疑此症的存在，在条件允许的情况下，需对患者行 TEE 检查（图 2-4-7）。TEE 是检出主动脉夹层的最佳方法，由于食管紧邻胸降主动脉，TEE 观察胸主动脉除了在主动脉弓部有一小的"盲区"外，能清晰显示胸主动脉的全程，其检出率和确诊率几乎均为 100%。

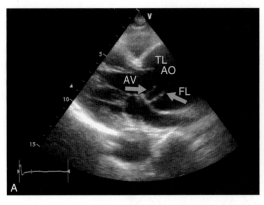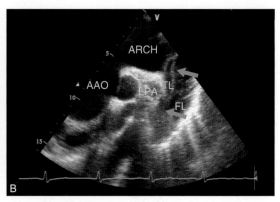

AO. 主动脉；AV. 主动脉瓣；AAO. 升主动脉；ARCH. 主动脉弓；LPA. 左肺动脉。

图 2-4-5 二维超声示主动脉壁内膜撕裂

A 图. 左心室长轴切面显示主动脉腔内可见撕裂的内膜（箭头）将管腔分为真腔（TL）和假腔（FL）；B 图. 胸骨上窝主动脉长轴切面显示降主动脉腔内撕裂的主动脉壁内膜（箭头）。

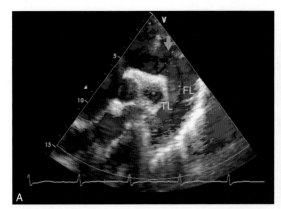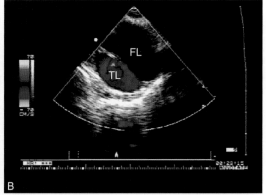

图 2-4-6 彩色血流多普勒示主动脉夹层

A 图. 胸骨上窝主动脉长轴切面显示降主动脉夹层，假腔与真腔内血流信号相反，假腔内血流呈红色且颜色暗淡，真腔内血流呈蓝色，颜色鲜艳；B 图. 大血管短轴切面显示撕裂的内膜将主动脉分为真、假两腔，真腔内血流呈红色，假腔内无血流信号显示。

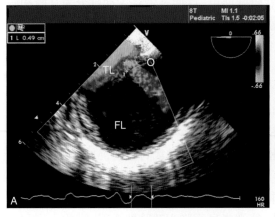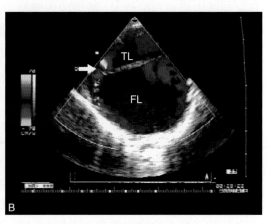

图 2-4-7 经食管超声大血管短轴切面显示撕裂的主动脉壁内膜和真腔、假腔

A 图. 测量破口大小；B 图. 破口（箭头），血流由真腔经破口至假腔。

行此检查前，需注意以下要点：

1. 胸口持续疼痛且血压高的急性患者应慎重。

2. 对主动脉进行横向和纵向的切面扫查，可清楚显示撕裂的主动脉壁内膜、真腔和假腔，以及破口处。

（二）鉴别诊断

主动脉夹层应注意与高血压、冠心病患者常存在的主动脉内径增宽、内膜壁增厚等所形成的伪影鉴别，后者容易与主动脉夹层撕脱的内膜相混淆，应注意结合患者的病史和临床表现。从超声观察，主动脉夹层的内膜撕脱，多数呈内膜的漂浮感，内膜回声较纤细；主动脉壁增厚、钙化病变所引起的回声一般无漂浮感，回声较粗糙。

■【疑难解析】

主动脉夹层应注意与因高血压或冠心病导致的主动脉内径增宽，内膜壁增厚等所形成的伪影鉴别。

三、主动脉窦瘤破裂

■【病理及临床】

主动脉窦瘤（aortic sinus aneurysm）是指主动脉窦壁变薄，呈瘤样扩张。多由于主动脉窦壁先天性发育薄弱，缺乏正常的弹力组织和肌肉组织，在主动脉高压血流的冲击下，形成囊状，窦壁向外膨出，形成瘤样。在某种外因作用下导致窦瘤壁破裂，称为主动脉窦瘤破裂（rupture of aortic sinus aneurysm），又称瓦氏窦瘤破裂，可分为先天性和获得性两大类，前者病因不明，后者可继发于梅毒性主动脉炎、结核性主动脉炎、主动脉夹层和感染性心内膜炎。

主动脉窦瘤通常无症状，仅从超声上能发现，窦瘤破裂时，主动脉内的压力往往高于其所破入的心腔的压力，故将出现主动脉破入心腔方向的分流，分流量的大小取决于破口大小、破裂部位等，将直接影响血流动力学的改变。患者突然出现剧烈的胸部或上腹部疼痛，性质多呈撕裂样痛，疼痛可在数小时后减轻，随之出现急、慢性心力衰竭的症状。同时伴有呼吸困难、心悸、咳嗽等症状，部分患者可不出现疼痛症状（无痛性主动脉窦瘤破裂），胸骨左缘 3~4 肋间可闻及响亮的连续性机器样杂音，此杂音传导范围广泛。

窦瘤破裂最常累及右冠状动脉窦，其次为无冠状动脉窦，很少发生在左冠状动脉窦。右冠状动脉窦多破入右心室，右心房次之。无冠状动脉窦多破入右心房。右冠状动脉窦破裂者多伴有室间隔缺损。

■【基于指南及专家共识的超声影像学检查】

（一）超声表现

1. 二维及 M 型超声心动图 右冠状窦破入右心室流出道时，右冠状窦明显扩大，向右心室流出道膨出，呈囊袋状，囊袋通常较大，可以观察到窦瘤的破口（图 2-4-8）。主动脉内径增宽，主动脉前壁回声中断，全心腔扩大，以左心房、左心室为著，室间隔与左心室后壁运动增强。

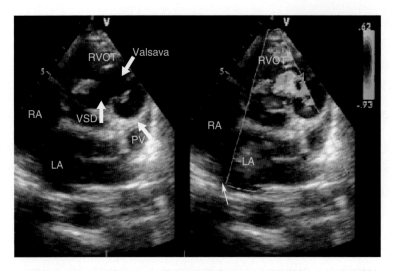

RA. 右心房；LA. 左心房；RVOT. 右心室流出道；VSD. 室间隔缺损；PV. 肺动脉瓣。

图 2-4-8 大血管短轴切面显示右冠状窦破入右心室流出道

右冠状窦明显扩大，向右心室流出道膨出，呈囊袋状，并见破口，主动脉内径增宽，
主动脉前壁回声中断，彩色血流显示破口处分流血流。

无冠状窦破入右心房时，无冠状窦明显扩大，向右心房侧膨出，呈乳头状或指状，囊体常位于三尖瓣隔瓣的下方，囊袋通常较小，右心房和右心室明显扩大（图 2-4-9）。

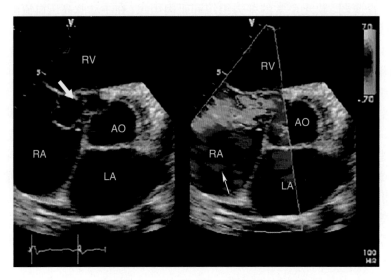

RA. 右心房；LA. 左心房；RV. 右心室；AO. 主动脉。

图 2-4-9 大血管短轴切面显示无冠状窦破入右心房，无冠状窦明显扩大，向右心房侧膨出，呈囊状，囊体位于三尖瓣隔瓣的下方，右心房、室腔扩大，窦瘤破口处探及以舒张期为主的五彩镶嵌的血流

2. 多普勒超声心动图 CDFI 可检出窦瘤破口处五彩镶嵌色的连续性血流，连续多普勒可探及位于零线以上的双期连续性高速血流频谱（图 2-4-10），常以舒张期为主，伴有室间隔缺损者，于室间隔的右心室侧可探及收缩期红五彩镶嵌色的左向右分流束。

极少数左冠状窦破入左心室者，窦瘤破口处探及以舒张期为主的五彩镶嵌的血流束。

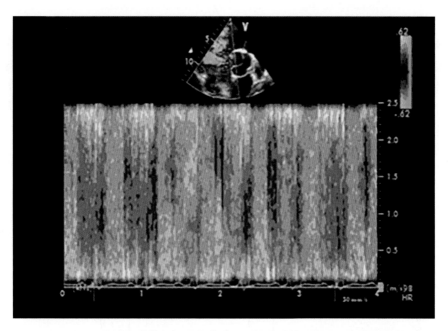

图 2-4-10 连续多普勒可探及窦瘤破口处的连续性双期左向右分流频谱

（二）鉴别诊断

1. 室间隔缺损并存主动脉瓣关闭不全 本病无突发病史，收缩期和舒张期可闻及杂音，杂音部位在左侧第 2~3 肋间，超声心动图检查显示室间隔回声脱失，心室腔内存在左向右分流，主动脉瓣可显示瓣膜关闭不全征象。

2. 动脉导管未闭 本病没有突发病史，胸骨左缘第 2~3 肋间有连续性机器样粗糙杂音，杂音常向两肺及同侧锁骨下区传导，超声心动图检查在降主动脉与左肺动脉间全心动周期存在五彩镶嵌色的异常血流束，自降主动脉分流入主肺动脉，必要时作右心导管检查或逆行主动脉造影术即可明确诊断。

3. 冠状动脉瘘 左、右冠状动脉与心腔或冠状静脉存在异常交通，在心前区下方可听到连续性杂音，以舒张期为主。超声心动图检查可观察冠状动脉的异常走行，CDFI 可检出瘘入腔室的分流，或逆行主动脉造影见到冠状动脉呈扩大曲张，并可见到造影剂由冠状动脉流向心腔内。

■ **【疑难解析】**

CDFI 可检出窦瘤破口处双期连续性高速血流频谱。但如合并 VSD，血流频谱虽为连续性，但以收缩期为主。

四、主动脉缩窄

■ **【病理及临床】**

主动脉缩窄（coarctation of aorta）是指主动脉的局限性狭窄，在主动脉弓至肾动脉水平以上的降主动脉范围内均可出现缩窄，通常多发生在主动脉峡部，即降主动脉起始部。降主动脉可有狭窄后扩张。

根据是否合并动脉导管未闭分为：①单纯型，也称为导管后型，此型约占90%，多见于成年人，缩窄位于发出动脉导管之后的主动脉峡部，大多数患者不合并动脉导管未闭（PDA）；②复杂型，也称为导管前型，较少见，约占10%，多见于婴儿，缩窄位于发出动脉导管之前的主动脉，病变部位的主动脉多发育不良，多合并PDA、VSD、大动脉转位等其他心血管畸形（图2-4-11）。

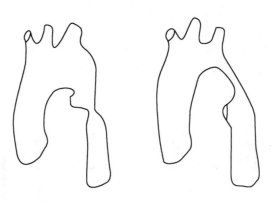

图2-4-11　主动脉缩窄类型

左图为导管后型，右图为导管前型。

复杂型狭窄常较重，主动脉血液通过量减少。本型常合并动脉导管开放畸形，肺动脉内一部分静脉血液可经过开放的动脉导管注入降主动脉，因此，患者下肢动脉血液含氧量低，出现差异性发绀，即上半身无发绀，下半身出现发绀。

单纯型狭窄程度一般较轻，一般动脉导管已闭锁。狭窄位于动脉导管闭合口的远侧，胸主动脉与腹主动脉脉压较大。日久即表现为主动脉弓部的动脉分支（胸廓的动脉、乳房内动脉及其肋间支）均逐渐扩张，并与降主动脉的分支（肋间动脉、腹壁深动脉等）之间发生侧支循环以保证下肢的血液供应的代偿适应现象。

复杂型患儿可早期出现心力衰竭，多数有发绀，进食及呼吸困难，周围动脉灌注减少等表现。单纯型患者早期无明显症状，随后逐渐出现头痛、头晕、心前区疼痛及下半身缺血等症状。

■【基于指南及专家共识的超声影像学检查】

常用切面有胸骨旁长轴、胸骨上窝主动脉弓长轴及心尖五腔切面等，主要可观察到主动脉根部、升主动脉和降主动脉起始段，观察缩窄的部位、长度和程度，同时还可显示是否存在动脉导管未闭及与缩窄部位的关系。

（一）超声表现

1. M型超声心动图　通常不能显示本病的病理解剖改变，但缩窄程度较重时，可观察到左心室壁明显增厚，室壁运动幅度增强的继发性改变。

2. 二维超声心动图　胸骨上窝切面，可显示降主动脉局限性狭窄，内径变窄。注意检查左锁骨下动脉是否受到缩窄的影响及与缩窄部位的距离。若左颈总动脉与左锁骨下动脉的间距超过无名动脉与左颈总动脉的间距 1.5 倍,常提示主动脉缩窄。

3. 多普勒超声心动图 可显示狭窄处血流束变细及远侧多彩湍流,CW 可显示收缩期的高速湍流频谱。若伴有 PDA,则有相应的超声心动图表现。图像显示清晰者,彩色多普勒血流成像诊断主动脉缩窄准确率高。成年人胸骨上窝探查主动脉峡部不甚理想,降主动脉远端更显示不清晰,容易漏诊。

4. TEE 成像 可清晰显示狭窄部位,并可测量狭窄部位的内径和狭窄段的长度(图 2-4-12,图 2-4-13)。实时三维技术可清晰显示狭窄部位形态。

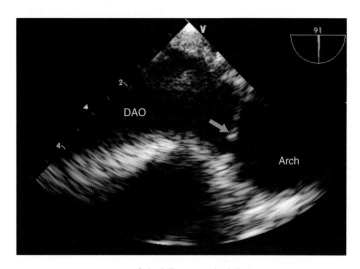

DAO. 降主动脉;Arch. 主动脉弓。

图 2-4-12 TEE 显示降主动脉管腔内的隔膜样回声

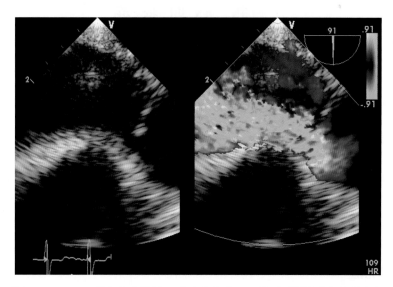

图 2-4-13 TEE 彩色多普勒显示狭窄处高速血流并可测量狭窄部位的内径

■【鉴别诊断】

1. 主动脉瓣上狭窄 瓣上局限型环形狭窄最常见,主动脉窦上方内中膜层增厚,形成一纤维嵴性缩窄环,中央有狭小的开口,通常比较靠近主动脉瓣,局限性狭窄近端的主动脉窦多数扩张,狭窄远端主动脉一般无明显的狭窄后扩张。

2. 假性主动脉缩窄　主动脉峡部延长褶曲,局部的扭结类似缩窄,管腔无明显狭窄,经食管超声检查可见管腔截面积正常,腔内无高速血流。不存在压力阶差,或仅有轻微压力阶差,无侧支血管形成。

3. 主动脉夹层　降主动脉夹层患者,如夹层的假腔较大,可形成血栓,压迫真腔,造成降主动脉管腔狭窄。

4. 动脉导管未闭　单纯动脉导管未闭者,当导管径粗大,从主动脉到肺动脉的分流量较大时,降主动脉内血流骤然减少,可致使内径相对变窄,血流色彩产生微弱改变,但这类患者并无狭窄后扩张。

■【疑难解析】

由于胸骨上窝超声图像不佳,或狭窄位于降主动脉远心段,成人主动脉缩窄的检出率较低,应仔细观察腹主动脉血流,是提高检出率的重要途径。

思考题

1. 主动脉瘤分型的依据是什么?
2. 主动脉夹层的超声图像特点?
3. 主动脉缩窄的分型及频谱特点是什么?

第五节　心　肌　疾　病

一、冠心病

■【病理及临床】

冠心病(coronary artery heart disease)是全身动脉粥样硬化累及冠状动脉的表现,冠状动脉循环改变引起冠状动脉血流供需之间不平衡而导致心肌损害。冠心病典型症状为发作性心绞痛,部分患者以急性心肌梗死为第一表现,极少数患者表现为隐匿的心肌缺血或心肌梗死。

■【基于指南及专家共识的超声影像学检查】

（一）检查方法

1. 左心室室壁的节段　由于冠心病表现为节段性的室壁运动异常,因此对于冠心病的超声心动图检查应全面评价室壁运动的状态。目前,美国超声心动图学会(The American Society of Echocardiography, ASE)推荐的 17 节段左心室分析方法应用较为普遍(图 2-5-1)。该方法与临床和心电图具有良好的一致性,所以对冠心病患者的超声心动图检查要严格按照 17 段分法进行，左心室长轴、左心室短轴二尖瓣水平、左心室短轴乳头肌水平、左心室短轴心尖水平、心尖四腔心、心尖两腔心等标准切面逐一检查，缺一不可。

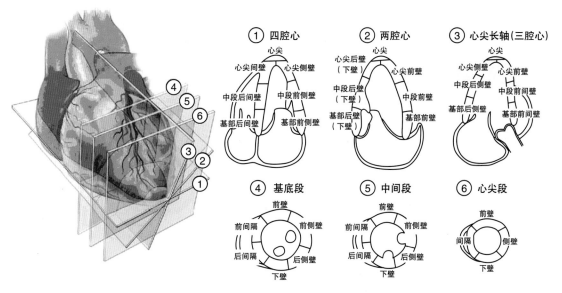

图 2-5-1　左心室壁 17 节段划分法

冠状动脉的供血部位与室壁节段的关系如表 2-5-1，冠状动脉各分支的供血区域相对应的超声图像节段如图 2-5-2。

2. 室壁运动异常分类

（1）运动减弱（hypomotility）：较正常运动幅度减弱，室壁收缩期增厚率 <25%，心内膜运动 <5mm。

（2）运动消失（akinesis）：室壁无运动，心内膜运动 <2mm。

（3）矛盾运动（dyskinesis）：收缩期室壁向外膨出，舒张期向内运动。

（4）运动增强（hyperkinesis）：室壁运动幅度增强，心内膜运动 >5mm，运动减弱或消失节段的相邻心肌节段的运动可增强。

3. 室壁运动的半定量分析　通常采用目测室壁运动计分法（wall motion score，WMS），将室壁运动分段积分，其计分标准为：运动正常为 1 分；运动减低为 2 分；运动消失为 3 分；矛盾运动为 4 分；室壁瘤为 5 分；如某段显示不清，则判定为 0 分。

表 2-5-1　冠状动脉的供血部位与室壁节段的关系

		左冠状动脉前降支	左冠状动脉旋支	右冠状动脉
供血部位		左心室前壁，室间隔前 2/3，心尖部	位置比较高的左心室侧壁，后壁，左心房	室间隔后 1/3、左心室下壁、后壁、右心室（后、侧壁）
节段	基部	前壁、前室间隔	侧壁，后壁	下壁，后壁，室间隔
	中段	前壁、前室间隔	侧壁，后壁	下壁，后壁
	心尖	全体	侧壁	下壁

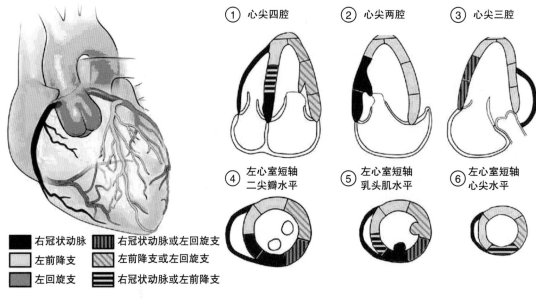

① 心尖四腔 ② 心尖两腔 ③ 心尖三腔

④ 左心室短轴 二尖瓣水平 ⑤ 左心室短轴 乳头肌水平 ⑥ 左心室短轴 心尖水平

■ 右冠状动脉 ▥ 右冠状动脉或左回旋支
□ 左前降支 ▨ 左前降支或左回旋支
▨ 左回旋支 ▤ 右冠状动脉或左前降支

图 2-5-2 冠状动脉各分支的供血区域

4. 负荷超声心动图检查 负荷试验的基本原理是使心肌耗氧量增大到冠状动脉血流储备不足以满足其需要，诱发心肌缺血，心肌收缩力出现异常，此时采用超声心动图即可检出室壁节段性或整体运动异常，对于怀疑冠状动脉粥样硬化性心脏病的患者，负荷超声心动图能够诱发其潜在的心肌缺血，同时可确定缺血范围。此外，负荷超声心动图还可用于对已确诊冠心病患者的预后评估及危险分层（如心肌梗死后）、术前危险性评估、劳力性呼吸困难的病因学评估、再血管化治疗后的评估、缺血部位的评估及冠状动脉储备功能评估。

（二）鉴别诊断

1. 心律失常所致的室壁运动异常 常见有完全性左束支传导阻滞、预激综合征、频发性室性期前收缩、快速房颤等，多由于心脏电激动顺序发生改变，其异常表现主要反映在室间隔的运动。

2. 非缺血性室间隔运动异常 最常见于心脏手术后，表现为室间隔异常前向运动，向内收缩幅度减低，这种改变不影响收缩期室壁增厚率。

■【疑难解析】

二维超声几乎能实时观察左心室的所有部位，并能检出异常，适用于冠心病的诊断，室壁节段性运动异常是心肌缺血或心肌梗死病变的特征性改变。

二、心肌梗死

■【病理及临床】

心肌梗死后可出现室壁破裂，室间隔穿孔、乳头肌断裂、室壁瘤形成等并发症。患者有典型的心绞痛，常伴有呼吸困难、心悸、出冷汗、全身无力等症状。

■【基于指南及专家共识的超声影像学检查】

（一）检查方法

常用胸骨旁左心室长轴切面、左心室各短轴切面、心尖四腔心、两腔心及心尖左心室长轴等切面观察室壁的运动。

通过评价左心室节段性室壁运动，结合冠状动脉各分支的供血区域相对应节段的超声图像，可初步诊断梗死部位及相应供血区的冠状动脉病变。左冠状动脉开口在主动脉短轴切面4~5点钟方向，右冠状动脉开口10~11点钟方向（图2-5-3），管腔内径为3~6mm，内径<3mm为狭窄，>6mm为扩张。

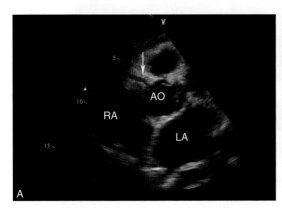
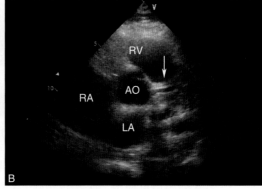

图2-5-3　A、B图大动脉短轴切面分别显示左、右冠状动脉起始段（箭头所示）

（二）超声表现

1. 梗死部位心肌明显变薄，室壁运动幅度及室壁增厚率减低或消失（图2-5-4）。
2. 急性心肌梗死时，梗死心肌的回声可减低或变化不明显；陈旧性心肌梗死时，由于结缔组织增生，心肌回声增强，呈点片状强回声；瘢痕形成时回声强度最高（图2-5-5）。
3. 梗死心肌的周围常有室壁运动减弱区，正常心肌的运动代偿性增强。

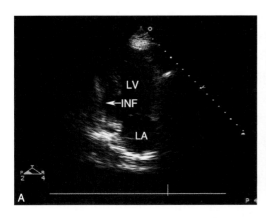
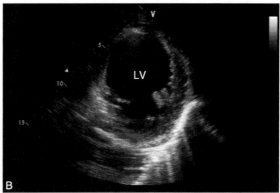

图2-5-4　心肌梗死超声表现

A图.心尖两腔心切面显示左心室下壁心肌变薄，局部向外膨出；B图.心尖部心肌明显变薄。

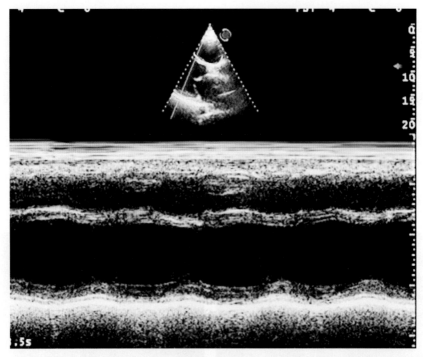

图 2-5-5 左心室 M 型曲线显示前间隔运动消失,回声增强,左心室腔扩大

4. 左心室形态不规则,左心室短轴的圆形或椭圆形结构消失,左心室腔多偏大。

5. 多普勒超声可检出二尖瓣反流,二尖瓣反流程度与乳头肌缺血程度密切相关。

(三)心肌梗死的并发症

1. 心脏破裂

(1)心脏破裂是急性心肌梗死最严重的并发症,常见于急性透壁性心肌梗死,最常见于心室游离壁,其次为室间隔穿孔、乳头肌断裂。

(2)穿孔的室壁处心肌回声中断,穿孔部位心肌多较薄且运动失常。破口相对应的心包腔内可见不同程度的液性暗区。彩色多普勒可见心包腔内液性暗区中红或蓝色血流束,由穿孔处至心包腔,穿孔处的血流速度多较低。

2. 室间隔穿孔

(1)二维超声可见室间隔呈瘤样突向右心室侧,并可见回声中断,断端极不规则且回声不增强,此处室间隔运动消失(图 2-5-6)。

(2)多普勒超声可于右心室侧探及穿过室间隔的分流血流频谱,分流以收缩期为主。

3. 乳头肌断裂

(1)二维可显示二尖瓣前、后叶对合关系消失,断裂的乳头肌呈连枷样回声随心脏的运动而摆动在房、室之间,收缩期脱入左心房,舒张期甩向左心室,瓣尖部可见连于腱索的断裂乳头肌残端。

(2)彩色多普勒可于左心房内检出明显的收缩期五彩状二尖瓣反流束。

(3)左心房、左心室增大。

4. 室壁瘤(图 2-5-7)

(1)心室室壁瘤是透壁性心肌梗死常见的并发症,心肌梗死局部坏死的心室壁呈瘤样

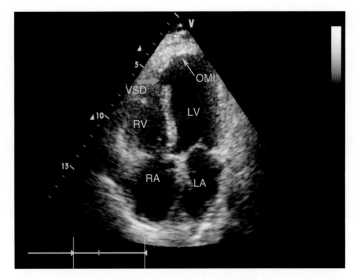

图 2-5-6 心尖四腔心切面显示室间隔近心尖部回声中断,断端极不规则

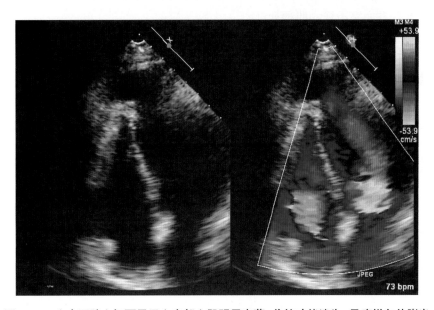

图 2-5-7 心尖四腔心切面显示心尖部心肌明显变薄,收缩功能消失,呈瘤样向外膨出

向外膨出,并以收缩期更明显,膨出的室壁出现矛盾运动。

（2）超声可见局部室壁明显变薄,收缩功能消失,室壁在心室收缩期和舒张期均向外膨出,尤其在收缩期向外突出更为明显,与其他部位的室壁形成明显的反向运动。

（3）彩色多普勒可显示室壁瘤内缓慢的血流。

5. 附壁血栓形成（图 2-5-8）

（1）附壁血栓最多见于运动消失或反向运动的心尖部。

（2）超声可见凸向左心室腔的、形状不规则的团块状回声,基底较宽,团块回声不均,多数较邻近心肌的密度大,与心内膜有明确界限。

（3）当常规超声心动图检查显示不清时,应用声学增强剂可改善心腔内显像,提高心腔内附壁血栓检出率。

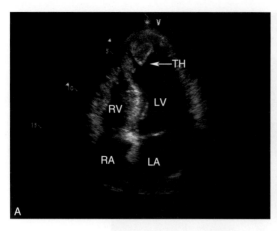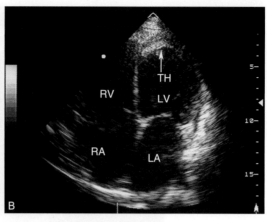

图 2-5-8 A、B 图均显示心尖四腔心切面心尖部附壁血栓形成

A 图. 新近形成的血栓, 回声较低; B 图. 机化血栓, 回声增强。

6. 右心室梗死

（1）常合并左心室下壁心肌梗死。

（2）右心室壁心肌变薄, 运动减弱或消失。

（3）右心房腔、右心室腔可扩大, 多普勒可检出三尖瓣反流。

7. 心肌梗死并发症的超声心动图观察重点（表 2-5-2）

表 2-5-2 心肌梗死并发症的超声心动图观察重点

并发症	超声所见
右心室梗死	常合并左心室下壁心肌梗死 右心房、右心室腔扩大, 并有三尖瓣反流
心包积液	梗死后心包炎, 左心室后壁可见少量心包积液, 四腔切面右心房后方可见积液
乳头肌功能不全	梗死后乳头肌附着处的心肌收缩不全, 瓣膜关闭有错位 彩色多普勒可见瓣膜反流
乳头肌断裂	二维超声可见断裂的乳头肌腱索及瓣膜脱入心房内 彩色多普勒可检出重度反流
室间隔穿孔	二维可见室间隔回声中断 彩色多普勒可见确切的过隔血流
心脏破裂	急诊检查, 心包腔可见大量液性暗区及破裂口
假性室壁瘤	心室与室壁瘤囊腔间由小而窄的破裂口相连 室壁瘤颈心肌的连续性突然中断是与真性室壁瘤的鉴别点
真性室壁瘤	运动消失及矛盾运动多发生在左心室前壁及心尖的心肌梗死 左心室壁的形态在舒张期及收缩期均出现扭曲, 并向外膨出 室壁显著变薄, 瘤颈较宽
左心室腔内血栓	发生部位多在心尖部 形状不规则的团状不均匀回声 血栓突出左心室壁多呈弧形 与周围心肌界线明确

（四）鉴别诊断

扩张型心肌病无冠心病病史，心肌运动幅度及增厚率普遍减低，通常无室壁矛盾运动，并且可出现附壁血栓。

■【疑难解析】

检查本病时，应注意心肌梗死并发症的发生，仔细观察二尖瓣形态、功能，并用 Simpson 法测量患者左心室射血分数，评价心功能。

三、川崎病

■【病理及临床】

川崎病（Kawasaki disease，KD）又称黏膜皮肤淋巴结综合征，是原因不明的急性自限性发热性疾病，普遍认为是由感染因素触发的急性全身免疫性血管炎，可并发冠状动脉病变。该病好发于 5 岁以下儿童，常表现为发热（常持续 5 天以上），眼结膜充血，口唇鲜红、皲裂和杨梅舌，病变早期手足硬肿，掌跖充血，亚急性期指（趾）甲周围膜状脱皮。皮肤可见皮疹、红斑，颈部淋巴结非化脓性肿大。

■【基于指南及专家共识的超声影像学检查】

（一）检查方法

常用左心室长轴切面显示右冠状动脉，大动脉短轴切面显示左、右冠状动脉，心尖五腔心切面显示与主动脉相连的左冠状动脉主干及与主动脉的右侧壁相连的右冠状动脉。

（二）超声表现

1. 冠状动脉内径增宽，出现球形、囊形、梭形扩张，或呈串珠样改变（图 2-5-9）。如果冠状动脉瘤形成，注意观察动脉瘤的数量、位置以及瘤体内是否存在血栓形成和狭窄病变。

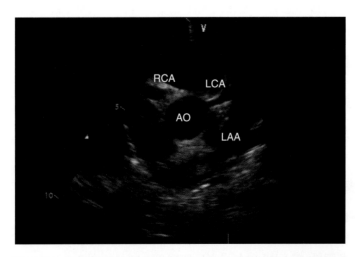

图 2-5-9　大血管短轴切面显示左、右冠状动脉起始段内径明显增宽

2. 超声观察心腔大小,室壁运动状况,房室瓣是否存在关闭不全或脱垂。可合并少量心包积液。

（三）鉴别诊断

1. 冠状动脉瘘　冠状动脉瘘的冠状动脉扩张但很少呈瘤样,结合 CDFI 可检出冠状动脉瘘部位、走行,其管腔内可见五彩镶嵌的血流,瘘入的心腔或血管扩大,瘘口处可见五彩血流。

2. 冠状动脉起源异常　冠状动脉起源于肺动脉或其他分支动脉。超声检查在正常部位不能显示冠状动脉的开口,但可显示右冠状动脉异常增粗,CDFI 显示心室壁或室间隔内出现连续五彩镶嵌的血流。

■【疑难解析】

冠状动脉扩张定义为 5 岁内超过 3mm 或某段直径超过其邻近段的 1.5 倍为扩张。除冠状动脉内径的绝对值外,经体表面积标准化的 Z 值被认为可更好地判断川崎病冠状动脉病变(CAL)严重程度。推荐判断冠状动脉瘤大小时,采用以下综合指标(表 2-5-3)。

表 2-5-3　川崎病冠状动脉瘤大小的分型及定义

分型	内径 /mm	内径 / 邻近段 [a]	Z 值
小型冠状动脉瘤或冠状动脉扩张	≤4	<1.5	2~<5
中型冠状动脉瘤	4~8	1.5~4.0	5~<10
巨大冠状动脉瘤	≥8	>4.0	≥10

注:[a] 为年龄≥5 岁

四、高血压心脏病

■【病理及临床】

高血压心脏病(hypertensive heart disease)是继发于动脉血压增高后心脏发生的功能性与器质性的损害。高血压患者一般在高血压数年后可出现头痛、眩晕、心悸、耳鸣、劳力性呼吸困难甚至夜间阵发性呼吸困难。

■【基于指南及专家共识的超声影像学检查】

（一）检查方法

常用胸骨旁左心室长轴切面、左心室各短轴切面、心尖四腔心、两腔心及心尖左心室长轴等切面可清晰观察心肌的回声,并测量心肌的厚度。

（二）超声表现

1. 二维及 M 型超声心动图

（1）左心室壁肥厚:左心室后壁及室间隔呈均匀的向心性肥厚,一般以心尖部明显,亦有少数呈不规则型肥厚,室间隔与左心室后壁厚度 >11mm(图 2-5-10)。

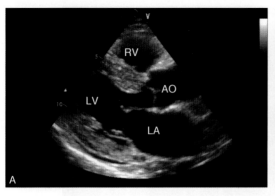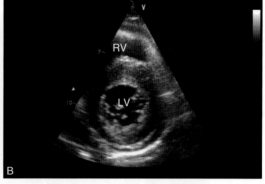

图 2-5-10　A、B 图均显示左心室后壁及室间隔呈均匀的向心性肥厚（厚度 >11mm）

（2）室壁运动：高血压病早期，由于左心室压力负荷增加，心肌收缩力增强，室壁运动幅度增高，左心室射血分数正常或增高。随病程进展至失代偿期，左心室收缩功能减退，室壁运动幅度普遍减低，收缩期增厚率减低，射血分数减低。

（3）心室内径正常或略减少，左心房轻至中度增大；病程晚期失代偿时，左心室扩大，舒张末期容积增大。

（4）主动脉壁活动幅度减小，重搏波消失，呈圆拱形，主动脉根部可增宽。

（5）心肌重量增加：心肌重量是评价心肌肥厚的重要指标。采用下列公式可计算心肌重量和心肌质量指数。

$$LVM(g)=1.05\left[(IVST_d+LVD_d+LVPWT_d)^3-LVD_d^3\right]$$

LVM. 左心室心肌重量；$IVST_d$. 室间隔舒张期厚度；LVD_d. 左心室舒张末期内径；$LVPWT_d$. 左心室后壁舒张期厚度。

$$左心室质量指数（LVMI）=LVM/BSA$$

BSA. 体表面积。

（6）左心室重构：高血压初期，一般无明显的左心室壁肥厚，随病程进展可出现左心室壁肥厚、左心室腔扩大、左心室重构。左心室重构有以下几种类型：

1）正常构型：左心室壁厚度及左心室质量指数（LVMI）均正常。

2）向心性重构：室壁厚度增加，LVMI 正常。

3）向心性肥厚：室壁厚度及 LVMI 均增加。

4）离心性肥厚：室壁厚度正常，LVMI 增加。

高血压患者左心室向心性重构和离心性肥厚较常见。

2. 彩色及频谱多普勒超声心动图

（1）二尖瓣瓣环扩大：瓣口可见以蓝色为主的收缩期反流，范围较小。

（2）舒张功能异常：高血压病引起的左心室心肌肥厚，首先影响左心的舒张功能，左心舒张功能异常往往发生在左心室肥厚前。早期二尖瓣口舒张期血流频谱 A 峰 >E 峰，E/A<1，E 峰减速时间延长（图 2-5-11）；病程晚期失代偿，左心室顺应性减退，二尖瓣口舒张期血流频谱 E 峰增高或正常，A 峰减低，E/A>2，E 峰减速时间、充盈时间均缩短。

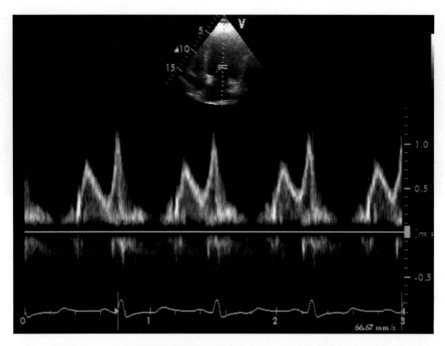

图 2-5-11　二尖瓣口舒张期血流频谱 A 峰 >E 峰，E 峰减速时间延长

（三）鉴别诊断

1. 主动脉瓣狭窄　风湿性主动脉瓣狭窄，先天性主动脉瓣上、瓣下狭窄，老年瓣膜退行性变造成主动脉瓣的狭窄均可导致左心室心肌不同程度肥厚及左心室顺应性的减低。超声心动图可直接显示瓣膜及瓣上、瓣下狭窄的特征性改变。

2. 肥厚型心肌病（又称特发性肥厚性主动脉瓣下狭窄，IHSS）　其典型的超声表现：室间隔非对称性肥厚，凸入左心室流出道，左心室流出道狭窄，二尖瓣的收缩期前向运动，即 SAM（收缩期前向活动）现象。

■【疑难解析】

诊断高血压心脏病时，注意与主动脉瓣狭窄、左心室流出道梗阻和降主动脉缩窄引起的心肌肥厚相鉴别。

五、肺源性心脏病

■【病理及临床】

肺源性心脏病（cor pulmonale）简称肺心病，分为急性与慢性两种。肺心病主要表现为肺动脉高压，继而右心室的顺应性减低并伴有心肌的肥大、心腔的扩张。肺心病代偿期主要是以慢阻肺的表现为主，失代偿期临床表现以呼吸衰竭为主，有或无心力衰竭。

■【基于指南及专家共识的超声影像学检查】

（一）检查方法

由于肺心病多见于老年人和肺气肿患者，超声探测时因心窗狭小，常规部位探测不能获得满意的图像，需采取特殊的探测方法。取胸骨左缘 5~6 肋间，可显示主动脉根部短轴切面，左心室长轴切面，观察右心室流出道，右心室及肺动脉情况。

剑突下探测是常用的检查部位，可显示剑突下左心室长轴切面、四腔切面，观察右心室流出道、右心室壁和心腔改变；右心室流入道及心底短轴切面可观察三尖瓣、右心室流出道、肺动脉。经食管超声心动图检查不受胸壁和肺的影响，图像清晰，可弥补肺心病患者经胸超声探查的不足。

（二）超声表现

1. 二维及 M 型超声心动图

（1）右心室流出道增宽：左心室长轴切面及 M 型超声心动图显示右心室流出道增宽，内径 >30mm，右心室流出道与左心房内径比值增大（>1.4）。

（2）右心室、右心房增大：四腔心切面显示右心室腔扩大，室间隔向左心室侧膨出，右心室腔扩大（>20mm），左心室相对变小，左、右心室内径之比 <2。右心室增大明显时，右心室腔的形态由正常的月牙形变成椭圆形（图 2-5-12）。

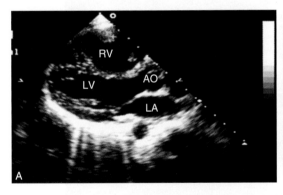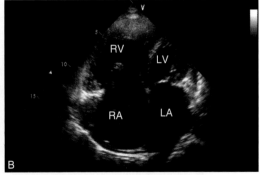

图 2-5-12　A 图 . 左心室长轴切面显示右心室增大，右心室流出道增宽，右心室前壁增厚，
室间隔变平；B 图 . 心尖四腔心切面显示右心房及右心室腔增大

（3）右心室前壁增厚、搏动增强：右心室前壁厚度≥6mm，活动幅度增高。

（4）肺动脉内径增宽：肺动脉扩张（≥26mm），肺动脉内径大于主动脉内径，左、右肺动脉增宽，右肺动脉内径 >18mm，左肺动脉内径 >20mm。

（5）室间隔的改变：室间隔作为右心室的内侧壁，当右心室的压力负荷过重时也代偿性增厚。随着压力的增高，室间隔的运动发生改变，随右心室运动而运动，与左心室后壁呈同向运动。左心室短轴切面可显示室间隔变平直失去正常的圆弧形（图 2-5-13）。

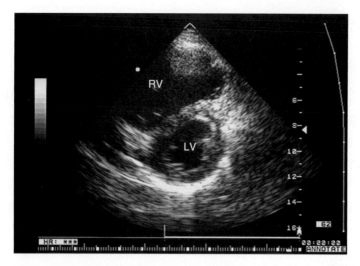

图 2-5-13 左心室短轴切面显示右心扩大，室间隔变平直，失去正常的圆弧形

（6）二尖瓣、三尖瓣活动曲线异常：肺心病患者可出现假性"二尖瓣狭窄"的超声征象。

（7）肺动脉瓣活动曲线异常：主要是收缩期肺动脉瓣开放时，可出现收缩中期关闭或切迹，肺动脉瓣开放曲线（即 CD 段）呈"W"形或"V"形，EF 段抬高呈弓形，斜率降低，A 波缩小或完全消失，BC 斜率增大等（图 2-5-14）。

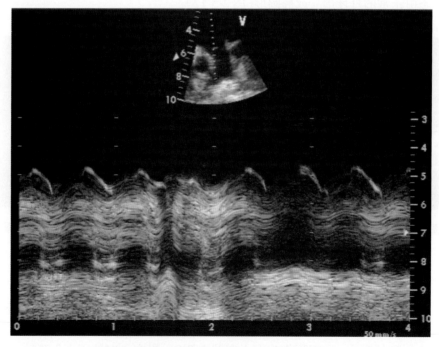

图 2-5-14 胸骨左缘肺动脉长轴切面肺动脉瓣开放曲线（即 CD 段）呈"V"形

2. 彩色及频谱多普勒超声心动图

（1）肺动脉收缩期血流频谱呈典型的三角形，表现为收缩期血流加速时间缩短，加速度增快，峰值前移，射血时间缩短，峰速度较低，肺血管阻力增加（图 2-5-15）。

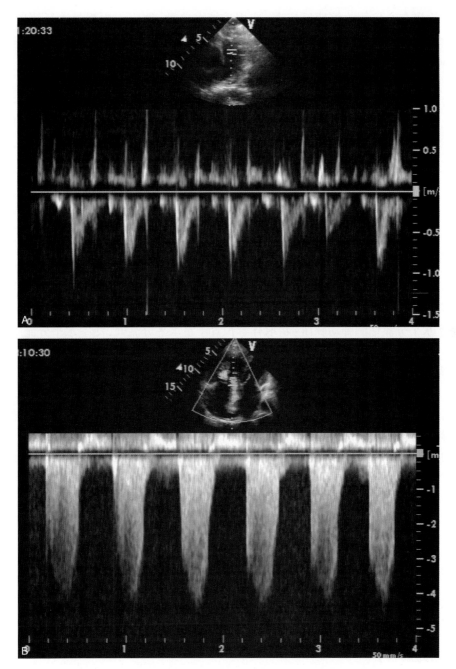

图 2-5-15 频谱多普勒超声测量肺动脉瓣及三尖瓣口血流频谱

A 图. PW 显示主肺动脉血流频谱呈典型的三角形, 收缩期血流加速时间缩短, 加速度增快, 峰值前移, 射血时间缩短, 峰速度较低; B 图. CW 于三尖瓣口测三尖瓣反流峰值速度, 估测肺动脉收缩压为 68mmHg, 肺动脉压中度升高。

（2）当伴有三尖瓣反流时, 将取样线置于三尖瓣口, 用连续多普勒测量三尖瓣的反流峰值速度, 可间接估测肺动脉收缩压。肺动脉高压的形成是肺心病产生的主要机制, 因此测量肺动脉收缩压相当重要。

1）三尖瓣反流测算法: 对合并三尖瓣反流的患者, 于大动脉短轴及四腔心切面, 彩色多普勒可检出右心房侧收缩期反流束,应用连续多普勒,测定三尖瓣最大反流速度,根据 Bernoulli 公式可算出右心室与右心房之间的压差(ΔP),即右心室收缩压 = 右房压 +ΔP。

Bernoulli 公式:右心室与右心房之间的压差 =$4V^2$(V 为三尖瓣反流速度)

$$肺动脉压 = 4V^2 + 右房压$$

右房压可根据下腔静脉宽度和吸气塌陷率来估算,下腔静脉吸气塌陷率 =(呼气末下腔静脉内径 – 吸气末下腔静脉内径)/ 呼气末下腔静脉内径,右房压的估测如表 2-5-4 所示:

表 2-5-4　右房压的超声心动图估测

下腔静脉内径 /mm	吸气塌陷率 /%	估测右房压 /mmHg
≤21	>50	3(0~5)
≤21	<50	8(5~10)
>21	>50	8(5~10)
>21	<50	15(10~20)

2)室水平分流估测肺动脉压:将取样容积置于室水平分流处,测室水平分流压差。

$$肺动脉压 = 肱动脉收缩压 – 室水平分流压差$$

3)大动脉水平分流估测肺动脉压

$$肺动脉压 = 肱动脉收缩压 – 大动脉水平分流压差$$

以上公式的应用前提均在右心室流出道通畅的情况下,即无右心室流出道及肺动脉狭窄。

4)肺动脉高压的分级

肺动脉高压标准:平均肺动脉压 >20mmHg。根据超声心动图所估测的肺动脉收缩压(PASP)严重程度将其分为三个等级:

轻度肺动脉高压:35mmHg≤PASP≤49mmHg;

中度肺动脉高压:50mmHg≤PASP≤69mmHg;

重度肺动脉高压:PASP≥70mmHg。

(三)鉴别诊断

应注意与肺动脉瓣狭窄引起的右心室增大相鉴别,右心室明显增大时,还需与右心室型扩张型心肌病相鉴别。

■【疑难解析】

右心室流出道增宽、右心室、右心房增大和肺动脉内径增宽是肺源性心脏病的典型表现,用三尖瓣反流测算法估测肺动脉压是常用的测压方法。

附:慢性肺源性心脏病基层诊疗指南(实践版·2018)

慢性肺心病的超声心动图表现包括:

(1)右心室流出道内径≥30mm。

(2)右心室内径≥20mm。

(3)右心室前壁厚度≥5mm 或前壁搏动幅度增强。

(4)左、右心室内径比值 <2。

（5）右肺动脉内径≥18mm或肺动脉干内径≥20mm。

（6）右心室流出道与左心房内径比值>1.4。

（7）肺动脉瓣曲线出现肺动脉高压征象者（a波低平或<2mm，或有收缩中期关闭征等）。

六、心肌病

心肌病（myocardial disease）是一类病因和临床表现均比较复杂的疾病，2006年美国心脏病协会（AHA）将心肌病定义为由各种原因引起的一组非均质的心肌病变，包括心脏机械活动和电活动异常，常常表现为心室异常扩张或肥厚。根据疾病累及器官的不同分为两大类：原发性心肌病和继发性（特异性）心肌病。

（一）扩张型心肌病

■【病理及临床】

扩张型心肌病（dilated cardiomyopathy，DCM）是一种原发的由心肌功能障碍引起的疾病，表现为左心室或双心室扩大、无其他负荷异常（高血压、瓣膜病等）或冠状动脉病变。DCM心肌广泛变性、纤维化、坏死、心肌收缩力减弱、心腔扩大。本病起病缓慢，有气短甚至端坐呼吸、水肿和肝大等充血性心力衰竭的症状，部分患者可发生栓塞或猝死。

■【基于指南及专家共识的超声影像学检查】

1. 检查方法

常用左心室长轴切面、心室各短轴切面、心尖四腔心等切面观察室壁的运动，注意房室大小及形态、各瓣膜的活动情况有无瓣膜的增厚及钙化等。

2. 超声表现

（1）心脏结构改变：

1）心腔明显扩大：以左心房和左心室扩大为主或全心扩大。左心室呈球形扩大，左心室流出道增宽，右心室扩大相对较轻。左心室扩大也可通过球形指数（sphericity index，SI）即左心室长径与短径的比值来评价左心室球形变程度，观察左心室重构情况（图2-5-16）。

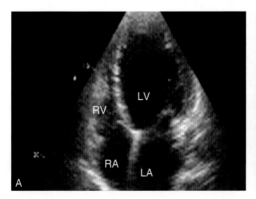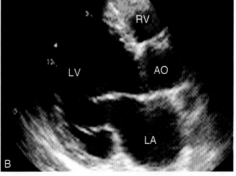

图 2-5-16 A、B 图为左心室长轴及心尖四腔心切面，均显示左心室明显增大，室间隔向右心室侧膨出，呈球形改变，室间隔与左心室后壁的厚度明显变薄，二尖瓣开放幅度减低

2）室壁厚度：心腔扩张较轻者，室壁厚度变化不明显，甚至可稍增厚。一般室壁厚度与左心室腔大小成反比，心腔越大则室壁越薄。

3）瓣膜开放幅度减低：二尖瓣开放受限，瓣口面积减小，前后叶开放幅度减小，与扩大的心腔形成"大心腔，小开口"改变，舒张期二尖瓣前叶开放顶点至室间隔距离（EPSS）增大，一般大于 10mm，CD 段平直（图 2-5-17）。

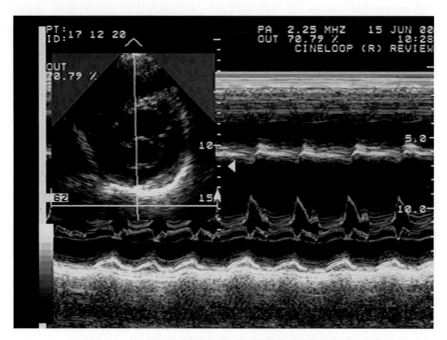

图 2-5-17　左心室二尖瓣水平 M 型曲线显示二尖瓣活动曲线
呈"钻石"样改变，EPSS 增大，CD 段平直

4）室壁动度减低：可表现为弥漫性减低，合并冠状动脉疾病时也可出现节段性室壁运动不良（图 2-5-18）。

5）附壁血栓形成：房室腔内可出现一个或多个附壁血栓，常见于左心室近心尖部。左心腔内血流缓慢瘀滞，可出现云雾状回声。

6）下腔静脉内径增宽（>21mm）及随呼吸塌陷率减低（<50%），提示右心房压增高。

7）心包积液：可合并心包积液，多为少量积液。

（2）心脏收缩功能明显减低

1）推荐改良双平面 Simpson 法测量左心室容积和 LVEF，RT-3DE 可用于测量左心室、右心室和左心房容积及射血分数。

2）根据二维或三维斑点追踪技术可评价心肌局部和整体应变和应变率，左心室整体纵向应变（global longitudinal strain，GLS）>−20% 时提示左心室收缩功能减低。

（3）瓣膜反流：

1）彩色多普勒血流显像：心肌收缩及舒张功能受损，心房和心室内的血流速度缓慢，导致心腔内彩色血流显色暗淡；心腔扩大可导致二尖瓣或三尖瓣环相对扩大，造成相对性关闭不全，瓣口出现收缩期反流。

2）频谱多普勒：各瓣口及各心腔内的血流速度明显减低。

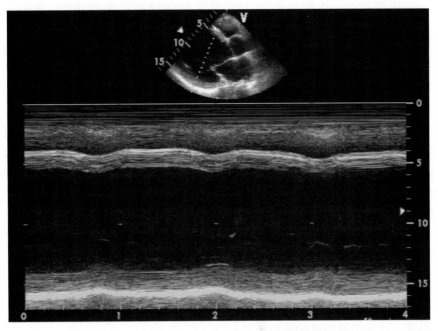

图 2-5-18 左心室长轴 M 型曲线显示室间隔与左心室后壁的厚度明显变薄，室间隔与
左心室后壁呈逆向运动，室壁运动幅度降低，收缩期室壁增厚率下降

（4）左心室充盈压升高

1）二尖瓣口舒张期血流频谱 E 峰常大于 A 峰：由于左心室充血导致左心室压力明显
增高，导致 A 峰明显变小甚至消失，可出现 E>2A（图 2-5-19）。

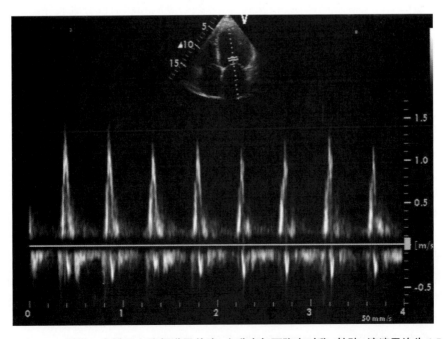

图 2-5-19 PW 显示二尖瓣口血流频谱呈单峰，上升支与下降支对称，较陡，流速平均为 1.5m/s

2）组织多普勒超声测量 DCM 室间隔处 e'<7cm/s 或侧壁处 e'<10cm/s 提示左心室舒张早期松弛受损。DCM 患者二尖瓣平均 E/e'>14（侧壁 E/e'>13 或间隔 E/e'>15），提示左心室充盈压升高。

（5）心腔声学造影：当常规超声心动图检查心腔结构显示不清晰时，应用声学增强剂可改善心腔内显像，提高 DCM 心腔大小及 LVEF 测量的准确性，更准确地评估左心室收缩功能，并在判断左心室室壁运动、心腔附壁血栓、心肌血流灌注等方面提供更可靠的信息。

（6）斑点追踪成像（speckle tracking imaging，STI）：通过应用二维或三维 STI 获取 DCM 左心室纵向及圆周应变达峰时间，显示 DCM 患者左心室心肌运动延迟的节段和程度，测量收缩期峰值速度和达峰时间，评价 DCM 左心室各节段收缩同步性，该技术为临床定量评价机械收缩不同步及 CRT 术后疗效的判定提供依据。

3. 鉴别诊断

（1）缺血性心肌病（ICM）：可出现室壁回声增强、局部变薄、室壁运动节段性降低，结合病史可提示诊断。

（2）高血压性心脏病：患者有明确的高血压病史，常表现为心肌对称性肥厚。晚期高血压性心脏病出现心腔扩大，伴有心力衰竭表现，结合病史可与 DCM 鉴别。

■ **【基于专家共识及指南的诊断标准】**

超声心动图检查是 DCM 诊断的首选影像学技术，X 线胸片、心脏磁共振成像（CMR）、心脏 CT 同样有助于诊断。在对 DCM 诊断时，需要排除引起心肌损害的其他疾病。临床常用诊断标准：①左心室舒张期末内径（$LVED_d$）>50mm（女性）和 >55mm（男性）（或相对准确方法——经体表面积校正的 $LVED_d$>2.7cm/m^2，或 $LVED_d$ 大于年龄和体表面积预测值的117%，即预测值的 2 倍标准差 +5%）；②左室射血分数（LVEF）<45% 和 / 或左心室短轴缩短速率（LVFS）<25%；③除外高血压、瓣膜病、先天性心脏病和缺血性心脏病等。

■ **【疑难解析】**

诊断扩张型心肌病，应注意与心肌梗死引起的左心室腔扩大相鉴别。左心室发现血栓应注意与左心室正常结构，如乳头肌、腱索及异位肌束等相鉴别。

（二）肥厚型心肌病

■ **【病理及临床】**

肥厚型心肌病（hypertrophic cardiomyopathy，HCM）特点为左心室壁非对称性肥厚，以室间隔肥厚最为多见。家族性者为常染色体显性遗传。DCM 典型的病理改变为心肌细胞异常肥大、肌束排列明显紊乱及间质纤维化等。部分患者完全无自觉症状，可猝死或在体检中被发现。许多患者有心悸、胸痛、劳力性呼吸困难等。

根据有无左心室流出道梗阻，可分为梗阻性和非梗阻性两型。梗阻性又分为静息梗阻性和隐匿梗阻性两种。根据心室壁肥厚的不同部位可分为四型：Ⅰ型，前室间隔肥厚；Ⅱ型，前、后室间隔肥厚；Ⅲ型，左心室壁均肥厚，但以室间隔的肥厚尤为突出；Ⅳ型，主要是乳头肌水平以下室间隔、左心室前壁和侧壁肥厚。

■【基于指南及专家共识的超声影像学检查】

1. 检查方法 常用胸骨旁左心室长轴切面和左心室短轴系列切面、心尖四腔心切面、五腔心切面,尤其是左心室短轴乳头肌水平切面。

2. 超声表现

(1)心脏结构改变

1)心室壁增厚,以左心室心肌受累为著,左心室心肌某节段或多个节段室壁厚度≥15mm,有家族史者,厚度≥13mm(图 2-5-20);肥厚型心肌病还可表现为心尖部肥厚,称为心尖肥厚型心肌病(图 2-5-21)。

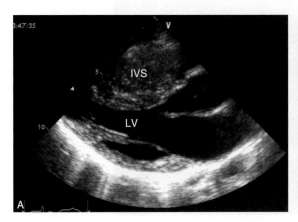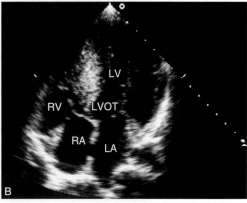

图 2-5-20 A、B 图示左心室长轴切面及心尖四腔心切面均显示室间隔呈梭形增厚,致左心室流出道狭窄,室间隔与左心室后壁厚度之比≥1.3~1.5,心肌回声不均匀,有回声强弱不等的斑点,心室腔变小

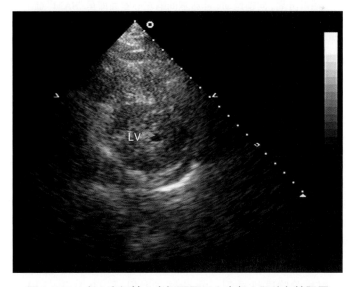

图 2-5-21 左心室短轴心尖切面显示心尖部心肌均匀性肥厚

2)心腔变小,左心室收缩期内径缩小,严重者心腔可成闭塞样改变;部分患者左心室流出道内径减小,存在不同程度梗阻。

3)伴有心功能不全时心腔可扩张,心腔中部梗阻心尖部压力增加可扩张呈瘤样改变,严重时局部缺血可出现运动减低;心室顺应性降低,左心房增大。

4)心肌回声不均匀,呈斑点样回声增粗、增强。

5)二尖瓣前叶收缩期前向移动,EF 段下降速度减慢,E 峰常与室间隔相撞,CD 段呈弓背样隆起,即 SAM 现象(图 2-5-22)。"SAM"征是梗阻性肥厚型心肌病的典型征象。

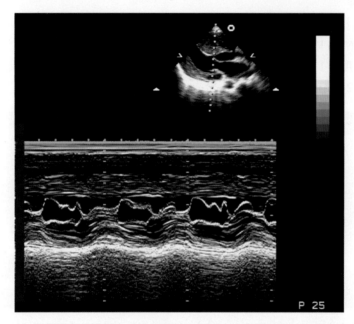

图 2-5-22 左心室长轴 M 型曲线显示室间隔明显增厚,室间隔与左心室后壁厚度之比 ≥1.5,
二尖瓣 E/A 比值降低,EF 斜率明显减低,二尖瓣前叶活动曲线 CD 段的前叶与
后叶分离,向前运动,可达室间隔左心室面即呈"SAM"征

(2)心室腔内梗阻特点

1)彩色多普勒超声检查:主要表现:①左心室流出道内收缩期出现五彩镶嵌血流,射流信号通常起自二尖瓣水平,但也可出现于左心室中部及心尖部(图 2-5-23)。②梗阻性 HCM 多合并二尖瓣反流,HCM 患者可同时存在二尖瓣脱垂,或继发于反复与室间隔接触或是湍流束冲击导致的瓣叶增厚、腱索断裂、腱索延长或增厚和感染。

2)频谱多普勒超声检查:主要特点:①静息时,收缩期左心室流出道出现收缩期射流信号,脉冲波多普勒测量跨左心室流出道最大压力阶差(LVOTG)≥30mmHg,认为存在左心室流出道梗阻;②连续波多普勒频谱表现为收缩期负向高速充填状射流,形态呈单峰"匕首"状(图 2-5-24);③左心室舒张功能障碍,包括顺应性减低,快速充盈时间延长,等容舒张时间延长。

3)负荷超声心动图检查:对静息时无左心室流出道梗阻(LVOTG<30mmHg)而有症状的患者,可做运动、药物负荷(多巴酚丁胺、亚硝酸异戊酯、异丙肾上腺素)超声心动图或 Valsalva 试验检查,以排除隐匿性梗阻。负荷试验激发后,HCM 患者 LVOTG≥30mmHg、肺动脉收缩压(PASP)增加、E/e' 增加、出现二尖瓣反流或左心室壁出现节段性室壁运动异常等均为阳性指标。

(3)心脏功能改变

1)左心室舒张功能改变:包括顺应性减低,快速充盈时间延长,等容舒张时间延长。

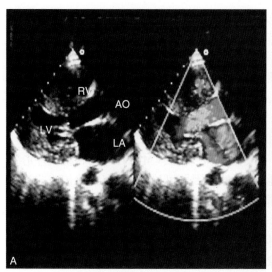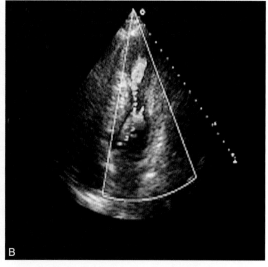

图 2-5-23　心尖四腔心切面显示室间隔中段明显肥厚，致左心室腔内狭窄，CDFI 于狭窄处检出高速血流

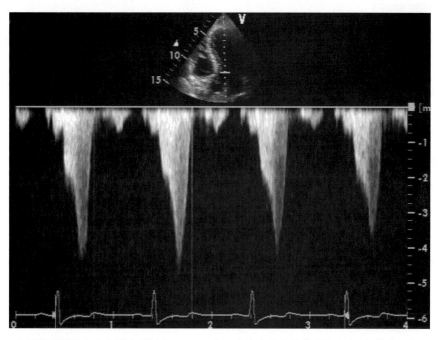

图 2-5-24　室间隔肥厚致左心室流出道狭窄，CW 于左心室流出道内检出高速血流，频谱的形态似"匕首"状

2）左心室收缩功能改变：常规超声心动图评价左心室收缩功能不全的主要指标包括左心室收缩末期和舒张末期容量、每搏量、LVEF、心排血量、LVFS 等，最常用的测量方法是改良双平面 Simpson 法。

3）冠状动脉微血管功能异常：心肌微循环障碍是 HCM 的重要特征之一，可通过冠脉血流储备（CFR）和心肌声学造影（MCE）检测。心肌声学造影可显示血管床与心肌的匹配关系及靶血管的血供范围，评估心肌的灌注情况，同时便于定位消融部位和半定量消融范围。

（4）心腔声学造影（left ventricular contrast echocardiography，LVO）　在诊断特殊类型 HCM（包括伴或不伴心尖室壁瘤的心尖肥厚型、心室中部肥厚型、均匀肥厚型及双室肥厚型等），LVO 能区别常规超声心动图不能清晰分辨的肌小梁结构等，在辅助诊断与鉴别诊断 HCM，尤其在排除心尖 HCM 方面有重要价值。

3. 鉴别诊断

（1）高血压心肌肥厚：多为左心室对称性肥厚，根据病史及临床特征多可鉴别。

（2）主动脉瓣狭窄：收缩期杂音位置较高，超声心动图检查可发现主动脉瓣病变。

■【基于专家共识及指南的诊断标准】

（1）成人：HCM 定义为应用任何一种检查手段（超声心动图、CMR、CT 等）检测到左心室任何一个或多个节段室壁厚度≥15mm 并且排除继发性原因即可诊断，而有些遗传或非遗传性疾病可表现出左心室肥厚（13~14mm），这种情况下，诊断 HCM 需要结合其他临床资料，如家族史、基因学检查、心血管系统之外的症状体征、心电图、实验室检查及其他影像学检查。

（2）儿童：左心室厚度超过同年龄、性别或体质指数儿童左心室厚度平均值 +2 倍标准差。

（3）HCM 患者的一级亲属：任何心脏影像学检查（超声心动图、CMR、CT 等）检测发现无其他已知原因的左心室壁单个节段或多个节段厚度≥13mm，即可确诊 HCM。

■【疑难解析】

诊断肥厚型心肌病应与高血压心脏病相鉴别，应注意心尖肥厚型心肌病的诊断，临床常漏诊。

（三）限制型心肌病

■【病理及临床】

限制型心肌病（restrictive cardiomyopathy，RCM）病理生理学特点为心肌及心内膜增厚、纤维化、心肌僵硬。病变多累及两侧心室（60%），患者可出现乏力、呼吸困难或劳力性胸痛等症状。累及左心室者可有咳嗽、呼吸困难等，累及右心室者多有腹胀、肢体水肿等。

■【基于指南及专家共识的超声影像学检查】

1. 检查方法　常用胸骨旁左心室长轴切面、心尖四腔心切面、心尖两腔心切面、心尖左心室长轴切面等。

2. 超声表现

（1）心脏结构改变：

1）正常或减小的左心室腔容积（<40mL/m^2），双心房扩大，扩大的心房内可见附壁血栓。

2）左心室壁厚度正常或增厚，心内膜病变可出现心内膜回声增强；若累及室壁，心肌运动幅度可减低，心室壁舒张受限。

3）部分患者房室瓣可增厚、变形、运动幅度减弱，伴瓣膜反流。

4）心腔内可见附壁血栓，亦可出现心包积液、下腔静脉扩张等心力衰竭表现。

（2）左心室功能异常：

1）左心室舒张功能异常：RCM 影像检查以血流动力学改变为基本特征，而非形态学异常。早期 RCM 左心室舒张功能不全由室壁松弛受损、充盈压正常（Ⅰ级）转为假性正常，充盈压升高（Ⅱ级）；随疾病进展，左心室松弛障碍合并左心室充盈压显著增高，左心室舒张功能不全（Ⅲ级）。RCM 进展期呈现特征性限制性改变，表现为 E/A 值 >2.5，E 峰减速时间

（DT）<150ms，等容舒张时间（IVRT）<50ms，二尖瓣瓣环 e' 减低，但 e' 侧壁 >e' 间隔，E/e'>14 以及 $LAVI$>50mL/m^2。

2）左心室收缩功能异常：LVEF 是评价左心室收缩功能最常用的指标，男性 LVEF<52%，女性 LVEF<54% 提示左心室收缩功能异常。

（3）心脏声学造影检查：若连续两个及以上左心室节段心内膜显示不清，推荐使用声学增强剂辅助识别心内膜边界，以准确定量评估 RCM 患者左心室容积和 LVEF。此外，超声造影能更清晰地显示心腔解剖特征，对识别心腔内血栓等有很大帮助。

3. 鉴别诊断

缩窄性心包炎：由于缩窄的心包限制心脏扩张以及受呼吸时胸腔内压力周期性变化影响，左、右心室容积特征性表现为随呼吸运动交替变化，与 RCM 的鉴别要点主要见表 2-5-5。

表 2-5-5　限制型心肌病与缩窄性心包炎的鉴别诊断

鉴别要点	缩窄性心包炎	限制型心肌病
病史	心包积液病史，发展缓慢	病因不明，发展迅速
心包或心内膜	心包（增厚、钙化）	心内膜（增厚、回声增强）
心房	轻度增大	通常显著增大
室间隔运动	室间隔随呼吸周期性摆动，M 型超声室间隔舒张早期切迹	不明显
二尖瓣血流呼吸相改变	明显，吸气时 E 峰速度降低，呼气时相反，差别 >25%	改变不明显
组织多普勒	二尖瓣环平均 e'>8.0cm/s，侧壁瓣环 e'< 间隔瓣环 e'（瓣环倒置）	二尖瓣环平均 e'<8.0cm/s
肝静脉血流受呼吸影响	呼气时舒张期末期反向血流速度 / 前向血流速度≥0.8	吸气时反向血流速度增快

■ **【基于专家共识及指南的诊断标准】**

限制型心肌病目前无公认的影像学诊断标准，需综合临床表现和 CMR、心脏 CT 和超声心动图等影像学检查。主要标准包括心房显著扩大、心室腔正常或缩小，舒张功能障碍而收缩功能正常或接近正常者，应考虑诊断 RCM，确诊依赖于心内膜心肌活检。

■ **【疑难解析】**

限制型心肌病以心内膜、心肌增厚为主要表现，心包回声和厚度正常，而缩窄性心包炎以心包增厚，回声增强为特征。

思考题

1. 真性室壁瘤与假性室壁瘤超声鉴别要点是什么？
2. 川崎病的超声图像特点有哪些？
3. 非梗阻性和梗阻性肥厚型心肌病的鉴别要点有哪些？
4. 限制型心肌病与缩窄性心包炎的鉴别要点有哪些？

第六节　心 包 疾 病

心包分为脏层心包和壁层心包,后者为坚韧的纤维组织,内衬以浆膜。脏层为浆膜,紧贴于心肌表面,两层心包之间为心包腔,内有少量液体,正常心包腔内约含 50mL,在心脏搏动时起润滑作用。

心包疾病有急性心包炎(acute pericarditis)、心包积液(pericardial effusion, PE)、缩窄性心包炎(constrictive pericarditis)和其他心包疾病等。心包炎往往伴有心包积液。

一、心包积液

■【病理及临床】

心包积液可出现于整个心包,也可局限于心包的局部。心包积液按积液性质一般分为:漏出液、渗出浆液性、脓性、乳糜性及血性。慢性心包积液患者,常无明显症状,有时患者有持续性胸部钝痛,大量心包积液压迫周围组织结构可引起吞咽困难、咳嗽、呼吸困难、呃逆或声音嘶哑等。

■【基于指南及专家共识的超声影像学检查】

(一)检查方法

常用胸骨旁左心室长轴切面、心尖四腔心切面、胸骨旁左心室短轴系列切面、剑突下切面等。

(二)超声表现

1. 少量心包积液(<100mL)　积液可仅局限于左心室后壁的后方、房室沟处,不出现于心尖部、侧部和前方,M 型超声左心室后壁可见液性暗区,室间隔与左心室后壁仍呈逆向运动(图 2-6-1)。

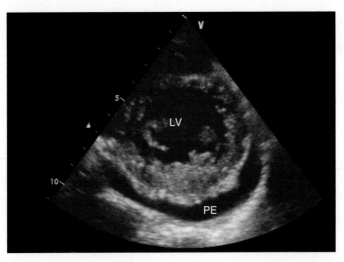

图 2-6-1　左心室短轴切面乳头肌水平,左心室后壁的后方及房室沟处均见液性暗区

2. 中量积液（100~500mL）　液性暗区弥漫分布于左心室后壁后方，右心室前壁前方及心尖处，整个心包腔内可见呈均匀分布的液性暗区，液性暗区内径 <20mm（图 2-6-2）。左心室短轴见左心室后方液性暗区呈弧形，尚可见主动脉根部活动幅度减小，右心室前壁运动幅度略增大。

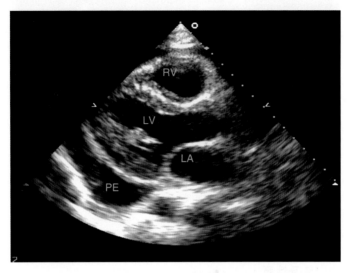

图 2-6-2　整个心包腔内可见呈均匀分布的液性暗区

3. 大量积液（>500mL）　整个心脏位于液性暗区之内，内径≥20mm，可见心脏在液性暗区中的摆动征（图 2-6-3），并受压变小，大动脉根部可出现液性暗区。室间隔与左心室后壁，右心室前壁出现同步、同向运动。心尖部 M 型取样时，可出现心尖间断撞击取样线的荡击波形。

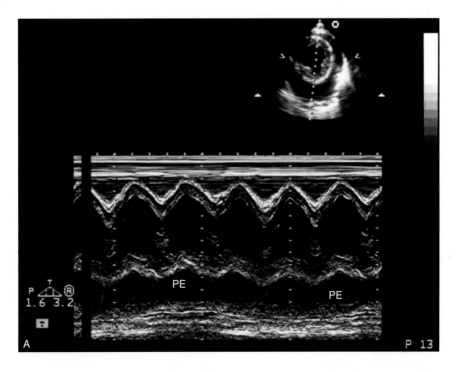

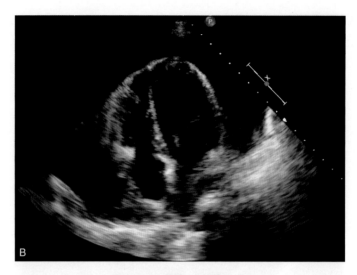

图 2-6-3　超声示大量积液

A 图．左心室短轴 M 型曲线显示室间隔与左心室后壁同步、同向运动，左
心室前、后壁心包腔内均见液性暗区；B 图．心尖四腔心切面显示整个心
尖部、右心室前壁及左心室侧壁心包腔内均见液性暗区。

4. 心包积液的定量及性质

（1）半定量方法：在后方（左心室后壁后方心包腔）有 <10mm 无回声区，一般积液
量 <100mL；当无回声区分布于左心室后方以及外侧、心尖部和前方，前方无回声区宽度
<10mm 时，心包积液量为 100~500mL；大量心包积液时，心室的后方、前方、外侧、心尖等
处都有无回声区，心室前方的无回声区宽度达 10mm 时，积液量约 800mL；无回声区宽度
20mm 时，提示积液量约 1 250mL。

（2）心包积液量的计算法：此法仅适用于中量以上的积液。

$$心包积液量（mL）=D_1^3-D_2^3$$

D_1 为左心室短轴切面乳头肌水平壁层心包前壁到后壁的直径。

D_2 为左心室短轴切面乳头肌水平脏层心包前壁到后壁的直径。

根据液性暗区的回声特点，可初步鉴别积液的性质。

1）浆液性的积液：以液体渗出为主，心包腔内透性较好，随体位活动变化较大；

2）纤维性渗出为主的积液：液性暗区中可见纤维素细光带回声，漂浮于液性暗区内；

3）脓性和血性积液：心包腔液性暗区较混浊，可见较多的光点或絮状物回声。

（三）鉴别诊断

1. 胸腔积液　心包积液可使降主动脉与心脏的距离加大，而胸腔积液使降主动脉与心
脏距离缩小，紧贴心脏，随呼吸有变化。

2. 心包脂肪　心脏表面脂肪呈低回声，附着于心包之外，多出现于心尖部，心室壁前
外侧，心包脂肪回声无完整规则的边缘，覆盖于心包壁层表面，而非心包腔内。

■【疑难解析】

心脏后侧心包积液要与左侧胸水、心包肿瘤、心后肿物等鉴别；心脏前侧心包积液要与

心包脂肪、新生儿胸腺及纵隔囊肿等鉴别。

二、缩窄性心包炎

■【病理及临床】

缩窄性心包炎(constrictive pericarditis,CP)是由急性心包炎发展而来,以结核性最多见,心包脏层与壁层增厚、钙化、粘连,心包腔闭塞形成一个纤维瘢痕外壳,限制心肌的舒张功能,使回心血流受阻,出现静脉淤血征象。患者最常见的症状是心前区疼痛,可伴有胸闷、咳嗽、咳痰、呼吸困难、腹胀,下肢水肿等。

■【基于指南及专家共识的超声影像学检查】

(一)检查方法

常用胸骨旁左心室长轴切面、心尖四腔心切面、胸骨旁左心室短轴系列切面、剑突下切面等。

(二)超声表现

1. 心包增厚 多个切面均可显示心包脏层和壁层增厚(图 2-6-4),心包厚度多在 3~5mm,厚者可达 10mm 以上。如有心包钙化,回声明显增强,严重时呈强的回声光带。

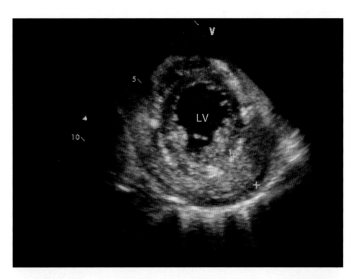

图 2-6-4 左心室短轴切面显示整个心包明显增厚,尤以左心室侧后壁增厚明显

2. 房室大小改变 左、右心房常增大,心室腔多正常或稍小,房室交界后角常小于150°。

3. 室壁运动受限 增厚缩窄的心包可限制室壁的舒张活动,左心室壁在舒张期运动受限,呈平直状,或向后运动消失。室间隔反常运动,可在舒张期出现异常向后运动,M 型超声可见室间隔舒张早期切迹,即室间隔抖动"弹跳征"(图 2-6-5)。

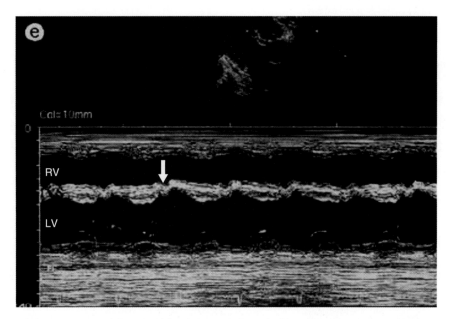

图 2-6-5　M 型显示左心室后壁心包明显增厚,回声增强;箭头所示室间隔"弹跳征"

4. 心脏外形改变　增厚缩窄的心包可使心脏外形发生改变,形态异常。如缩窄部位位于房室环处,则于四腔切面显示心脏形态酷似"葫芦状"(图 2-6-6)。

5. 二尖瓣口血流频谱　可显示吸气后峰值流速减低,充盈时间缩短,E 峰减速时间缩短(图 2-6-7)。

6. 下腔静脉、肝静脉扩张,在深呼吸时增宽更明显(图 2-6-8)。

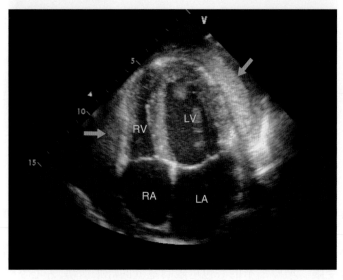

图 2-6-6　心尖四腔心切面显示心尖部及右心室前壁脏层心包增厚,回声增强,
右心室前壁舒张期运动受限,呈平直状,心脏外形发生改变

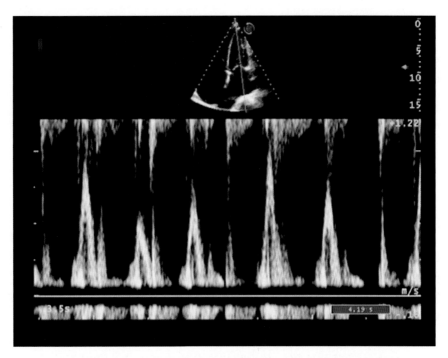

图 2-6-7　PW 示吸气后二尖瓣口血流峰值流速减低，E 峰减速时间缩短

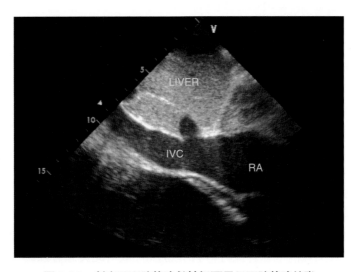

图 2-6-8　剑突下下腔静脉长轴切面显示下腔静脉扩张

（三）鉴别诊断

与限制型心肌病鉴别，后者表现为室壁和室间隔增厚，收缩期运动幅度减低，而无心包增厚、钙化等表现。

■【疑难解析】

缩窄性心包炎以心包增厚,回声增强为特征,收缩运动正常。

思考题

　　1. 心包积液与胸腔积液如何鉴别?
　　2. 缩窄性心包炎和限制型心肌病的鉴别要点有哪些?

第七节　先天性心脏病

　　正常情况下,心脏内的血液是沿着一个方向流动的,先天性心脏病时,由于心脏结构异常,致使血流动力学发生障碍,出现机体组织器官供血障碍,造成组织缺氧,影响患儿生长发育;肺部血流增加,容易反复发生肺部感染;血流动力学异常使心脏负担加重,发生心力衰竭,诱发恶性心律失常甚至猝死;由于心脏结构异常造成血液湍流,使局部心内膜结构受损,且容易滋生细菌,发生感染性心内膜炎。

　　心脏由三个节段和其间的两个接口组成。三个节段是指心房、心室和大动脉,两个接口是指左、右心室与大动脉的连接。在心脏超声分段诊断中应注意以下关键问题:①心脏位置;②心房及其与静脉的连接;③心室及其与心房的连接;④大动脉及其与心室的连接;⑤间隔的缺损与定位诊断;⑥流出道梗阻的存在及定位。

　　心房正位:右心房与肝脏均在右侧,左心房与脾脏均在左侧。

　　心房反位:右心房与肝脏均在左侧,左心房与脾脏均在右侧。

　　心室右袢:形态右心室在右侧,形态左心室在左侧。

　　心室左袢:形态右心室在左侧,形态左心室在右侧。

　　心脏位置的异常——①镜像心:心尖在右胸腔,心房反位,心室左袢,主动脉与左心室,肺动脉与右心室连接。②单发右位心:即右旋心,心尖在右胸腔,心房、心室位置正常,大血管的连接关系正常。③单发左位心:即左旋心,心尖在左胸腔,心房反位,心室左袢,主动脉与左心室连接,肺动脉与右心室连接。

　　先天性心脏病可分为两大类——①非发绀类:常见的由左向右分流包括房间隔缺损、室间隔缺损、动脉导管未闭、主动脉窦瘤破裂、部分性肺静脉异位引流等。此类先天性心脏病,一般无发绀,但当分流量大、肺血阻力高、肺动脉压逐渐增高、发展到肺动脉高压接近体循环压力,最后出现艾森门格综合征时,可出现发绀,故对此类患者强调早期诊断与及时治疗;此外,还有动脉及瓣叶畸形,如肺动脉瓣狭窄、先天性二叶式主动脉瓣,马方综合征等。②发绀类:常见的有法洛四联症、大动脉转位、完全性肺静脉异位引流、右心室双出口、永存动脉干、三尖瓣下移等。

一、房间隔缺损与卵圆孔未闭

　　房间隔缺损(atrial septal defect, ASD)是最常见的先天性心脏病之一,为心房间隔在胎儿期发育不全造成左、右心房之间直接交通及血液分流的疾病。卵圆孔是胚胎时期心脏房间隔的一个生理性通道。出生后，随着左心房压力（left atrial pressure，LAP）升高和肺动脉阻力降低，房间隔原发隔和继发隔相互靠近、融合，未能闭合者在房间隔中部形成一个潜在的通道，即卵圆孔未闭（patent foramen ovale，PFO）。

■【病理及临床】

房间隔缺损按胚胎学来源可分为原发孔（第一孔）型和继发孔（第二孔）型。通常所称的房间隔缺损即指继发孔房间隔缺损，约占75%，原发孔房间隔缺损约占15%。原发孔型房间隔缺损是指心内膜垫发育不全所致的缺损，又称不完全型心内膜垫缺损。根据继发孔型房间隔缺损部位不同可分为四型。

1. 中央型或卵圆孔型 缺损位于房间隔中心卵圆孔处，多为单发，亦可有两个以上或呈筛孔状。

2. 下腔静脉型 缺损位置较低，位于房间隔的后下方，下腔静脉入口处，下腔静脉缘与缺损下缘相连。

3. 上腔静脉型（静脉窦型） 缺损位置最高，位于房间隔的后上方，上腔静脉入口处，常合并右上肺静脉畸形引流。

4. 混合型 兼有上述两种以上的大缺损，其血流动力学改变与单心房相似（图2-7-1）。

正常时，左心房压力高于右心房。房间隔缺损时，心房水平由左向右分流，缺损小时分流量少，右心系统扩大不明显；分流量大时，右心系统的容量负荷加重，导致右心系统明显扩大。随着病程进展，肺动脉压升高，心房水平可出现由右向左分流。继发孔型房间隔缺损可合并多种先天性畸形，如肺静脉畸形、左位上腔静脉残留及心内膜垫缺损。

正常情况下，静脉注射右心声学造影剂后，微气泡随血液回流右心房、右心室、肺动脉，因微气泡直径较大无法通过肺毛细血管网，而在毛细血管前嵌

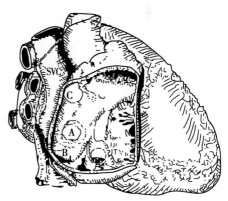

A. 中央型；B. 下腔静脉型；C. 上腔静脉型。

图2-7-1 ASD病理解剖部位和分型

顿破裂，气体由肺呼出，右心可见亮而密的气泡显影，而左心无显影。存在PFO时，静息状态下多无左心显影，当存在病理性右心房压力增高时，可能存在持续性或间歇性左心显影；配合激发动作右心房压升高超过左心房压时产生瞬时右向左分流，微气泡进入左心房、左心室而出现一过性、短促左心显影。

■【基于指南及专家共识的超声影像学检查】

（一）检查方法

常选取主动脉根部短轴切面、心尖四腔心切面、胸骨旁四腔心切面、剑突下四腔心切面或剑突下双心房切面，可清楚完整的显示房间隔。

（二）超声表现

1. 二维及M型超声心动图 房间隔回声中断，断端回声增强，这是由缺损残端与血液

之间存在强回声界面所致（图 2-7-2）。右心房、右心室腔增大，右心室流出道及肺动脉增宽。左心室相对较小，室间隔运动异常，与左心室后壁呈同向运动（图 2-7-3）。

2. 多普勒超声心动图　彩色多普勒显示红色血流束自左心房经房间隔缺损部位进入右心房（图 2-7-4）。亮度代表分流速度，缺损小时流速较高，缺损大时流速较低。不同类型的房间隔缺损，其彩色血流束分流的部位不同，如中央型缺损血流通过房间隔中部，上腔静脉型缺损血流通过房间隔顶部，靠近腔静脉开口处等。由于右心室容量负荷过重，三尖瓣和肺动脉瓣瓣口血流速度增快，可有血液反流。多个缺损或筛孔样缺损，彩色多普勒可显示多束分流信号。

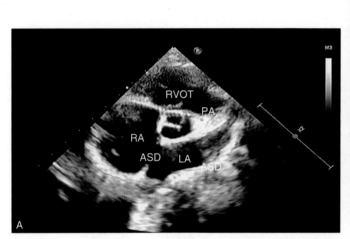
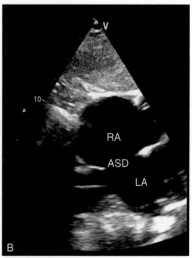

RVOT. 右心室流出道；ASD. 房间隔缺损；LA. 左心房；RA. 右心房；PA. 肺动脉。

图 2-7-2　ASD 二维超声表现

A、B 图分别显示大血管短轴及剑突下四腔心切面房间隔回声中断，断端回声增强。

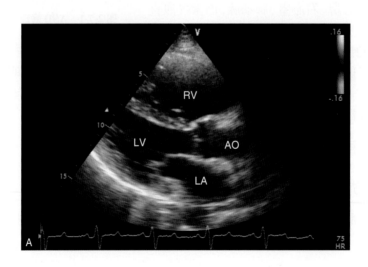

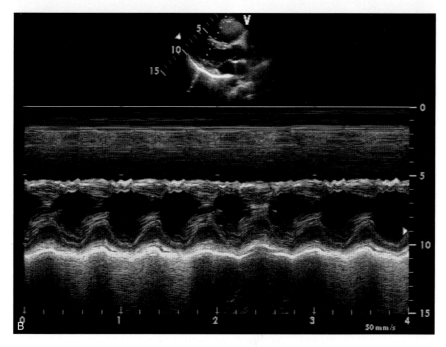

LA. 左心房；AO. 主动脉；LV. 左心室；RV. 右心室。

图 2-7-3 ASD 二维及 M 型曲线表现

A、B 图. 左心室长轴及 M 型曲线显示右心室增大，右心室流出道增宽，左心室相对较小，室间隔运动异常。

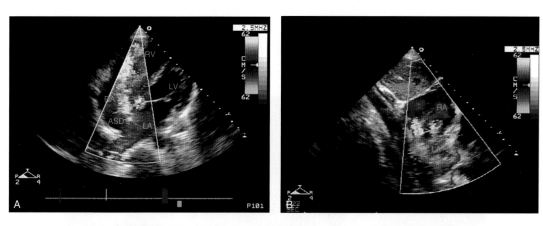

ASD. 房间隔缺损；LA. 左心房；RA. 右心房；LV. 左心室；RV. 右心室；LIVE. 肝脏。

图 2-7-4 ASD 的彩色血流图

A 图. 心尖四腔心切面显示心房水平由左向右分流；B 图. 剑突下双心房切面显示心房水平三束由左向右分流为多孔型房间隔缺损。

脉冲多普勒可显示分流频谱持续双期，多呈双峰或三峰，收缩期由左向右分流速度逐渐增加，至收缩晚期达最高峰为第一峰，舒张早期分流速度减低，舒张中期又增高，形成第二峰，舒张晚期心房收缩，分流速度增加，形成第三峰，最大的分流速度通常在 1.0~1.3m/s 之间（图 2-7-5）。

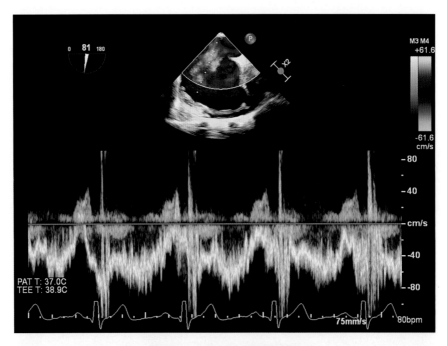

图 2-7-5　ASD 的血流频谱图

PW 示分流频谱持续双期，呈三峰。

3. 经食管超声心动图（TEE）　TEE 是诊断 ASD 的最佳方法，明确 ASD 的具体部位、数量、缺损大小、残端情况（图 2-7-6）及 ASD 与周围组织结构的毗邻关系，观察四条肺静脉进入左心房及上、下腔静脉进入右心房的开口，对房间隔缺损进行三维重建（图 2-7-7）。TEE 对诊断静脉窦型缺损也有重要帮助。双房切面可清晰显示中央型，上腔型、下腔型 ASD 的大小，包括筛孔状和较大的 ASD，以及与主动脉、上腔静脉、下腔静脉及右肺静脉的关系。

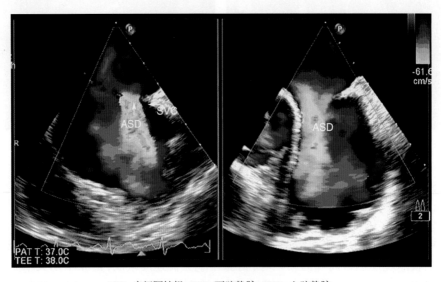

ASD. 房间隔缺损；IVC. 下腔静脉；SVC. 上腔静脉。

图 2-7-6　ASD 的 TEE 彩色血流图（上、下腔切面）

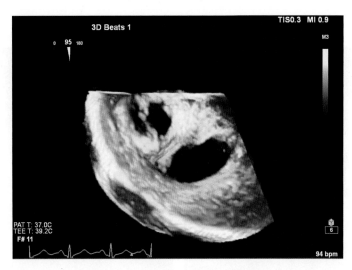

图 2-7-7　ASD 的 TEE 三维重建图

4. 右心声学造影超声检查　TEE 结合右心声学造影（agitated saline contrast echocardiography，ASCE）以及充分的激发试验是诊断心内分流的金标准成像方式，尤其是 PFO 的诊断。ASCE 是超声心动图检测心内和心外分流的有力工具之一，其操作简易、安全性高，可通过标准的操作与全面的分析策略，以最少的操作获得准确的诊断，对 PFO 进行定性诊断与定量评价，在临床诊断与治疗中发挥不可或缺的价值和作用。

（1）检查方法：通常使用震荡生理盐水（空气微泡），静脉路径通常选择上肢肘静脉，嘱患者做 Valsalva 动作（嘱患者吹注射器，或吹连接压力计的导管达到并维持 40mmHg），记录静息相与激发相，重复 3 次避免假阴性结果。

（2）二维超声表现：①静息相、激发相左心均无微泡显影，为阴性，无右向左分流（RLS）。②静息相左心无显影，或出现偶发、不连续的微泡显影，激发相（尤其是释放期）左心出现瞬时明显微泡显影，为阳性，提示为 PFO-RLS。③静息相右心房显影 3~6 个心动周期后左心出现连续、持续的微泡显影，左心微泡清空晚于右心，为阳性，提示为肺动静脉分流（如肺动静脉瘘、肝肺综合征等）。④静息相右心房显影 3~6 个心动周期后左心出现连续、持续的微泡显影，激发相左心出现明显的瞬时显影增加，不能除外 PFO 与肺动静脉分流并存，应在微泡清空后再次行激发动作。⑤阳性标准与分流量判定：分流量的多少以充分激发动作后的左心最大显影量为判断依据。

（3）超声定量诊断：

cTTE（经胸超声心动图右心声学造影）：以静止单帧图像上左心腔内出现的最大微泡数量进行分级（图 2-7-8）。

1）0 级，左心腔内没有微泡，无 RLS；

2）Ⅰ级，左心腔内 <10 个微泡 / 帧，为少量 RLS；

3）Ⅱ级，左心腔内 10~30 个微泡 / 帧，为中量 RLS；

4）Ⅲ级，左心腔内可见 >30 个微泡 / 帧，或左心腔几乎充满微泡、心腔混浊，为大量 RLS。大量微泡无法计数或充满左心腔时，应在报告中注明。

须注意左心微泡的数量也取决于注入的微泡浓度及激发动作的充分性。

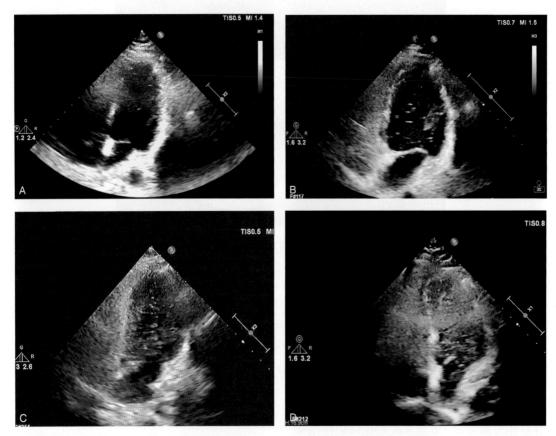

图 2-7-8　经胸超声心动图右心声学造影显示右向左分流量判断

A 图．Ⅰ级，左心腔内 <10 个微泡 / 帧，为少量右向左分流；B 图．Ⅱ级，左心腔内 10~30 个微泡 / 帧，为中量右向左分流；C 图．Ⅲ级，左心腔内可见 >30 个微泡 / 帧，为大量右向左分流；D 图．大量微泡无法计数或充满左心腔。

5. 经颅多普勒超声发泡试验　经颅多普勒超声发泡试验，又称为对比增强经颅多普勒超声（contrast transcranial Doppler，cTCD），cTCD 造影剂制备及注射操作与右心声学造影相同。因为微泡至脑血管的路径较长，微泡破裂导致假阴性的可能性较 cTTE 高，建议 cTCD 使用混血的激活生理盐水作为造影剂（表 2-7-1）。

（1）检查方法：每次开始注射时开始计时，注射 5s 时开始充分的 Valsalva 动作，持续至少 5s。通过观察大脑中动脉和终末段动脉的血流速度判断是否为有效地 Valsalva 动作，记录 20~25s 内一侧大脑中动脉的微泡信号数目。如超声不能穿透颞窗监测大动脉、中动脉，可以选择经枕窗监测椎基底动脉。

（2）超声表现：4 级分类法（单侧大脑中动脉、颈内动脉终末端，如分流量不完全一致，记录分流量较大的一侧）——①0 级，0 微泡，无分流；②Ⅰ级，1~10 个微泡（双侧 1~20 个），为少量 RLS；③Ⅱ级，>10 个微泡（双侧 >20 个）、非帘状，为中量 RLS；④Ⅲ级，微泡信号呈帘状（curtain）或淋雨型（shower）、不能区分单个微泡，为大量 RLS（图 2-7-9）。

表 2-7-1 PFO超声诊断方法

方法	优点	局限
cTCD	目的：诊断静息及激发动作后的右向左分流 敏感度97%，特异度92%，AUC 0.97[a] 激发动作有效性易于判断 耐受性好 低价 半定量评价分流程度 目的：诊断右向左分流及可能的栓子来源	无法评价房间隔解剖 无法直接观察分流来源（可能因肺动静脉分流造成PFO假阳性诊断）
cTTE	敏感度88%，特异度82%，AUC 0.91[a] 耐受性好 低价，可及性高 激发动作易行 目的：房间隔解剖形态定征，PFO封堵前评估	房间隔解剖观察不良 少量分流敏感度差 可能因肺内分流造成假阳性诊断
cTEE	寻找栓子来源"金标准" 敏感度89%，特异度91%，AUC 0.93[b] 直接观察PFO及周围组织解剖	患者不适 激发动作可能不充分

注：[a] 与cTEE对比；[b] 与尸解、心脏外科手术、导管数据对比；PFO，卵圆孔未闭；cTCD，对比增强经颅多普勒超声；cTTE，经胸超声心动图右心声学造影；cTEE，经食管超声心动图右心声学造影；AUC，受试者工作特征曲线下面积。

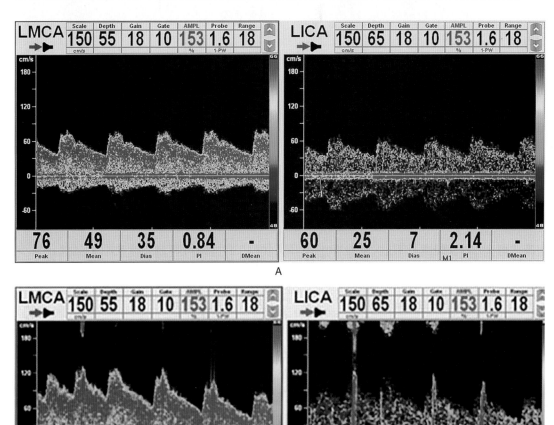

A

B

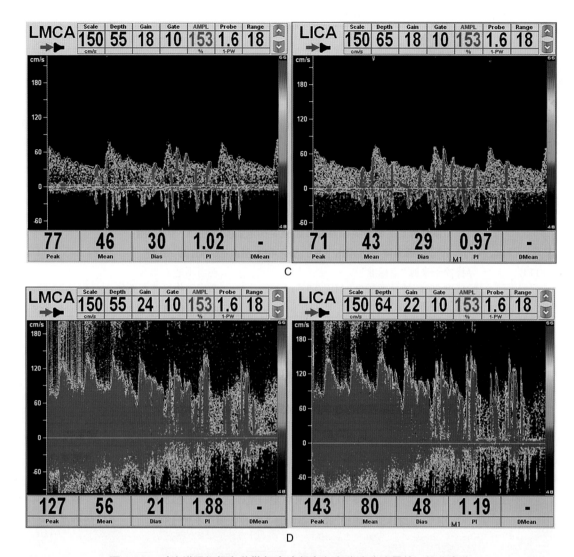

图 2-7-9　对比增强经颅多普勒超声诊断右向左分流分流量的 4 级分类法

（单侧大脑中动脉、颈内动脉终末端）

A 图 . 0 级，0 个微泡，无分流；B 图 . Ⅰ 级，1~10 个微泡，少量分流；C 图 . Ⅱ 级，>10 个微泡、非帘状，中量分流；D 图 . Ⅲ 级，帘状（curtain）或淋雨型（shower）微泡，不能区分单个微泡，大量分流。

（三）诊断标准与鉴别诊断

1. 诊断标准（表 2-7-1）

（1）超声心动图多个切面显示房间隔局部回声失落。

（2）多普勒超声心动图显示心房水平左向右分流。

（3）明确房间隔分流是诊断 PFO 的必要条件。右心声学造影用于明确诊断有无房间隔 RLS 及分流量，强调造影剂微泡浓度及充分地激发动作。

（4）PFO-RLS 表现为与激发动作（右心房压力升高）相关的短促、一过性、快速消散的左心显影。

（5）cTCD 根据大脑中动脉记录的微泡信号数目对 RLS 进行分级。

2. 鉴别诊断

（1）肺静脉畸形引流：ASD 易与完全性肺静脉畸形引流相混淆，但如观察到左心房较小，应考虑肺静脉异位引流的可能，注意检查肺静脉是否开口于左心房，左心房侧壁有无共同肺静脉干，患者有无发绀等。

（2）肺血管病：与 ASD 常有相似的超声心动图表现，如右心腔扩大等，但是肺血管病无房间隔回声失落。

■【疑难解析】

多普勒超声心动图检出心房水平左向右分流为房间隔缺损的最终确诊标准。应描述：①是否存在 ASD（突出方向、深度以及基底宽度）；②继发隔厚度；③是否存在欧氏瓣或者希阿里网；④静息及 Valsalva 动作后房间隔原发隔与继发隔最大分离距离以及重叠长度；⑤是否合并室间隔缺损、左心耳血栓、瓣膜赘生物以及主动脉斑块等。

二、室间隔缺损

室间隔缺损（ventricular septal defect，VSD）是指胚胎时期室间隔部位发育异常导致缺损，形成两侧心室之间出现异常分流的先天性心脏病。室间隔缺损可单独存在，也可是心脏复合畸形的一部分，如法洛四联症、大动脉转位、永存动脉干等，或合并其他心脏畸形，如房间隔缺损、动脉导管未闭、肺动脉狭窄等。

■【病理及临床】

胚胎的 4—8 周心室开始发育，胚胎发育过程中，原始心室及心球的圆锥部通过发育扩张、心肌小梁化以及心腔扩大等变化最终发育为成熟的左、右心室。胚胎发育过程中，室间隔的肌部、圆锥部（漏斗部）和膜周部三部分中任何一部分发育异常均可导致室间隔缺损的发生（图 2-7-10）。

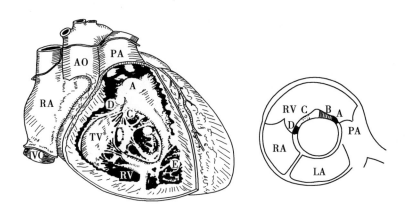

A. 干下型；B. 嵴上型；C. 膜周部；D. 膜部；E. 肌部。

图 2-7-10 室间隔缺损示意图

左图 . 室间隔缺损解剖示意图；右图 . 大动脉短轴切面示意图。

根据缺损部位将室间隔缺损分为三类：

1. 膜周部 多数患者属此类，多由膜部室间隔发育或融合不良所致，膜周部又可分为单纯膜部（最常见）、嵴下型（一般位于室上嵴下方）和隔瓣下型（缺损大部分位于三尖瓣隔叶下方）。

2. 漏斗部　缺损位于漏斗部，多系圆锥部间隔融合不良所致，很少能自然闭合，该型又可分为嵴内型（位于室上嵴之内）和干下型（位于肺动脉瓣下）。

3. 肌部　位置较低，多位于心尖部和节制索后方的肌肉组织内，缺损周边均为肌性组织。

■【基于指南及专家共识的超声影像学检查】

由于室间隔缺损是一向右侧凸出的曲面结构，任何一个二维切面均不能显示室间隔结构的全貌。因此，应从多个切面、多个角度扫查，以免漏诊。常用切面为左心室长轴切面，右心室流出道长轴及主动脉根部短轴切面，胸骨旁、心尖及剑突下四腔、五腔切面。观察肌部间隔缺损应采用左心室长轴，四腔切面及胸骨旁各短轴切面。

（一）超声表现

1. 二维及 M 型超声心动图　相应缺损部位的室间隔回声连续性中断，断端部位回声增强，较大的 VSD 可观察到室间隔与主动脉前壁的连续性中断；左心房、左心室腔增大，左心室流出道增宽，室间隔和左心室后壁的运动增强（图 2-7-11）。

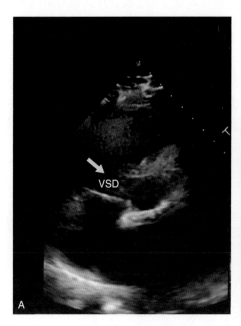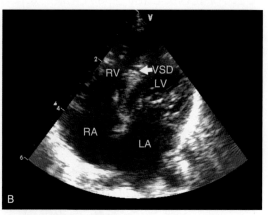

VSD. 室间隔缺损；LA. 左心房；RA. 右心房；LV. 左心室；RV. 右心室。

图 2-7-11　室间隔缺损二维超声成像

A 图 . 室间隔膜周部回声中断，断端部位回声增强；B 图 . 肌部回声中断（箭头示）。

缺损较大伴肺动脉高压患者，可显示右心室扩大，右心室前壁肥厚，室间隔膨向左心室，左心室不大、肺动脉干及两条分支扩张。

大动脉短轴切面，可对部分 VSD 做出分型诊断。缺损部位靠近三尖瓣隔叶部位（10 点钟位置），多为膜部；靠近三尖瓣瓣叶根部者多为三尖瓣隔瓣下缺损；位于 11~12 点钟位置者属于嵴下型；靠近肺动脉瓣下（12~1 点钟位置）为干下型 VSD（图 2-7-12）。

2. 多普勒超声心动图 彩色多普勒于缺损处可探及源于左心室的红五彩镶嵌色高速
湍流性过隔血流(图 2-7-13)。分流量大,血流速度高则呈多彩镶嵌;分流量小,流速低者左
向右分流呈红色。过隔异常血流束的起始宽度与缺损口大小密切相关。

缺损较大的肺动脉高压患者,因两侧心室间的压差小,阻力小,彩色的分流束基本呈层
流状态,左向右分流呈纯红色,右向左分流呈纯蓝色。

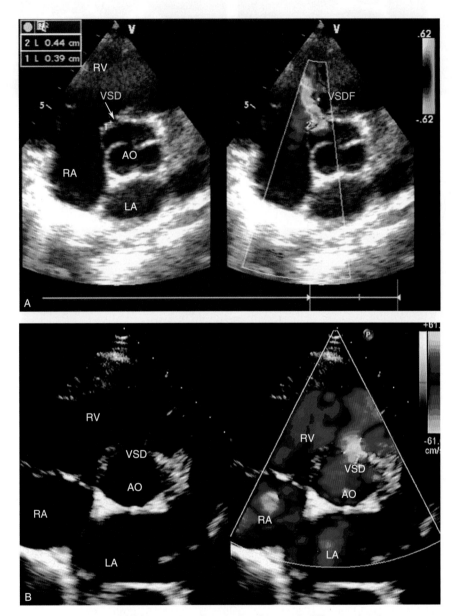

VSD. 室间隔缺损;LA. 左心房;RA. 右心房;AO. 主动脉;RV. 右心室。

图 2-7-12 室间隔缺损彩色多普勒超声成像

A 图.大血管短轴切面显示为膜部室间隔缺损(10 点钟位置),彩色血流显示心室水平左向右分
流;B 图.大血管短轴切面显示嵴部及干下型 VSD,彩色血流显示心室水平双向近等分流。

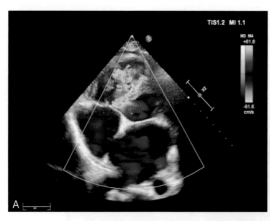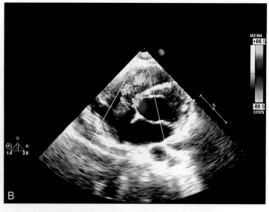

图 2-7-13 室间隔缺损彩色多普勒超声成像

A 图. 斜四腔心切面；B 图. 大动脉短轴切面。

彩色多普勒超声显示室间隔缺损处过隔血流，膜部及膜周部室间隔缺损。

CW 于缺损处检出收缩期高速的正向充填样频谱，常伴有粗糙的杂音（图 2-7-14）。肺动脉压增高后，左向右的分流速度减低，呈双向充填样频谱。

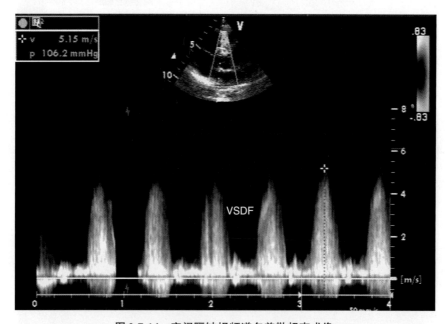

图 2-7-14 室间隔缺损频谱多普勒超声成像

CW 于缺损处检出高速的正向充填样频谱。

肺动脉压的常用测量：应用 CW 测量缺损处的收缩期最大流速，并按简化的伯努利方程计算分流压差 P，肺动脉收缩压等于左心室收缩压与分流压差的差值。

（二）诊断标准与鉴别诊断

1. 诊断标准

（1）超声心动图显示室间隔回声中断。

（2）多普勒超声心动图于缺损处检出心室水平左向右分流。

2. 鉴别诊断

（1）右心室流出道狭窄：彩色多普勒检查两者均可出现收缩期五彩射流，但起源不同，右心室流出道狭窄无过隔血流信号，结合二维超声心动图检查并可清楚显示右心室流出道狭窄的部位和程度。

（2）主动脉窦瘤破裂：可见于主动脉瓣上扩张的主动脉窦瘤突入右心室流出道，并可见其破口。彩色多普勒超声可清楚地显示两种射流信号的起源不同，室间隔缺损的分流和峰值流速都在收缩期，主动脉窦瘤破裂的射流信号占据整个心动周期。

超声心动图可对各种类型的室间隔缺损做出准确地评价，并能在室间隔缺损介入性治疗中准确评价 VSD 的位置、大小、邻近结构以及与瓣膜的关系，术前测定室间隔缺损大小，选择封堵器（图 2-7-15）型号，术中监护封堵器左、右伞的打开；术后观察有无残余漏、主动脉瓣和三尖瓣功能及其他并发症（图 2-7-16）。

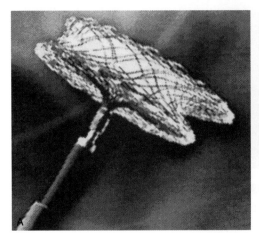
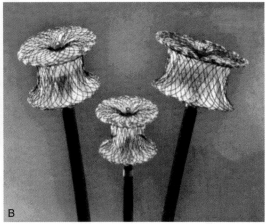

图 2-7-15 室间隔缺损封堵器示意图

A 图 . 肌部室间隔缺损封堵器；B 图 . 膜周部室间隔缺损封堵器。

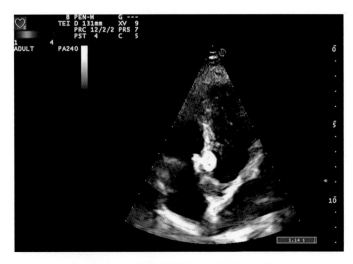

图 2-7-16 室间隔缺损封堵后超声成像

心尖四腔心切面显示：膜部室间隔缺损封堵术后，封堵器位置良好。

三、动脉导管未闭

胎儿期连接主动脉与肺动脉的正常血管即为动脉导管，一端紧邻左锁骨下动脉的下方，另一端起于肺动脉主干分叉处或左肺动脉近端（图 2-7-17）。一般新生儿在出生 2~3 周后，动脉导管自行闭合，形成动脉韧带。如出生一年动脉导管仍未闭合，即为动脉导管未闭（patent ductus arteriosus，PDA），是最常见的心外分流性先天性心脏病，女性多见，男女发病比率为 1 : 2~1 : 3。导管可为粗短状、细长状、弯曲状，长度多在 0.6~2cm，管径 0.2~1cm，细者可仅 0.2cm。

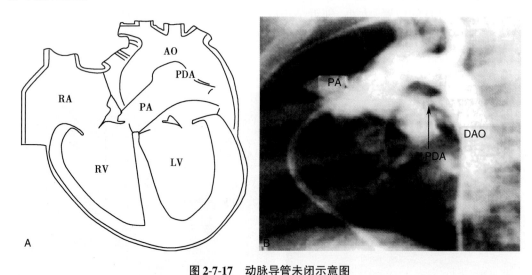

图 2-7-17　动脉导管未闭示意图
A 图. 动脉导管未闭病理解剖示意图；B 图. 动脉导管未闭造影后成像。

根据其形态可分为四型。①管型：最常见，导管内径均匀一致，导管较长。②漏斗型：一端内径大，另一端较小，似漏斗状。③窗型：导管短粗，外观似主动脉、肺动脉窗样结构。④动脉瘤型：罕见，导管两端细、中间扩张呈瘤状。

■【病理及临床】

胎儿出生后，脱离母体开始自主呼吸，其肺循环阻力降低，故血液将不再由肺动脉通过导管流向主动脉，而是开始反向由主动脉通过导管分流至肺动脉。较细的未闭导管保持主动脉—肺动脉的左向右的分流；当未闭导管较粗大时，分流量将显著增加，导致肺循环负荷过重，左心系统前负荷随之增加并逐步发展为左心腔扩大、左心衰竭。

■【基于指南及专家共识的超声影像学检查】

（一）检查方法

常用胸骨旁大动脉短轴切面充分显示肺动脉长轴，左右肺动脉分叉及胸主动脉起始段，彩色多普勒有较高的敏感性和特异性，对二维切面难以显示的细小动脉导管未闭，彩色多普勒呈束状的高速分流信号，更易显示导管的形态及结构，胸骨上窝主动脉弓长轴切面显示降主动脉及左肺动脉；左心室长轴、短轴及心尖四腔心切面显示左心房、左心室扩大。

（二）超声表现

1. 二维及 M 型超声心动图　常选取主动脉短轴切面和胸骨上窝主动脉长轴切面对未闭导管进行观察。一般大动脉短轴切面能清楚显示主肺动脉与降主动脉之间的异常通道（图 2-7-18），并结合彩色多普勒确定导管的两端开口，测量管腔的内径、长度，确定其类型。

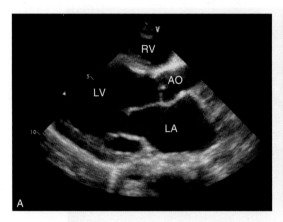
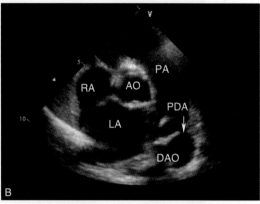

LA. 左心房；LV. 左心室；RV. 右心室；RA. 右心房；AO. 主动脉；PA. 肺动脉；PDA. 动脉导管未闭；DAO. 降主动脉。

图 2-7-18　动脉导管未闭超声成像

A 图. 左心室长轴切面，左心房、左心室增大；B 图. 大血管短轴切面，肺动脉增宽，左肺动脉起始部与降主动脉之间可见异常通道（箭头示）。

　　左肺动脉起始部与降主动脉之间可见异常通道，并可显示导管形态、粗细及长度；左心房、左心室增大，室壁运动增强；肺动脉及左、右肺动脉增宽，搏动增强。

2. 多普勒超声心动图　胸骨旁短轴切面，可显示自后方的降主动脉经导管进入肺动脉的、以红色为主的多彩镶嵌样血流束，多沿肺动脉左侧上行（图 2-7-19）。分流量较小时，可显示细小的束状分流信号，断续出现在舒张期。肺动脉高压时，出现双向分流，收缩期右向左的分流束显示为蓝色，舒张期左向右的分流束显示为红色。

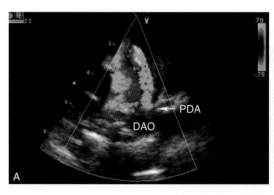
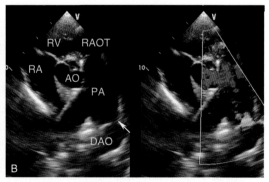

PDA. 动脉导管未闭；DAO. 降主动脉；RA. 右心房；RV. 右心室；RAOT. 右心室流出道；AO. 主动脉；PA. 肺动脉。

图 2-7-19　动脉导管未闭彩色多普勒超声成像

A 图. 大血管短轴切面彩色血流显示自后方的降主动脉经导管进入肺动脉的、以红色为主的多彩镶嵌样血流束（箭头）；B 图. 大血管短轴切面显示降主动脉与左肺动脉异常血流通道（箭头）。

胸骨上窝主动脉长轴切面可见通过管状结构的、以蓝色为主的多彩镶嵌血流,可借助血流显示导管两开口端的内径及导管的长度。

典型的 PDA 频谱表现为收缩期和舒张期连续的湍流频谱;细小导管时,频谱显示为全舒张期的湍流频谱;肺动脉高压时,主动脉 - 肺动脉之间的压差降低,分流速度明显降低,收缩期右向左分流时,为负向频谱,舒张期左向右分流时,为正向频谱(图 2-7-20)。

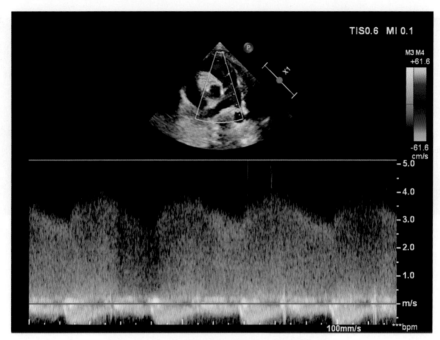

图 2-7-20 动脉导管未闭频谱多普勒超声成像

CW 显示收缩期和舒张期连续的湍流频谱。

3. 食管超声心动图检查 用 TEE 主动脉弓水平,可见位于降主动脉与主肺动脉之间的 PDA,可显示 PDA 的形态、长度、内径等;主肺动脉及分支扩张;多普勒检查可显示从主动脉经动脉导管进入肺动脉的分流血流。肺动脉高压时,分流束仅出现在舒张期。

(三)诊断标准与鉴别诊断

1. 诊断标准 降主动脉与主肺动脉之间见异常通道,多普勒超声于通道处检出连续性分流为典型 PDA 表现。

2. 鉴别诊断 室间隔缺损合并主动脉瓣关闭不全:超声心动图显示室间隔缺损,即主动脉瓣脱垂,多普勒超声显示收缩期心室水平左向右分流及舒张期主动脉瓣反流。

■【疑难解析】

降主动脉与主肺动脉之间见异常通道,多普勒超声于通道处检出连续性分流为典型 PDA 表现。

四、三房心

三房心(cor triatriatum)是由于胚胎期肺静脉与左心房融合不全形成的,左心房部内残留一纤维肌性隔膜,将左心房分隔为一个真性左心房(左心房近侧腔)和一个副房(称左心房远侧腔),副房位于左心房的后上方,两者经狭孔通道相通,血流因而受阻,产生与二尖瓣狭窄相似的肺静脉淤血的血流动力学变化。根据肺静脉的回流情况,可分为两类:①部分型三房心——只有部分肺静脉回流到副房,其中又分为与左心房交通者和与左心房不交通者;②完全型三房心——全部肺静脉均回流到副房,亦可分为与左心房交通者和与左心房不交通者。

■【病理及临床】

完全型肺静脉回流入副房者,若隔膜上无交通口,则必须合并房间隔缺损以及其他异常通道,使得肺静脉回流血先进入右心房,同时还必须要有真房与其他异常通道的右向左的分流,从而形成双向分流,患者才可存活。副房与真房间有交通口,而副房与右心房间隔保持完整者,肺静脉血流只能通过交通口进入真房,此时,交通口大小将决定血流的通畅程度。部分型肺静脉回流入副房者,引流入副房的肺静脉血可通过隔膜上的交通口流入真房或经过 ASD 分流。

■【基于指南及专家共识的超声影像学检查】

(一)检查方法

检查时应注意左、右心房内有无异常回声光带,重点观察光带的运动情况及是否存在连续中断,再行彩色多普勒超声观察破口处及真房、副房血流显像差异。

(二)超声表现

1. 二维及 M 型超声心动图

(1)左心房内可见一左右横向的隔膜样回声,将左心房分为真房和副房,副房内可见肺静脉开口,一般隔膜位于房间隔中下部、左心房游离壁和主动脉后壁之间(图 2-7-21)。

(2)隔膜上可见交通口,交通口内径较小者,副房多明显增大,左心室内径相对偏小,右心房、右心室内径可有不同程度的扩大(图 2-7-22)。

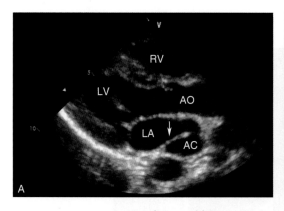
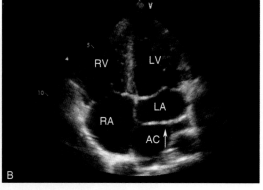

LA. 左心房;AC. 副房;LV. 左心室;RA. 右心房;RV. 右心室;AO. 主动脉。

图 2-7-21 三房心二维超声成像

A 图. 左心室长轴切面;B 图. 心尖四腔心切面。

两图均显示左心房内可见一横向的隔膜样回声(箭头示),将左心房分为真房和副房,副房内可见肺静脉开口。

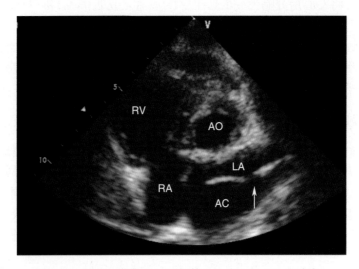

LA. 左心房；AC. 副房；RA. 右心房；RV. 右心室；AO. 主动脉。

图 2-7-22 三房心二维超声成像

大血管短轴切面显示隔膜上可见交通口（箭头示）。

2. 多普勒超声心动图

多普勒超声可显示从副房通过交通口到真房的异常血流束，交通口较大时，可显示通过交通口的五彩镶嵌的高速血流（图 2-7-23）。脉冲多普勒显示以舒张期为主的高速湍流频谱。

同时多普勒超声可显示左心房的血流通过缺损进入右心房，部分患者还可显示右心房的血流通过缺损进入真房，并可显示肺静脉的回流情况。

（三）诊断标准与鉴别诊断

1. 诊断标准 心房内异常隔膜是诊断三房心的必备条件。

2. 鉴别诊断 与冠状静脉窦扩张相鉴别，冠状静脉窦明显扩张时，其窦壁向左心房腔内膨出，心尖四腔切面观察时，易误认为是左心房内的隔膜样回声，应多切面仔细观察房间隔处有无隔膜的附着点。

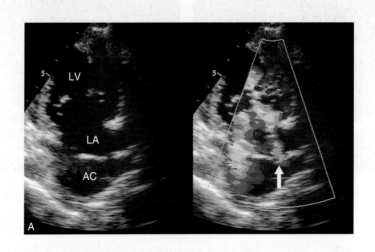

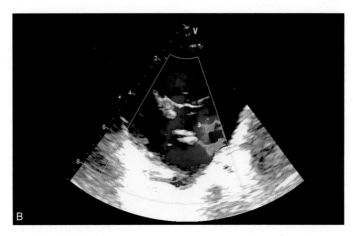

LA. 左心房；LV. 左心室；AC. 副房。

图 2-7-23 三房心彩色多普勒超声成像

A图. 心尖二腔心切面彩色血流显示从副房通过交通口到真房的异常血流束（白色箭头）；

B图. 大动脉短轴切面彩色血流显示从副房通过交通口到真房的异常血流束（黑色箭头）。

五、心内膜垫缺损

胚胎发育期心内膜垫形成房间隔根部、室间隔膜部及二尖瓣前叶、三尖瓣隔叶。胚胎发育过程中原始心管内前后各出现一心内膜垫，以后两者接近、靠拢融合形成中间隔，中间隔向上与原发隔的下缘接合，封闭原发孔；向下与室间隔及心球下缘接合，封闭室间孔；向左形成二尖瓣前叶；向右形成三尖瓣隔叶。心内膜垫发育障碍，可形成多种先天性心脏畸形。

心内膜垫缺损（endocardial cushion defect, ECD）可分为两类：①部分型心内膜垫缺损较多见，指单纯 I 孔型房间隔缺损（即原发孔型），常伴有二尖瓣前叶裂及三尖瓣隔叶的发育不良等病变。该类患者二尖瓣和三尖瓣均附着于室间隔的上缘，将左右心室分隔开来，因此只有房间隔水平的左向右分流，常伴有二尖瓣裂口及瓣口反流。②完全型心内膜垫缺损，又称完全型房室通路，由 I 孔型房间隔缺损、心内膜垫型室间隔缺损伴有共同房室瓣（图 2-7-24）组成。又可分为三类：

A 类：共同房室瓣分为二尖瓣和三尖瓣，各自有腱索连于室间隔上缘；

B 类：共同房室瓣分为二尖瓣和三尖瓣，腱索连于右心室壁；

C 类：共同房室瓣不分离，腱索不连在室间隔上。

■【病理及临床】

完全型心内膜垫缺损者各心腔相互交通，大量的左向右分流主要发生在左心室向右心房，右心容量负荷过重，右心房、右心室扩大。

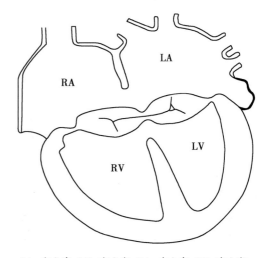

LA. 左心房；LV. 左心室；RA. 右心房；RV. 右心室。

图 2-7-24 完全型 ECD 病理解剖及病理生理示意图

■【基于指南及专家共识的超声影像学检查】

（一）检查方法

当心内膜垫缺损合并瓣叶的畸形,检查时应注意观察房室瓣的数量、大小及闭合程度,结合多普勒超声估测房室瓣的反流程度、反流方向、反流部位,可进一步判断房室瓣的形态改变。

（二）超声表现

1. 部分型ECD超声表现

（1）二维及M型超声心动图:右心房、右心室增大,右心室流出道增宽,室间隔与左心室后壁呈同向运动,肺动脉内径增宽。房间隔下段回声中断,断端回声增强,并可清晰地观察到缺损的大小(图2-7-25)。伴有二尖瓣裂的患者,二尖瓣活动幅度明显增大,于左心室短轴切面可显示二尖瓣前叶回声中断,出现裂隙(图2-7-26),舒张期分为两部分,二尖瓣瓣口呈双口状。

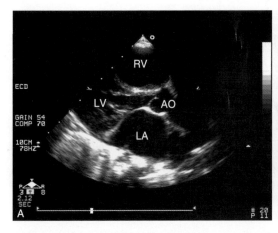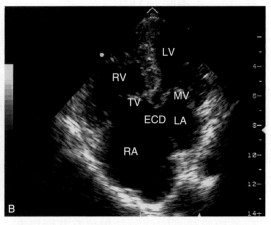

LA. 左心房；LV. 左心室；AO. 主动脉；RV. 右心室；RA. 右心房；ECD. 心内膜垫缺损；MV. 二尖瓣；TV. 三尖瓣。

图2-7-25 部分型心内膜垫缺损二维超声成像

A图. 左心室长轴切面显示右心室增大,右心室流出道增宽；B图. 心尖四腔心切面显示右心房、室腔扩大,房间隔下段回声中断。

（2）多普勒超声心动图:彩色多普勒可于低位房间隔的右心房侧探及以红色为主五彩镶嵌色的左向右分流束(图2-7-27),合并肺动脉高压患者可出现以蓝色为主五彩镶嵌色的右向左分流束。脉冲多普勒可于缺损的右心房侧探及位于零线以上的、以舒张早期为高峰的血流频谱。

伴有二尖瓣前叶裂者,左心房内可探及源于二尖瓣蓝色五彩镶嵌色的反流束。反流量的大小,可根据血流束的面积大小与心房大小的比率确定。

2. 完全型ECD的超声表现

（1）二维及M型超声心动图:心脏十字交叉结构消失,房间隔下部与室间隔上部回声中断,两者不能连接。两侧房室瓣未分化,代之以宽大的横跨房、室间隔缺损的共同房室瓣,活动幅度异常增大。全心腔扩大,以右心为著(图 2-7-28)。

(2)多普勒超声心动图:除心房水平的分流外,彩色多普勒尚可见心室水平左向右分流(图 2-7-29)。房室水平出现双向分流,左向右分流,呈红色;右向左分流呈蓝色,并可在左、右心房内观察到源于共同房室瓣口的蓝色五彩镶嵌色的反流性血流束。

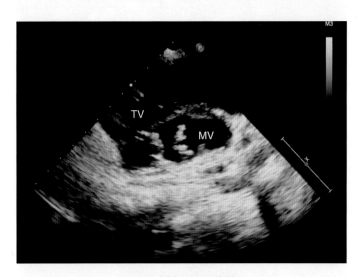

MV. 二尖瓣;TV. 三尖瓣。

图 2-7-26　心内膜垫缺损二尖瓣二维超声成像

二尖瓣水平左心室短轴切面显示二尖瓣裂,二尖瓣前叶反射中断。

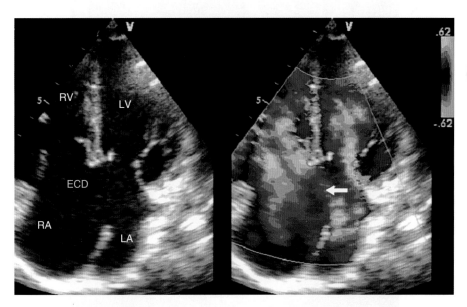

ECD. 心内膜垫缺损;LA. 左心房;LV. 左心室;RA. 右心房;RV. 右心室。

图 2-7-27　部分型心内膜垫缺损彩色多普勒超声成像

心尖四腔心切面显示原发孔部位以红色为主五彩镶嵌色的左向右分流束。

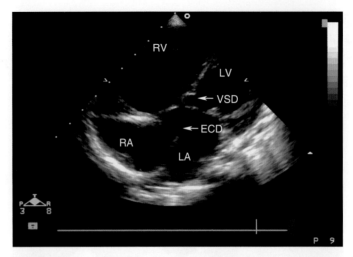

ECD. 心内膜垫缺损；VSD. 室间隔缺损；LA. 左心房；LV. 左心室；RA. 右心房；RV. 右心室。

图 2-7-28 完全型心内膜垫缺损二维超声成像

心尖四腔心切面显示：右心腔明显扩大，心脏十字交叉结构消失，房间隔下部与室间隔上部回声中断，仅见一组房室瓣。

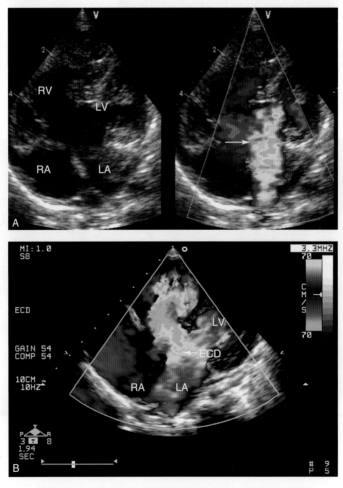

图 2-7-29 完全型心内膜垫缺损彩色多普勒超声成像

A、B图. 显示心尖四腔心切面房、室水平左向右分流(箭头所示)。

（三）诊断标准与鉴别诊断

1. 诊断标准　心内十字结构缺如,并伴有心房水平分流及心室水平分流。

2. 鉴别诊断　完全型心内膜垫缺损常合并其他心内畸形,如大动脉位置异常、右心室双出口、法洛四联症等,需注意鉴别,以免遗漏。

■【疑难解析】

检查本病时,应注意确定有无间隔缺损,仔细观察房室瓣形态结构,鉴别部分型和完全型心内膜垫缺损。

六、法洛四联症

法洛四联症(tetralogy of Fallot)是最常见的发绀类先天性心脏病,是一组先天性心血管的复合畸形。由肺动脉狭窄、室间隔缺损、主动脉骑跨及右心室肥厚等四种典型的病理改变构成。其中肺动脉狭窄与室间隔缺损是引起患者一系列临床症状和体征的主要病理改变。发病机制尚未完全清楚。肺动脉狭窄可发生于漏斗部、肺动脉瓣或肺动脉干,亦可为合并型。

一般将法洛四联症分为:①典型的法洛四联症最常见,是指右心室流出道梗阻较严重,室水平以右向左分流为主(图 2-7-30);②无发绀的法洛四联症很少见,是指右心室流出道梗阻较轻,室水平由左向右的分流;③假性永存动脉干,是指肺动脉瓣闭锁,但肺动脉干存在,肺部血供依靠动脉导管、支气管动脉或侧支循环。

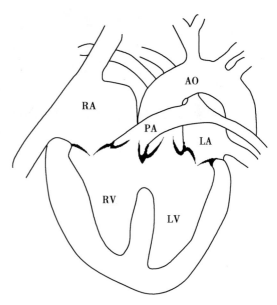

LA. 左心房;LV. 左心室;RA. 右心房;
RV. 右心室;PA. 肺动脉;AO. 主动脉。

图 2-7-30　法洛四联症的病理解剖示意图

■【病理及临床】

肺动脉狭窄程度较轻时,左心室压力仍超过右心室,血流仍以左心室向右心室分流为主,肺血可偏多。肺动脉狭窄程度严重时,右心室压力可超过左心室,此时右心室的血液通过室间隔缺损和骑跨的主动脉流入左心室和主动脉,导致体循环血氧饱和度降低。

■【基于指南及专家共识的超声影像学检查】

（一）检查方法

应用多普勒检查时,需要注意观察分流的部位,频谱的性质、方向、时相、持续时间及速度,必要时应改变帧频、灵敏度,提高分辨力,结合彩色多普勒、脉冲多普勒,评估右心室流出道及肺动脉不同部位的狭窄程度。彩色血流显像对判断肺动脉闭锁有重要帮助。

（二）超声表现

1. 二维及 M 型超声心动图 室间隔回声连续性中断,典型的缺损位于膜周部,通常缺损较大,主动脉明显增宽,前壁前移,室间隔位于主动脉前、后壁之间,形成主动脉骑跨的特征性表现(图 2-7-31)。多数主动脉骑跨属于轻至中度,主动脉骑跨率等于主动脉前壁到室间隔右心室面的距离除以整个主动脉的内径,骑跨率大于 75% 为右心室双出口。

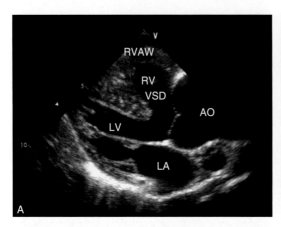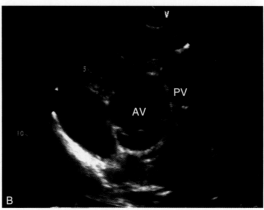

LA. 左心房;LV. 左心室;VSD. 室间隔缺损;AO. 主动脉;RV. 右心室;RVAW. 右心室前壁;AV. 主动脉瓣;PV. 肺动脉瓣。

图 2-7-31 法洛四联症二维超声表现

A 图. 左心室长轴切面显示右心室前壁增厚,室间隔回声连续性中断,主动脉明显增宽,前壁前移,主动脉骑跨;

B 图. 大血管短轴切面显示室间隔的嵴下缺损,肺动脉瓣增厚,回声增强,开放受限,呈穹窿状改变。

右心室前壁及室间隔增厚,右心室流出道变窄,肺动脉主干常狭窄或发育不良,肺动脉分支近端亦较正常者狭窄。肺动脉瓣发育畸形,瓣膜可增厚,钙化,开放受限,呈穹窿状改变(图 2-7-31)或显示不清。左心房、左心室显示正常或偏小,右心房和右心室可正常或稍大。

2. 多普勒超声心动图 频谱多普勒可观察到室水平以右向左为主的双向分流,由于双侧心室压力接近平衡,因此分流速度较低(图 2-7-32)。右心室流出道及肺动脉呈五彩镶嵌色的高速花色血流。肺动脉内可探及位于零线下的高速血流频谱(图 2-7-33),狭窄程度越重,则血流速度越高,压差越大。右心室流出道狭窄时,其频谱形态呈特异的"倒匕首状"。

（三）诊断标准与鉴别诊断

1. 诊断标准

（1）室间隔回声失落,多普勒超声检出右向左为主的双向分流。

（2）二维超声显示右心室前壁肥厚,右心室流出道梗阻,肺动脉瓣及瓣下狭窄,多普勒超声于狭窄处检出高速血流。

2. 鉴别诊断

与右心室双出口鉴别,后者主动脉骑跨程度常超过 70%,主动脉后壁与二尖瓣前叶之间无纤维连续性,而出现圆锥肌的回声。

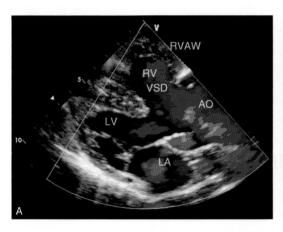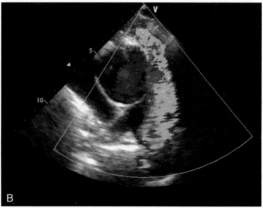

LA. 左心房；LV. 左心室；VSD. 室间隔缺损；AO. 主动脉；RV. 右心室；RVAW. 右心室前壁。

图 2-7-32　法洛四联症彩色血流超声表现

A 图 . 左心室长轴切面彩色多普勒显示右向左的低速分流；B 图 . 大血管短轴切面彩色多普勒显示肺动脉内呈五彩镶嵌色的高速花色血流。

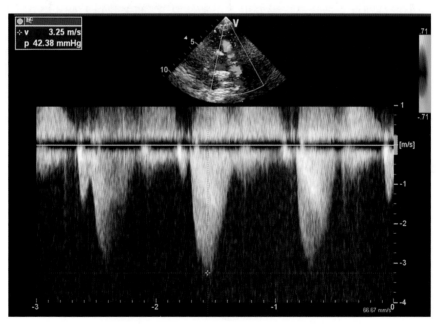

图 2-7-33　法洛四联症肺动脉狭窄血流频谱

CW 于肺动脉内探及位于零线下的高速血流频谱，呈"倒匕首状"。

■【疑难解析】

　　超声心动图显示肺动脉狭窄、室间隔缺损、主动脉骑跨及右心室肥厚为法洛四联症的诊断依据。

思考题

1. 继发孔型 ASD 的超声诊断要点？
2. 室间隔缺损分型？
3. 左侧三房心的超声所见？
4. 法洛四联症主要的超声改变有哪些？

第八节　颈部血管超声诊断

一、颈部血管正常超声表现

■【病理及临床】

大约 1/3 的病例会在主动脉弓部分发生变异。无名动脉先后分出右侧颈总动脉和右侧锁骨下动脉，发出锁骨下动脉之后移行为右侧椎动脉。正常情况下，左侧颈总动脉和左侧锁骨下动脉先后分别自主动脉弓远端发出。少数情况下，两者起自左侧头臂干。通常左侧椎动脉起自左侧锁骨下动脉。

正常情况下，颈总动脉没有分支，在近甲状软骨上缘水平分成颈内动脉和颈外动脉。颈外动脉的前三个分支(甲状腺上动脉、咽升动脉和舌动脉)常常在双功扫描中显示。在颈内动脉闭塞时常常更容易显示出来。颈内动脉在颅外段没有分支(图 2-8-1)。

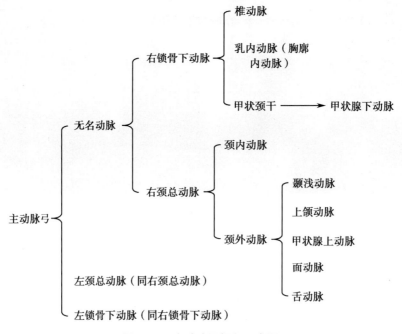

图 2-8-1　主动脉弓解剖示意图

■【基于指南及专家共识的超声影像学检查】

（一）检查方法

1. 颈动脉超声检查方法

（1）二维灰阶显像：横向扫查时探头从颈根部向头侧移动做横向扫查，依次向上检查颈总动脉（CCA）、颈内动脉（ICA）及颈外动脉（ECA）。测量血管内径时从近侧壁内膜内表面至远侧壁内表面的垂直距离。部位在 CCA 中部，ECA 起始部上方 1.0cm 处，ICA 起始部向上 1.5~2.0cm 处（避开窦部膨大部）。观察血管管壁变化，管腔有无斑块，确定斑块位置，测量斑块最大厚度，确定狭窄和闭塞等形态异常。

纵向扫查时探头从颈根部以颈总动脉血管长轴做纵向扫查，越过分叉部显示颈内及颈外动脉长轴，探头侧向前内侧方为 ECA，探头侧向后外侧为 ICA；纵向扫查测量内膜 - 中膜厚度（IMT），部位在颈总动脉远端（分叉水平下方 1.0~1.5cm 的范围）和 / 或颈动脉球部（颈内动脉起始段相对膨大处），避开动脉斑块，测量内膜上缘至外膜上缘的垂直距离。正常 IMT<1.0mm，若 1.0mm≤IMT<1.5mm，则提示 IMT 增厚。

（2）彩色多普勒血流显像（图 2-8-2）：观察血流方向、性质（层流、湍流及涡流）、有无充盈缺损、狭窄、血流中断及反流。

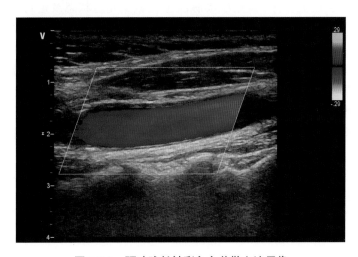

图 2-8-2　颈动脉长轴彩色多普勒血流显像

（3）频谱多普勒血流显像（图 2-8-3）：将取样线置于所要检测血管的中心，超声束与血流方向夹角应 <60°。频谱显示后连续观察 20~30 个心动周期，调整最佳取样门大小，夹角最小，确定最清晰血流速度频谱曲线后，观察 CCA、ICA 流速曲线形态。测量血流参数包括收缩期峰值流速（SPV）、舒张期最低血流速度（EDV），计算阻力指数（RI），观测血流充盈情况及狭窄阻塞部位，测量狭窄百分比。

2. 椎动脉超声检查方法

（1）二维灰阶显像：椎动脉超声检测应包括颈段（V1）、椎间段（V2）、枕段（V3）。通过二维灰阶成像观察椎动脉的走行，测量颈段（V1）、椎间段（V2）、枕段（V3）血管内径。特别是起始段存在血管狭窄时要测量残余血管内径与原始血管内径。

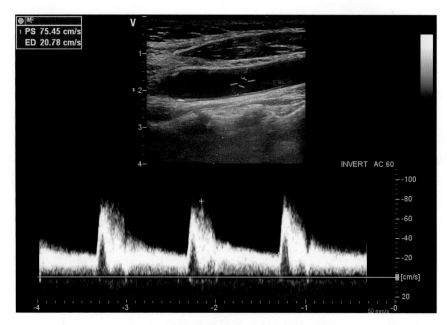

图 2-8-3 颈总动脉频谱多普勒血流显像

（2）彩色多普勒血流显像：观察椎动脉段全程血流充盈状态及走行，注意椎动脉的走行异常（非第六颈椎横突孔上行）与起源异常（非锁骨下动脉起源）。在彩色多普勒血流显像模式下注意椎动脉的血流方向。

（3）频谱多普勒血流显像：以脉冲多普勒超声检测 V1、V2 段血流频谱，测量 V1、V2 的 PSV 与 EDV，注意血流方向性。

3. 锁骨下动脉超声检查方法

（1）二维灰阶显像：从无名动脉上行或从颈总动脉下行观察左、右侧锁骨下动脉血管结构。

（2）彩色多普勒血流显像：观察锁骨下动脉血流充盈及其分支血流方向。

（3）频谱多普勒血流显像：检测锁骨下动脉的血流频谱，测量 PSV 与 EDV，血管狭窄时要注意鉴别狭窄的位置与椎动脉开口水平的关系，通过狭窄段 / 狭窄远段的 PSV 比值、狭窄远段的血流频谱，鉴别中度与重度锁骨下动脉狭窄。

4. 无名动脉超声检查方法

（1）二维灰阶显像：通过二维灰阶检查显示无名动脉与右侧锁骨下动脉及颈总动脉形成的水平位"Y"字形结构（图 2-8-4）。

（2）彩色多普勒血流显像：通过彩色多普勒血流显像模式观察无名动脉与右侧锁骨下动脉及颈总动脉的血流充盈情况。

（二）颈部动脉狭窄程度评估

1. 血管内径法 通过二维灰阶成像联合纵、横断面测量颈动脉狭窄处原始内径与残余内径。国际上数字减影血管造影（digital subtraction angiography，DSA）测量狭窄率通常采用北美症状性颈动脉内膜剥脱术实验法（North American Symptomatic carotid endarterectomy trial，NASCET）、欧洲颈动脉外科实验法（European carotid surgery trial，ECST）和颈总动脉测量法（CC）。NASCET 法通过狭窄处最小血管内径与狭窄远段正常 ICA 血管内径来计算狭窄率。ECST 法通过狭窄处最小血管内径与原始内径计算狭窄率。CC 法是狭窄处小血管内径与 CCA 内径计算狭窄率。颈动脉超声常规检查评估采用 ECST 法。

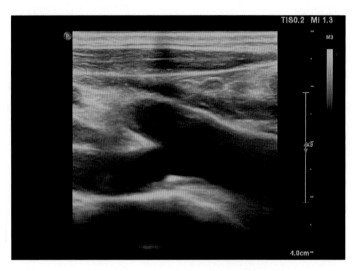

图 2-8-4　无名动脉二维灰阶显像

2. 面积法　面积狭窄率 =[1–(狭窄处最小管腔截面积 / 原始管腔截面积)] × 100%。面积测量是超声成像与 CT 血管成像及磁共振血管成像均可以采用的评估方法。

3. 血流动力学参数　2003 年北美放射年会超声会议公布了根据颈内动脉狭窄病变处 PSV、EDV 及 PSV_{ICA}/PSV_{CCA} 比值将狭窄程度分类为 4 级，Ⅰ 级为 0~49%（轻度），Ⅱ 级为 50%~69%（中度），Ⅲ 级为 70%~99%（重度），Ⅳ 级为闭塞。

■【疑难解析】

颈总动脉、颈内动脉、颈外动脉的血流阻力：颈外动脉 > 颈总动脉 > 颈内动脉，正常颈动脉阻力指数（RI）为 0.5~0.75，若 RI>0.75，提示外周阻力增加，RI<0.5 则表示降低（表 2-8-1）。

表 2-8-1　二维灰阶显像鉴别颈内及颈外动脉

	颈内动脉	颈外动脉
内径	较粗	较细
解剖特征	无分支	多个分支
检测位置	后外侧	前内侧
频谱形态	低阻力型	高阻力型
颞浅动脉叩击试验	无变化	传导震颤性血流波形

在灰阶扫描中，颈外动脉和颈内动脉在解剖学上不易分辨，且它们的血流频谱形态在疾病状态下可能相似，颈外动脉的颞浅动脉分支有时被用来辨别颈内、外动脉。颞浅动脉

叩击技术被广泛应用,检查时轻叩颞浅动脉,同步记录颈外动脉的血流频谱波形,并且观察有无与叩击频率同步的波形伪像。这些伪像在血流的舒张期较容易辨识。然而,此技术不能清晰显示伪像,因此鉴别颈内动脉和颈外动脉不够可靠。

二、颈内动脉狭窄

■【病理及临床】

颈动脉狭窄的常见病因是动脉粥样硬化,镜下可见巨大脂质核心、泡沫细胞、斑块内出血、新生血管及大量炎症细胞。主要累及颈内动脉起始部及颈内、颈外动脉分叉处,可具有斑块内出血、纤维化、钙化等部分或全部动脉粥样硬化的病理特点,当这些斑块增大或破裂时,就会造成颈动脉狭窄或栓塞,使远端灌注压下降,导致低灌注性脑梗死。主要通过以下两种方式引起脑缺血:

1. 严重狭窄的颈动脉造成血流动力学的改变,导致大脑相应部位的低灌注。
2. 斑块中的微栓子或斑块表面的微血栓脱落引起脑栓塞。

■【基于指南及专家共识的超声影像学检查】

(一)超声表现

1. 二维灰阶显像　二维灰阶显像探及病变管腔内动脉粥样硬化斑块的形成,血管内径变小(图 2-8-5)。

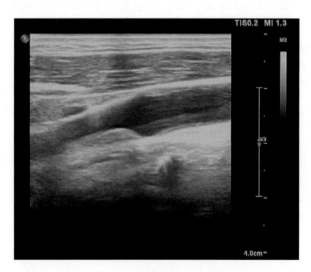

图 2-8-5　颈内动脉狭窄二维灰阶显像

2. 彩色多普勒血流显像　显示狭窄段血流充盈不全,管腔内出现紊乱的"花彩"血流影像(图 2-8-6)。

3. 频谱多普勒血流显像　脉冲多普勒检查狭窄段流速明显升高,狭窄远段血流速度明显减低,血流频谱形态异常,血流加速度时间延长,狭窄远段流速明显减低,频谱异常(图 2-8-7,表 2-8-2)。

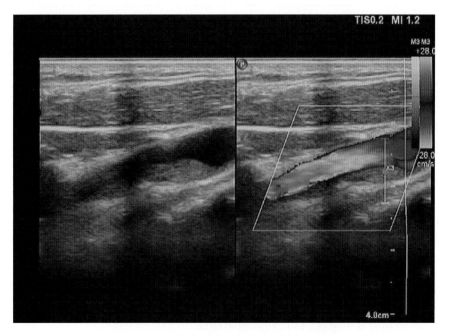

图 2-8-6 颈内动脉狭窄彩色多普勒血流显像

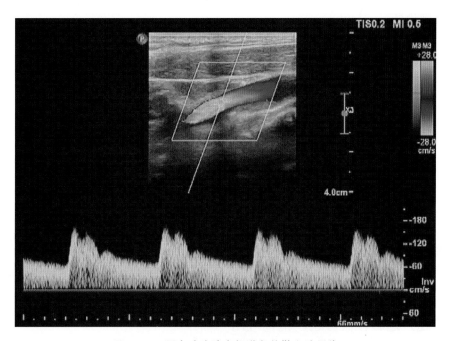

图 2-8-7 颈内动脉狭窄频谱多普勒血流显像

表 2-8-2　2003 年美国放射年会超声会议公布的标准

狭窄程度	PSV/(cm·s^{-1})	EDV/(cm·s^{-1})	PSV$_{ICA}$/PSV$_{CCA}$
正常或 <50%	<125	<40	<2.0
50%~69%	≥125, <230	≥40, <100	≥2.0, <4.0
70%~99%	≥230	≥100	≥4.0
闭塞	无血流信号	无血流信号	无血流信号

（二）诊断要点与鉴别诊断

1. 诊断要点

本病好发于中老年人，大部分早期颈动脉狭窄患者没有临床症状。可出现以下症状：

（1）短暂性脑缺血发作（TIA）：由于脑或者视网膜局灶性缺血所致的、不伴急性梗死的短暂性神经功能缺损发作。临床表现有：患侧颈动脉狭窄导致的短暂性单眼黑矇或视野缺失、构音障碍、中枢性言语障碍、失语、肢体笨拙甚至偏瘫，肢体麻木或麻痹，大多数在数分钟内就可恢复。

（2）缺血性脑卒中：又称脑梗死，是指因脑部血液循环障碍，缺血、缺氧所致的局限性脑组织的缺血性坏死或软化。临床上出现一侧肢体感觉障碍、偏瘫、失语、脑神经损伤、昏迷等相应的神经功能缺失症状、体征和影像学特征。

（3）其他脑缺血症状：患者有颈动脉重度狭窄或闭塞时可以表现为思维模糊、体位性眩晕、双眼失明、共济失调、头晕、眩晕等症状。脑动脉灌注不足往往在突然从卧位改成坐位或坐位改成立位时发生。

2. 鉴别诊断

（1）大动脉炎性血管狭窄：大动脉炎性血管狭窄是血管壁全层非特异性炎性病变导致血管壁增厚，血管腔相对均匀性狭窄，两种疾病的血管壁病理机制完全不同。

（2）颈动脉夹层（壁内血肿型）血管狭窄：血管结构变化，容易与含脂质较高的低回声斑块导致的血管狭窄混淆。动脉夹层壁内血肿导致的狭窄病变，临床治疗短期有效性与发病状态相关性对于鉴别有一定的帮助。二维成像仔细观察血管壁内膜结构的撕脱有助于病变的鉴别。

（3）椎动脉狭窄：椎动脉颅外段狭窄可以发生在 V1~V3 任何节段，临床上以 V1 起始段多见。

■ **【疑难解析】**

二维灰阶成像探及病变管腔内动脉粥样硬化斑块致血管内径变小，彩色多普勒血流显像于狭窄处出现紊乱的"花彩"血流影像，狭窄段流速明显升高，狭窄以远段血流速度明显减低。

三、超声造影在血管超声检查应用

目前超声造影主要应用于探讨颈部动脉血管斑块稳定性和易损性斑块（图 2-8-8，图 2-8-9）。动脉硬化斑块分为稳定性斑块和易损性斑块。易损性斑块易诱发局部血栓形成、破裂、脱落产生远端栓塞，可导致缺血性脑卒中事件。

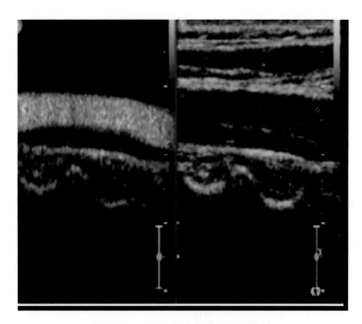

图 2-8-8　颈部动脉血管稳定性斑块

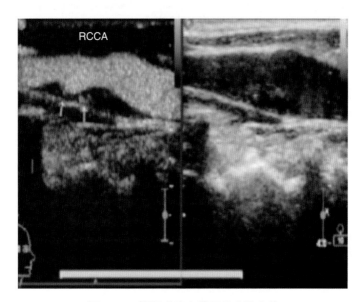

图 2-8-9　颈部动脉血管不稳定性斑块

根据斑块内新生血管显影情况进行分级：

1. 0 级：颈动脉管腔内可见造影剂增强，斑块内没有造影剂增强。

2. Ⅰ级：颈动脉管腔及斑块内部见造影剂增强，斑块内仅基底部有点状造影剂增强。

3. Ⅱ级：颈动脉管腔及斑块内部均可见造影剂增强，斑块内基底部有 2 处以上造影剂增强。

4. Ⅲ级：颈动脉管腔及斑块内部均可见造影剂增强，斑块内基底部及肩部均有 ≥3 处以上造影剂增强。

5. Ⅳ级：颈动脉斑块内大范围的造影剂增强。

    1. 二维灰阶显像如何鉴别颈内及颈外动脉？

    2. 颈内动脉狭窄程度分级？

第九节　颅脑动脉血管

一、正常脑动脉

■【病理及临床】

脑的动脉源自颈内动脉和椎动脉。以顶枕沟为界，大脑半球前 2/3 和部分间脑由颈内动脉的分支供应，大脑半球后 1/3、脑干、小脑和部分间脑由椎动脉和基底动脉的分支供应。临床上常将脑的动脉分归为颈内动脉系和椎 - 基底动脉系两个系统。两动脉系在颅腔的脑底部形成大脑动脉环（Willis 环），并发出大脑前、中、后动脉等。

■【基于指南及专家共识的超声影像学检查】

（一）检查方法

经颅多普勒超声（transcranial Doppler，TCD）与经颅彩色多普勒超声（transcranial color code sonography，TCCS）是检测颅内动脉情况的重要方法。TCD 是单纯多普勒超声，以频谱多普勒为基础分析动脉的功能状态。TCCS 通过彩色血流成像显示颅内动脉的血流充盈及血流动力学参数，但 TCCS 受颅骨的透声性影响，检测成功率相对低于 TCD，将 TCD 与 TCCS 联合应用可以明显提高颅内动脉病变的检出率。

无论是 TCD 还是 TCCS 检查，均需通过特定的易于声波穿透颅骨的位置作为声窗。常规检查声窗包括以下几种（图 2-9-1）：

    1. 颞窗（经颞骨鳞部）　检查大脑中动脉、大脑前动脉、大脑后动脉、前交通动脉、后交通动脉。

    2. 眼窗（经闭合的上眼睑）　检查眼动脉及虹吸部各段。

    3. 枕窗（经枕骨大孔）　检查椎动脉、基底动脉。

检查前无须特殊准备，应进食及饮水，避免血液黏稠度对血流速度测值的影响。双侧半球动脉的检查通常采用仰卧位。椎 - 基底动脉系统检查采用侧卧位或坐位，嘱患者头稍低，颈部放松。

（二）超声表现

频谱特征为收缩期 S_1 峰（心脏收缩后形成收缩峰）、S_2 峰（血液进入大动脉后出现的血管搏动波）及心脏舒张早期形成的波峰 D 峰（图 2-9-2）。

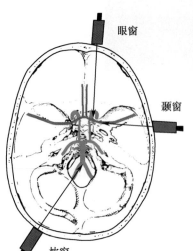

眼窗

颞窗

枕窗

图 2-9-1　颅脑血管超声检查声窗

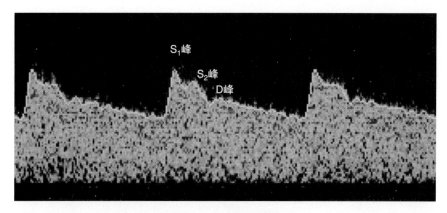

图 2-9-2　正常脑血流频谱

二、颅内动脉狭窄与闭塞

■【病理及临床】

动脉粥样硬化及栓塞是颅脑动脉狭窄和闭塞的最常见的病因,外伤、肿瘤压迫、大动脉炎、先天性狭窄或闭塞以及烟雾病也可导致血管的狭窄和闭塞。其临床症状取决于病变血管的部位,与狭窄或栓塞的程度、与闭塞发展的速度以及侧支循环是否有效、充分有关。

■【基于指南及专家共识的超声影像学检查】

超声表现

1. 脑血管轻度狭窄只表现为速度相对增高,彩色血流束分布形态基本正常。中 - 重度狭窄血流速度明显增高(表 2-9-1),出现五彩相间的湍流血流影像。

2. 彩色血流显像在血管狭窄处血流束变细,色彩明亮或发生彩色翻转,典型者呈束腰征,频谱多普勒显示狭窄处血流速度异常增高(图 2-9-3)。

3. 中度狭窄时狭窄远段流速减低不明显,狭窄段与狭窄远段流速比值 <3.0;重度狭窄时,狭窄段流速明显升高,狭窄远段血流速度明显减低,狭窄段与狭窄远段流速比值≥3.0。

4. 相邻供血动脉的血流速度出现代偿性升高。

表 2-9-1　颅内血管狭窄 >50% 的流速参考值(40 岁以上患者)

单位：cm/s

血管	临界值		诊断值	
	收缩期峰值流速	平均血流流速	收缩期峰值流速	平均血流流速
大脑中动脉	140~160	80~100	>160	>100
大脑前动脉	100~120	60~80	>120	>80
大脑后动脉	80~100	50~70	>100	>70
颈内动脉虹吸部	100~120	60~80	>120	>80
椎动脉和基底动脉	80~100	50~70	>100	>70

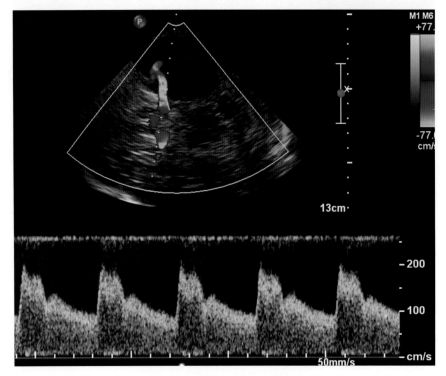

图 2-9-3 大脑中动脉中度狭窄

5. 血管狭窄节段较长或狭窄严重时，彩色血流信号无明显的中心亮带，血流速度可以不增快，此时不能单凭血流速度未增快而做出无狭窄的诊断。

6. 正常颅内动脉的血管搏动指数值为 0.65~1.10。非重度血管狭窄者，血管搏动指数无明显异常，当狭窄程度达到重度狭窄时，狭窄以远段血管搏动指数值明显减低。

■**【疑难解析】**

声窗良好时，在其他血管显像良好的情况下，血管闭塞者，闭塞血管走行处血流信号消失，彩色及频谱多普勒均无法探及。大脑中动脉闭塞可以分为急性闭塞与慢性闭塞。

1. 大脑中动脉主干急性闭塞 沿大脑中动脉主干至远端 M_2 段分支均无血流信号，同侧大脑前动脉、大脑后动脉、颈内动脉终末段血流速度正常。

2. 大脑中动脉主干慢性闭塞 主干至远端分支水平检测范围内可检测到低流速、低搏动指数的血流频谱，随检测深度变化血流信号不连续。病变同侧大脑前动脉和 / 或大脑后动脉血流速度代偿性增快。

3. 椎动脉闭塞 患侧椎动脉检测不到血流频谱，对侧椎动脉血流速度明显升高（代偿），基底流速与健侧椎动脉流速一致。

思考题

1. 检测颅内动脉情况的常规检查声窗包括哪几种？
2. 脑血管狭窄的超声表现？

参考文献

［1］Lang RM，Badano LP，Mor-avi V，et al. Recommendationsfor cardiac chamber quantification by echocardiography in adults：an update from the American Society of Echocardiography and the European Association of CardiovascularImaging［J］. Eur Heart J Cardiovasc Imaging，2015，16（3）：233-270.

［2］张运，尹立雪，邓又斌，等. 中国成年人超声心动图检查测量指南［J］. 中华超声影像学杂志，2016，25（8）：645-665.

［3］Recommendations for Cardiac Chamber Quantification by Echo -cardiography in Adults：An Update from the American Society of Echocardiography and the European Association of Cardiovascular Imaging［J］. Eur Heart J Cardiovasc Imaging，2016，17（4）：412.

［4］Mitchell C，Rahko PS，Blauwet LA，et al. Guidelines for Performing a Comprehensive Transthoracic Echocardiographic Examination in Adults：Recommendations from the American Society of Echocardiography［J］. J Am Soc Echocardiogr，2019，32（1）：1-64.

［5］Nagueh SF，Smiseth OA，Appleton CP，et al. Recommendations for the Evaluation of Left Ventricular Diastolic Function by Echocardiography：An Update from the American Society of Echocardiography and the European Association of Cardiovascular Imaging［J］. J Am Soc Echocardiogr，2016，29（4）：277-314.

［6］Nagueh SF，Smiseth OA，Appleton CP，et al. Recommendations for the Evaluation of Left Ventricular Diastolic Function by Echocardiography：An Update from the American Society of Echocardiography and the European Association of Cardiovascular Imaging［J］. Eur Heart J Cardiovasc Imaging，2016，17（12）：1321-1360.

［7］中华医学会超声医学分会. 超声心动图评估心脏收缩和舒张功能临床应用指南［J］. 中华超声影像学杂志，2020，29（6）：461-477.

［8］Lang RM，Badano LP，Mor-Avi V，et al. Recommendations for cardiac chamber quantificationby echocardiography in adults：an update from the American Society of echocardiographyand the European Association of Cardiovascular imaging［J］. Eur Heart J Cardiovascimaging，2015，16（3）：233-270.

［9］Rudski LG，Lai WW，Afilalo J，et al. Guidelines for the echo -cardiographic assessmentof the right heart in adults：a report from the American Society of echocardiographyendorsed by the European Association of echocardiography，a registered branch ofthe European Society of Cardiology，and the Canadian Society of echocardiography［J］. JAm Soc Echocardiogr，2010，23（7）：685-713.

［10］Badano LP，Kolias TJ，Muraru D，et al. Standardization of left atrial，right ventricular，and right atrial deformation imaging using two- dimensional speckle trackingechocardiography：a consensus document of the EACVI/ASE/Industry Task Force tostandardize deformation imaging［J］. Eur Heart J Cardiovasc imaging，2018，19（7）：830-833.

［11］郭颖，张瑞生. 中国成人心脏瓣膜病超声心动图规范化检查专家共识［J］. 中国循环杂志，2021，36（02）：109-125.

［12］中国医师协会心血管内科医师分会结构性心脏病专业委员会. 经导管主动脉瓣置换术中国专家共识（2020更新版）［J］. 中国介入心脏病学杂志，2020，28（6）：301-309.

［13］中华医学会心血管病学分会心血管影像学组，北京医学会心血管病学会影像学组. 中国成人心脏瓣膜病超声心动图规范化检查专家共识［J］. 中国循环杂志，2021，36（2）：109-125.

［14］Isselbacher EM，Preventza O，Black JH 3rd，et al. 2022 ACC/AHA guideline for the diagnosis and management of aortic disease：a report of the American Heart Association /American College of Cardiology Joint Committee on Clinical Practice Guidelines［J］. Circulation，2022，146（24）：e334-e482.

［15］中华医学会心血管病学分会心血管病影像学组. 稳定性冠心病无创影像检查路径的专家共识

［J］.中国介入心脏病学杂志,2017(10):541-549.

［16］Roffi M, Patrono C, Collet JP, et al. ESC Scientific Document Group. 2015 ESC Guidelines for the management of acute coronary syndromes in patients presenting without persistent ST-segment elevation:Task Force for the Management of Acute Coronary Syndromes in Patients Presenting without Persistent ST-Segment Elevation of the European Society of Cardiology(ESC)［J］. Eur Heart J, 2016, 37(3): 267-315.

［17］McCrindle BW, Rowley AH, Newburger JW, et al. Diagnosis, Treatment, and Long-Term Management of Kawasaki Disease:A Scientific Statement for Health Professionals From the American Heart Association［J］. Circulation, 2017, 135(17): e927-e999.

［18］中华医学会儿科学分会心血管学组,中华医学会儿科学分会风湿学组,中华医学会儿科学分会免疫学组,等.川崎病诊断和急性期治疗专家共识［J］.中华儿科杂志,2022,60(1):6-13.

［19］中华医学会.慢性肺源性心脏病基层诊疗指南(实践版·2018)［J］.中华全科医师杂志,2018,17(12):4.

［20］中华医学会超声医学分会超声心动图学组,中国医师协会心血管内科分会超声心动图委员会.超声心动图诊断心肌病临床应用指南［J］.中华超声影像学杂志,2020,29(10):829-845.

［21］Echocardiography Group of Ultrasound Medicine Branch in Chinese Medical Association, Echocardiography Committee of Cardiovascular Branch in Chinese Medical Association. Guidelines for Echocardiographic Diagnosis of Cardiomyopathy:Recommendations from Echocardiography Group of Ultrasound Medicine Branch in Chinese Medical Association, Echo -cardiography Committee of Cardiovascular Branch in Chinese Medical Association［J］. Advanced ultrasound in diagnosis and therapy, 2022, 6(2): 72-94.

［22］马为,杨颖,吴永健,等.卵圆孔未闭超声诊断中国专家共识［J］.中国介入心脏病学杂志,2023,31(01):4-11.

［23］Greenland P, Alpert JS, Beller GA, et al. 2010ACCF/AHA guideline for assessment of cardiovascular risk in asymptomatic adults:a report of the American College of Cardiology Foundation/American Heart Association Task Force on Practice Guidelines［J］. J Am Coll Cardiol, 2010, 56: e50-e103.

［24］Grant EG, Benson CB, Moneta GL, et al. Carotid artery stenosis:grayscale and Doppler ultrasound diagnosis Society of Radiologists in Ultrasound consensus conference［J］. Ultrasound Q. 2003, 19(4): 190-198.

［25］中国医师协会超声医师分会.血管超声检查指南［J］.中华超声影像学杂志,2009,18:911-920.

［26］中华医学会神经病学分会.中国急性缺血性脑卒中诊治指南2018［J］.中华神经科杂志,2018,51(9):666-682.

［27］华扬,惠品晶,邢瑛琦.中国脑卒中血管超声检查指导规范［J］.中华医学超声杂志(电子版),2015,12(08):599-610.

［28］中国医师协会超声医师分会.血管和浅表器官超声检查指南［M］.北京:人民军医出版社,2011.

第三章 腹部及浅表器官超声诊断

第一节 腹部超声检查方法

一、检查前准备

一般腹部脏器检查应在空腹 8 小时后进行（胆系、胰腺、胃肠道等）；经腹盆腔内脏器检查应适度充盈膀胱以免肠气干扰；应根据检查部位及检查途径选择不同体位；暴露皮肤，涂抹耦合剂，探头紧贴皮肤进行扫查。

二、扫查断面

1. 矢状面扫查（sagittal scan）（纵切面的一种） 由前向后扫查并与人体长轴平行。

2. 横向扫查（transverse scan）（横切面，水平切面） 即扫查面与人体长轴垂直。

3. 斜向扫查（oblique scan） 即扫查面与人体长轴呈一定角度。

4. 冠状面扫查（coronary scan）（又称额状切面，纵切面的一种） 即扫查面与腹壁和背部平行或与人体额状面平行。

三、扫查手法

1. 顺序连续平行断面法（sequenced continued parallel section method，又称编织式扫查法） 在选定某一成像平面后，将探头沿该平面作多个平行的切面，从多个连续切面观察分析脏器及病灶的整体情况。

2. 立体扇形断面法（solid sector section method） 即定点摆动扫查法，在选定某一成像平面后，不移动探头，而按序改变探头与体表间的角度，在立体的扇形范围内观察分析脏器及病灶的整体情况。

3. 十字交叉法（cross intersect method） 即纵横平面相交扫查法为鉴别某切面呈圆形的图像是圆球形或管状结构，可采用十字交叉法纵横切面相交予以鉴别；在对病灶中心定位引导穿刺时也可采用此法。

4. 对比加压扫查法（compare compress scan method） 即用探头加压腹部观察回声有无变化，并进行双侧对比扫查。

思考题

超声常用的扫查切面及扫查手法有哪些？

第二节　肝脏疾病

一、肝脏的超声解剖

（一）肝脏

肝脏是人体内最大的实质性器官,重约 1 500g,主要位于右季肋部,部分位于上腹部及左季肋部。上界与膈同高,平右侧第五肋间,下界不超过右侧肋弓。肝脏膈面呈圆顶形;脏面凹凸不平,有"H"形的左右纵沟和中间的横沟;横沟在肝门(第一肝门)、门静脉、肝动脉和肝管等出入;右纵沟前方有胆囊窝,内有胆囊,后方静脉窝有下腔静脉通过;左纵沟前方有肝圆韧带,后方有静脉韧带,两者分别是胎儿期脐静脉和静脉导管的遗迹。

1. 肝脏基本矢状切面图　分为肝 - 右肾矢状切面图、肝 - 胆囊矢状切面图、经下腔静脉矢状切面图、经腹主动脉矢状切面图、其他矢状切面图。

2. 肝脏基本横断面　分为高位肝脏横断面、低位肝脏横断面,高位肝脏横断面经第一肝门横断面,经胰腺水平近肾门部横断面,低位肝脏横断面。

3. 右肋缘下斜断面　分为经第一肝门的右肋缘下斜断面、经第二肝门的右肋缘下斜断面。

4. 右肋间斜切和经门静脉长轴纵断面

（二）肝静脉

有肝左静脉、肝中静脉和肝右静脉三支,于膈肌下方约 1cm 处汇入下腔静脉,称第二肝门;肝静脉在肝内分支呈垂柳状(图 3-2-1)。

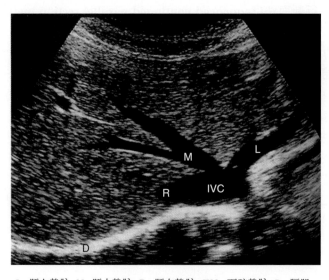

L. 肝左静脉;M. 肝中静脉;R. 肝右静脉;IVC. 下腔静脉;D. 膈肌。

图 3-2-1　肝静脉

（三）门静脉

1. 主要由肠系膜上静脉和脾静脉在胰颈部背侧汇合而成门静脉主干。
2. 从第一肝门开始，门静脉主干进入肝内并分成左、右两支。
3. 门静脉左支→横部→矢状部→左外叶上段支、左外叶下段支
　　　　　　　　　↘方叶支、尾状叶支（图 3-2-2）
4. 门静脉右支→右前叶支→前上段支、前下段支
　　　　　↘右后叶支→后上段支、后下段支

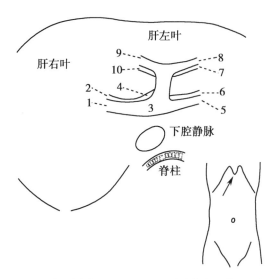

1. 门静脉左支横部；2、4、6、7、10 均为伴行胆管；3. 角
部；5. 门静脉左外叶上段支；8. 门静脉左外叶下段支；
9. 门静脉左内叶支。

图 3-2-2　门静脉

（四）肝动脉

1. 分支　肝总动脉→肝固有动脉→左支、右支
　　　　　　　↘胃十二指肠动脉
2. 肝动脉与门静脉、肝内胆管在肝内伴行，三者共同包入 Glisson 纤维鞘（格利森鞘）中，合称为 Glisson 系统；肝动脉较细，超声不易显示。

（五）胆管系统

肝内胆管常与门静脉伴行，位于门静脉的右前方，包绕在 Glisson 纤维鞘中。在第一肝门处由于胆囊管的进入而区分为下端的胆总管和上端的肝总管。

（六）肝脏分叶和分段

借助肝静脉和肝内门静脉将肝脏分为五叶和八段。肝中静脉将肝脏分为左、右叶，肝右静脉将右叶分为右前、右后叶，肝左静脉及门静脉矢状部将左叶分为左内和左外叶。结

合肝内门静脉走行,进一步将五叶分为尾状叶(Ⅰ段)、左外上段(Ⅱ段)、左外下段(Ⅲ段)、左内叶(Ⅳ段)、右前下段(Ⅴ段)、右后下段(Ⅵ段)、右后上段(Ⅶ段)、右前上段(Ⅷ段)。

二、肝脏超声扫查方法和正常声像图

(一)操作手法

1. 体位　平卧位最常用。必要时左侧卧位,可显示肝脏右膈顶、右后叶及肋骨遮挡部分。右侧卧位时显示左外叶。坐位或半卧位时显示肝左、右叶的膈顶区。

2. 探头部位　右肋下显示左内叶、尾状叶、右前叶、右后叶及第一、第二肝门;剑突下显示左内叶、尾状叶、左外叶内侧部及第二肝门;左肋下显示左外叶上段、左外叶下段、左叶外侧角及左下角;右肋间显示右前叶、右后叶及膈顶区。

3. 声束扫查切面　包括纵切、横切、斜切。

4. 系统性扫查　可连续顺序纵行或横行扫查、连续顺序侧角扫查或声束交叉定位。

5. 声路死角、易漏区、复杂区　肝膈顶部、左外叶外侧角区、沿肝脏表面的肋骨下区为声路死角。右叶下角、右后叶上段外侧区、尾状叶为易漏区。第一、第二肝门区为复杂区。

(二)纵切扫查

1. 剑突下区肝左叶。

2. 右侧胸壁冠状扫查肝右叶。

3. 矢状面扫查由内及外可探及腹主动脉、下腔静脉矢状切面、肝 - 胆囊矢状切面、肝 - 肾矢状切面。

(三)右肋间扫查

探测肝脏必需途径,由上而下、由前胸壁至侧胸壁依次扫查。

(四)右肋缘下扫查

显示被肺遮盖的肝脏部分。

(五)剑突下斜 - 横断扫查

观察肝左叶。

(六)正常肝脏形态、轮廓及大小

正常肝脏呈楔形,右叶厚而大,向左渐小而薄,大小、形态因体型、身长、胖瘦而异。以剑突下区经腹主动脉矢状扫查头足端长度测值为左叶长径(小于 5~9cm);同时测量肝左叶前后径即厚径(小于 5~6cm);肝右叶最大斜径测量时,通过右肋缘下和肝右静脉注入下腔静脉的斜断面,测量肝前后缘间的最大垂直距离为 12~14cm。

(七)肝实质

正常肝实质回声为中等水平回声,即稍低于胰腺实质回声,高于肾皮质回声。

（八）肝内血管

1. 肝动脉 内径约 0.3cm，入肝血流，PSV<50cm/s，RI 为 0.5~0.6。

2. 门静脉 主干内径 0.8~1.3cm，入肝血流，流速约 15~25cm/s。

3. 肝静脉 内径 <1.0cm，出肝血流，血流呈搏动性，PW 呈 "W" 形。

三、局灶性肝病（肝占位性病变）

（一）原发性肝癌

原发性肝癌分为原发性肝细胞癌（hepatocellular carcinoma，HCC）、原发性肝内胆管细胞癌（intrahepatic cholangiocarcinoma，ICC）、其他原发性肝癌，超声可作为肝癌普查的筛选工具。

■【病理及临床】

原发性肝癌好发于 30~50 岁，男性多于女性，乙型肝炎或丙型肝炎后肝硬化、血吸虫性肝硬化、高浓度的黄曲霉素或亚硝酸盐等与肝癌的发病有关。常表现为肝区疼痛、腹胀、上腹肿块及食欲减退、消瘦，甲胎蛋白（AFP）检查阳性。

大体分型：①弥漫型；②块状型，>5cm，其中 >10cm 者为巨块型；③结节型，≤5cm；④小肝癌，<3cm。

■【基于指南及专家共识的超声影像学检查】

1. 检查方法

（1）一般测量和观察：常规测量肝脏大小，观察其外形、被膜、内部血管分布及有无肝硬化、脂肪肝等病变。

（2）顺序检查：按一定顺序及方向进行检查。

（3）分区交叉检查：以减少漏诊，提高小病灶检出率。

（4）应注意变动体位和配合呼吸，以缩小扫查盲区及易漏区。

2. 超声表现

（1）肝癌结节声像图普遍表现：

　　1）包膜（capsule）：多数癌结节具有完整或不完整的包膜，少数可无包膜。

　　2）内部回声（internal echo）：肝癌结节内部回声多而复杂，分为低回声型、高回声型、混合型。

　　3）周围暗环（surrounding dark ring）：较窄。

　　4）后方回声（posterior echo）：常无明显变化，少数后方回声轻度增强。

（2）肝癌声像图的五大特征：

　　1）膨胀性生长：癌结节呈圆形或椭圆形，由于包膜限制可使周围的癌组织受压变性，产生声晕（acoustic halo）。

　　2）多形性：肝癌具有高、低或各种回声的混合。

　　3）多变性：随着癌结节的生长，其内部回声亦可改变，亦可因坏死液化出现无回声区等。

　　4）迅速生长。

　　5）约 80% 的原发性肝癌伴不同程度的肝硬化。

（3）肝癌的扩散及转移

　　1）癌栓可出现在门静脉、肝静脉或胆管内。

2）肝内扩散及浸润邻近脏器。

3）第一肝门旁、腹主动脉旁、后腹膜淋巴结转移；腹膜转移产生腹水。

（4）小肝癌的超声声像图特征：癌结节的最大径线在 3cm 以下称小肝癌。超声声像图有如下表现：①低回声结节，占 90%；②高回声结节，10% 以下；③分隔型结节，1% 以下；④等回声结节，少见。

（5）弥漫型肝癌：

1）常在一叶、数叶或全肝发生。

2）肝脏明显肿大。

3）伴有中至重度肝硬化。

4）数叶或全肝分布不规则的中至高回声斑点。

5）常见门静脉或肝静脉内癌栓。

6）常伴 AFP 极度升高。

（6）彩色多普勒血流成像：

1）多血管型肝癌。

2）少血管型肝癌。

3）肝动脉 - 门静脉瘘 红蓝镶嵌血流，于瘘口测及高速血流 >60cm/s。

（7）超声造影（contrast-enhanced ultrasound, CEUS）：

1）肝细胞癌超声造影表现：HCC 是富血供肿瘤，由于 HCC 的肝动脉血供增多，门静脉血供减少，因此在超声造影中呈"快进快出"的特点，典型表现为动脉期的快速不均匀增强，门静脉期轻度廓清呈低增强，延迟期完全消退。由于 HCC 分化程度的不同，超声造影的血管期表现也略有不同。

2）肝内胆管癌的超声造影表现：动脉期快速高增强，早期廓清（<60s）呈低增强。

（8）介入超声：穿刺活检可以明确肝脏占位的病变性质及分子分型，有助于临床治疗，超声引导下消融治疗目前也已广泛应用于符合消融适应证的肝癌治疗，有操作简便、住院时间短等优势。

3. 鉴别诊断

（1）肝血管瘤：血管瘤边缘清晰、突出，无晕圈，内部筛孔样结构、边缘裂开及血管进入等特征。

（2）肝脓肿：内部坏死液化不全的脓肿应与肝癌中心坏死液化鉴别，前者常具有周围炎症反应，液性区内部可见细弱点状回声或絮状坏死组织。

（3）转移性肝癌：常多发，伴有宽晕圈。可表现为"牛眼征"。

肝硬化合并原发性肝癌的超声声像图表现见图 3-2-3。

■【疑难解析】

超声在原发性肝癌的影像学检查中具有重要意义，超声造影有助于提高肝癌的诊断准确率。掌握不同类型肝癌的特征性声像图表现，并结合其他影像学结果及实验室检查作出超声诊断。

（二）转移性肝癌

全身各组织器官的恶性肿瘤均可转移至肝脏，胃肠道肿瘤多经门静脉转移至肝脏，其他脏器肿瘤经体循环转移至肝脏，经淋巴系统或直接侵及肝脏。

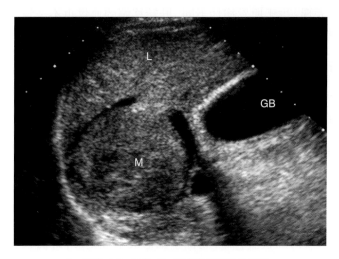

L. 肝脏；GB. 胆囊；M. 肝癌病灶周边伴晕圈。

图 3-2-3 肝硬化合并原发性肝癌

■【病理及临床】

镜下病理改变同原发脏器的病理。出现肝大、肝区疼痛、消瘦、食欲缺乏、肝区扪及结节等症状。

■【基于指南及专家共识的超声影像学检查】

1. 检查方法 同本节"原发性肝癌"的检查方法，同时应注意寻找原发灶。

2. 超声表现

（1）一般超声表现：①为单个或多个结节；②边界清楚的结节，高回声、低回声、混合性回声；③结节中央可出现钙化、坏死液化等表现；④"牛眼征"或"靶环征"；⑤周边伴有明显的晕圈；⑥CDFI可表现为多血管型或少血管型（图 3-2-4）。

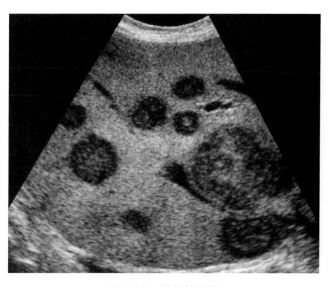

图 3-2-4 转移性肝癌

（2）超声造影表现：由于原发病灶不同，肝转移癌的血供也不一致，典型表现为动脉期整体或厚环状快速高增强，门脉期廓清，延迟期呈低 - 无增强。

■【疑难解析】

转移性肝癌因其原发肿瘤的不同病理类型而有不同表现，易与其他肝脏占位混淆，需要结合病史考虑，临床常采用超声引导下穿刺活检技术获得病理结果。

（三）肝血管瘤

■【病理及临床】

肝血管瘤是最常见的肝良性肿瘤，可发生于任何年龄，可单发或多发，可小也可大，一般无明显症状，大多属海绵状血管瘤，切面呈圆形或不规则形，蜂窝状，可在局部管腔内产生血栓，具有弹性，可发生动静脉瘘。

多数无症状。血管瘤破裂出血时可发生急腹症。

■【基于指南及专家共识的超声影像学检查】

1. 检查方法

（1）同肝癌节所述。

（2）应特别注意在以下好发部位寻找：①在邻近肝脏表面及底的包膜下区；②肝脏下角及侧角区；③肝静脉及分支周围区；④右叶较左叶多发。

2. 超声表现

（1）一般表现：肝内出现边界清晰的占位病变；外形可为圆形、椭圆形或不规则形；常伴有边缘裂开征或血管进入、血管穿通征。

（2）小型（<3cm）肝血管瘤的超声声像图表现：多见高回声型；少见低回声型，周围见较厚的高回声边缘，似浮雕征（图 3-2-5）。

（3）中型及大型（>10cm）肝血管瘤的超声声像图表现：①高回声型；②低回声型；③混合回声型；④加压后变形（图 3-2-6）。

（4）肝血管瘤的生长速度：一般极为缓慢，每年的径线增长在 2~3mm 以内。

（5）超声彩色血流成像：多数肝血管瘤结节内部无彩色血流显示，少数可出现点、短线状或树枝状血流，RI<0.5。

（6）超声造影表现：典型特征是动脉期周边结节样增强，呈进行性向心性部分或完全填充，在门脉期及延迟期间仍呈等或高增强，总体表现为"快进慢出"。

3. 鉴别诊断

（1）小肝癌：大多数为内部低回声，包膜细薄。

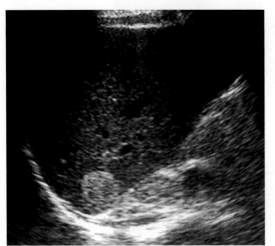

图 3-2-5　高回声型小型肝血管瘤

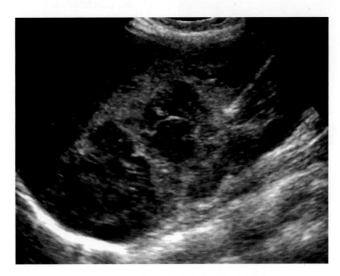

图 3-2-6　混合回声型中大型肝血管瘤

内见穿刺针,呈线状高回声。

（2）原发性肝癌:有周边晕圈、子结节、门静脉或肝静脉内癌栓、加压后不变形特点。

（3）肝血管平滑肌脂肪瘤:发病率低,有细薄包膜,内回声较均匀,在某些区域有强回声而另一区域为无回声区。

（4）肝包虫病:坏死实变型包虫囊肿需与血管瘤鉴别,前者有明显厚壁回声,内部见内囊卷曲,呈膜状低回声为其特征性表现,边壁及内部常有钙化。

（四）肝囊肿

■【病理及临床】

肝囊肿可分为潴留性和先天性两大类。潴留性囊肿为肝内小胆管慢性、不完全性阻塞,囊内含有一定浓度的胆汁;先天性囊肿常为多个,囊液内不含胆汁;囊肿可大可小,少数囊肿内可见一个或数个分隔。

较大囊肿可有饭后饱胀、右上腹痛,并发感染可伴寒战、发热、剧痛、黄疸。

■【基于指南及专家共识的超声影像学检查】

1. 肝内发现小囊肿时,应侧动探头追踪与周围结构关系,避免与肝内血管的横断面混淆。

2. 肝内发现中等大小的囊肿时,应判断其确切来源,必须与胆囊、胆道囊肿、胰腺囊肿等进行鉴别诊断。

3. 超声声像图表现　外形为圆形、椭圆形或不规则形;壁薄而清晰;后壁回声增强及后方回声增强;侧壁回声失落,侧壁声影,内部为无回声;部分囊肿内可见纤维分隔回声,少数囊肿内可见细弱点状回声(图 3-2-7)。

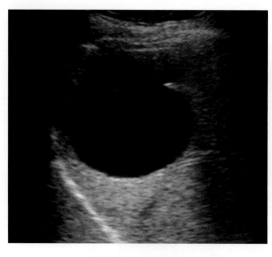

图 3-2-7　肝囊肿

【鉴别诊断】

1. 小肝癌或小血管瘤　应与小囊肿鉴别,囊肿后壁及后方回声增强明显,而肝癌或血管瘤均无此特征。

2. 有分泌功能腺癌的肝转移　可为单个或多个小囊肿,但边壁较厚。

3. 肝包虫病　单囊型包虫应与肝囊肿鉴别,前者典型特征为双层壁,囊内有较粗大囊砂回声,有疫区旅居史或人畜接触史。

（五）多囊肝

■【病理及临床】

先天性肝发育异常,具有家族型和遗传性。多囊肝的囊肿大小不一,数量众多,可累及全肝或肝的一叶,囊壁菲薄,囊液清亮,多在 35~50 岁出现体征。1/2 多囊肝合并多囊肾。

早期无明显症状,中晚期因肝脏明显肿大可有上腹部饱胀不适等压迫症状,晚期可出现肝衰竭的表现。

■【基于指南及专家共识的超声影像学检查】

1. 超声声像图表现　①体积增大,被膜凹凸不平,形态失常;②肝内大小不等、边界整齐的无回声区,囊壁菲薄,后方回声增强;③肝实质回声增强、增粗,可见等号状强回声;④重者肝实质及肝内管道不可见(图 3-2-8)。

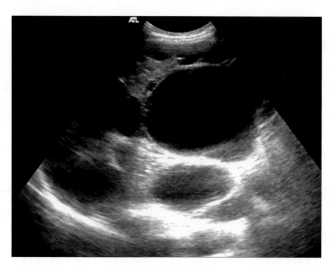

图 3-2-8　多囊肝

2. 鉴别诊断　与肝内多发囊肿鉴别,后者可表现为数量较多的囊肿,但囊肿间的肝实质回声是正常的。而多囊肝是实质内弥漫性分布的囊肿,可有家族史或合并其他脏器多囊表现。

■【疑难解析】

多囊肝为先天性疾病,囊肿间的正常肝脏回声消失,常伴有多囊肾,与多发肝囊肿不同。

(六)肝脓肿

■【病理及临床】

肝脓肿可分为阿米巴肝脓肿及细菌性肝脓肿。阿米巴肝脓肿是阿米巴原虫经门静脉进入肝脏,局部肝组织坏死形成脓肿;细菌性肝脓肿是细菌经肝动脉进入肝脏,通常为多发小型的脓肿,少数情况为较大脓腔,脓腔中心为脓液和坏死肝组织。慢性肝脓肿壁可纤维化甚或钙化。

高热、右上腹痛,肝区明显压痛及叩击痛,严重者可有黄疸。白细胞明显增高,以中性粒细胞增多为主。

■【基于指南及专家共识的超声影像学检查】

1. 检查方法　肝脓肿数量、大小及所在部位;脓肿是否处于重要结构附近;有无同时存在胸腔积液。
2. 超声表现　如图 3-2-9 所示。

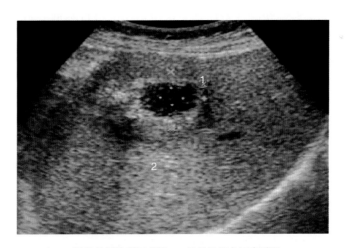

1. 脓肿灶周边高回声圈;2. 脓肿灶后方回声增强。

图 3-2-9　肝脓肿

(1)一般超声表现:
1)脓肿前期(炎症期):低回声区,边界不清,内部回声均匀或不均匀,周围可出现高回声圈或低回声晕环。
2)脓肿形成期:边缘较清楚的无回声区,壁厚而粗糙,内壁不光整;脓肿的内部回声特征根据其液化程度和所含内容物而有所不同,可呈单房或蜂窝状分房。如伴有产气杆菌,则可见气体回声,后方伴"彗星尾征"(comet tail sign)。

3)脓肿吸收期:脓肿壁回声增强,脓腔残留物回声杂乱。

4)慢性肝脓肿:脓腔壁显著增厚,内壁肉芽组织形成,脓腔内稠厚的坏死组织不断积聚,表现为实质性杂乱高回声;脓肿壁或内部可合并有钙化。

(2)超声造影表现:典型表现为动脉期病灶周边高增强,门脉期及延迟期为低增强,中央液化坏死区为无增强的灌注缺损或可见分隔状增强。

3. 鉴别诊断

(1)原发性肝癌:应与内部低回声的脓肿灶鉴别。

(2)肝囊肿:应与完全液化具有稀薄脓液的肝脓肿鉴别。

■【疑难解析】

肝脓肿在不同阶段的声像图表现不同,需结合临床表现进行诊断,必要时可行穿刺活检。

(七)肝包虫病

■【病理及临床】

肝包虫病又称肝棘球蚴病,一种全球性人畜共患的寄生虫病,患者常有疫区接触史;主要分布在畜牧地区;狗和狼是终末宿主,人是中间宿主。分为囊型包虫病(占包虫病的95%)、泡型包虫病(占包虫病的5%)。

囊型包虫病约占人体包虫病的70%,超声分型为单纯囊肿型、内囊塌陷型、多子囊型、坏死实变型、钙化型。肝泡状棘球蚴病是人体包虫病的少见类型,预后差,对人体危害极大。临床上具有慢性隐袭性特点,可造成肝组织不可逆的进行性损害,如不及时治疗,10年死亡率高达93%,有"虫癌"之称。

■【基于指南及专家共识的超声影像学检查】

1. 囊型包虫病超声表现

(1)单纯囊肿型:肝内圆形无回声区,囊壁光滑而完整,呈"双层"壁,后方回声增强。囊砂显示为积于囊底部的密集强回声点,随着体位的改变而漂浮于囊液中,呈典型的"落雪"征(图3-2-10)。

(2)内囊塌陷型:代谢障碍、创伤或感染引起的内囊破裂漂浮于囊液中。声像图为卷曲或折叠的带状回声,呈"水中百合花"征(图3-2-11)。

(3)多子囊型:超声显示为边界清楚的圆形或椭圆形无回声区,壁厚,囊内可见大小不等的环状回声带、分隔成"蜂房状"或"车轮状",声像图显示为典型的"囊中囊"(图3-2-12)。

(4)坏死实变型:包虫囊肿内液体逐渐吸收,大量变性坏死的胶泥样囊皮充满其间;超声显示为球型实质性病灶,病变有清楚的包膜,与周围肝组织分界明确,内部产生强弱不均的杂乱回声呈膜状回声堆积(图3-2-13)。

(5)钙化型:包虫囊肿内充满干酪样物质,囊壁明显钙化,半环状、蛋壳样、斑块状;超声显示为强回声灶,伴有宽大的声影(图3-2-14)。

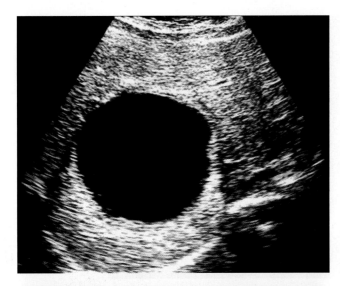

图 3-2-10　肝包虫病（单纯囊肿型）

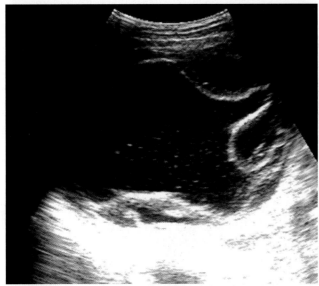

图 3-2-11　肝包虫病（内囊塌陷型）

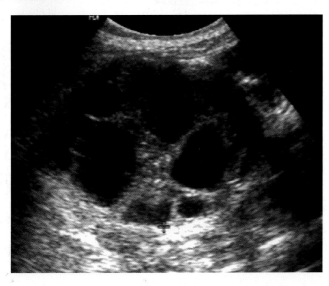

图 3-2-12　肝包虫病（多子囊型）

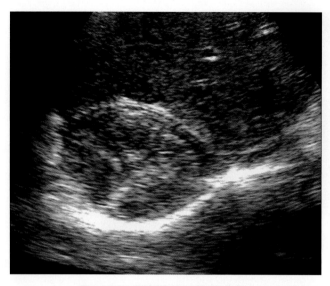

图 3-2-13 肝包虫病（坏死实变型）

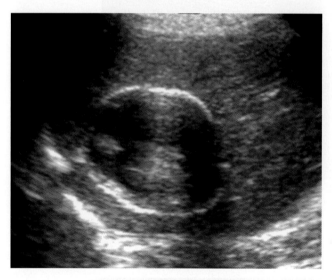

图 3-2-14 肝包虫病（钙化型）

2. 囊型肝包虫病鉴别诊断

注意与肝囊肿、肝脓肿及肝肿瘤性病变鉴别，可通过特征性的"双层"壁、CDFI 无血流信号以及超声造影等进行鉴别诊断。

3. 肝泡状棘球蚴病超声表现

根据超声声像图表现可分为巨块型、弥漫结节型、液化坏死型（图 3-2-15，图 3-2-16）。

（1）病灶呈实质性强回声，外形极不规则并与周围肝实质界限不清。

（2）病灶内部回声不均匀，有多数点状、小结节状及小环状钙化，后方伴有明显的声衰减及声影，以"瀑布"状声影为特征性表现。

（3）病变易向肝门区汇聚，压迫、侵犯胆道系统，54% 病例合并有肝内小胆管扩张。

（4）CDFI：病灶内部无血流信号，病灶周边有连续或短线状血管环绕，在进入病灶边缘处呈截断征。

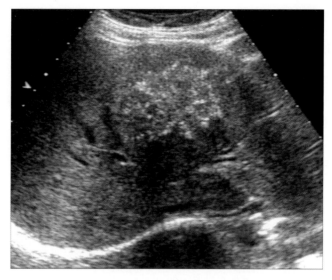

图 3-2-15　肝泡状棘球蚴病（巨块型）

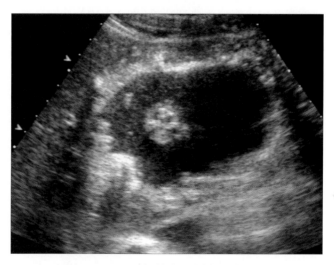

图 3-2-16　肝泡状棘球蚴病（坏死液化型）

4. 鉴别诊断

（1）单囊型肝包虫病应与肝囊肿鉴别。

（2）肝泡状棘球蚴病应与肝癌鉴别。

■【疑难解析】

肝泡状棘球蚴病易误诊为肝癌，通过超声特征性改变并结合疫区生活史及实验室检查可进行鉴别诊断。

（八）肝局灶性结节性增生

■【病理及临床】

肝脏局灶性结节性增生（focal nodular hyperplasia of liver）少见，病因不明，好发于 20~40

岁成年人,是一种肝细胞增生性病变,不是真性肿瘤,多为单发。

■【基于指南及专家共识的超声影像学检查】

1. 超声表现

(1)一般超声表现:肝内实性占位,回声多样,多为低或等回声,边界清晰,二维超声难以显示中央瘢痕,彩色多普勒血流显像可检出内部动脉血流。

(2)超声造影表现:特征性的增强模式为动脉期由中心向外离心性快速填充,门脉期和延迟期呈持续等增强或者高增强,可见低或无增强的中央瘢痕。

2. 鉴别诊断

(1)原发性肝癌:多有肝炎病史,AFP升高,可合并癌栓,超声造影为"快进快出"。

(2)肝血管瘤:周围有浮雕征,可伴有边缘裂开征或血管穿通征。

■【疑难解析】

肝脏局灶性结节性增生的声像图表现不典型,超声造影有助于提高诊断准确率,超声造影显示离心性快速增强及中央瘢痕为典型征象(图3-2-17)。

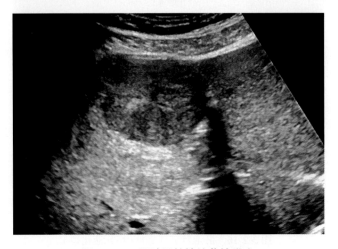

图3-2-17　肝脏局灶性结节性增生

四、肝脏弥漫性病变

指各种病因所致异常回声在肝实质内弥漫性分布,早期无明显的特征性表现,随着病情进展,各种病变的病理性图像特征逐渐明朗。

(一)脂肪肝

■【病理及临床】

脂肪肝主要为肝细胞中的中性脂肪、脂质沉着堆积过多,肝大小正常或不同程度增大。长期营养不良、慢性感染或中毒、肥胖病、内分泌失调、糖尿病、酒精中毒性肝病、高脂肪及高胆固醇饮食等均可引起脂肪肝。多无自觉症状,或伴有腹胀、肝区不适。

■【基于指南及专家共识的超声影像学检查】

1. 超声表现

（1）肝脏实质呈弥漫性分布的密集的细小点状回声，比脾、肾回声增高，称明亮肝（bright liver），如图3-2-18所示。

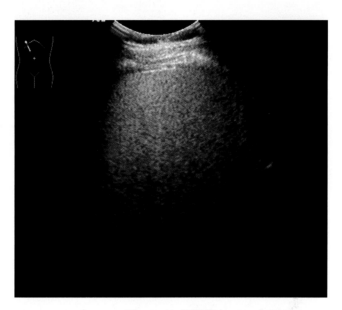

图3-2-18　脂肪肝

（2）近场回声增高，远场回声衰减。

（3）肝内血管明显减少，纹理不清，肝静脉、门静脉分支回声减弱。

（4）肝大小可正常，或轻至中度增大，边缘钝。

（5）有时呈不均匀性分布。

2. 鉴别诊断

非均匀性脂肪肝需与肝癌及肝血管瘤鉴别，前者无明确占位效应。

（二）肝硬化

■【病理及临床】

肝硬化（cirrhosis）是由多种原因引起，且影响全身的慢性疾病。特点是肝细胞变性坏死和再生、纤维组织增生、使肝脏正常结构呈结节样变、缩小、质地变硬。

临床表现为乏力、食欲减退、腹胀、肝功能减退、低白蛋白血症、水肿、腹水、贫血、出血倾向，可出现蜘蛛痣、肝掌、黄疸，门静脉高压可致脾大、腹水、腹壁静脉曲张或呕血。

■【基于指南及专家共识的超声影像学检查】

肝硬化超声表现见图3-2-19。

早期肝硬化时肝大小变化不明显，典型的酒精性肝硬化肝脏中度增大，肝被膜尚光滑，实质回声不均，回声增高，血管纹理基本正常，无特异的声像图。典型超声表现：

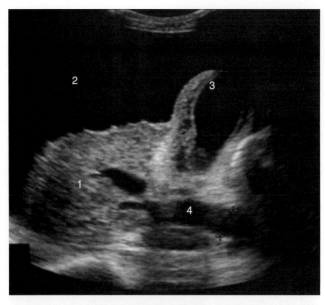

1. 肝脏; 2. 腹水; 3. 胆囊; 4. 门静脉。

图 3-2-19　肝硬化

（1）肝脏体积缩小，位置可能上移。

（2）肝被膜增厚，回声增高，表面凹凸不平，呈锯齿状、小结节状或粗结节状，肝边缘角变钝，形态异常。

（3）肝实质回声增高，呈粗颗粒状、斑片状，后方衰减增加。

（4）肝内外血管粗细不均，走行紊乱，扭曲、闭塞或消失：①肝静脉主干变细，分支狭窄；②门静脉主干、右支及左支矢状部增宽，血流可明显增加；③肝动脉代偿性扩张，肝动脉血流增加。

（5）脾增大程度与肝硬化严重程度一致。

（6）腹水。

（7）胆囊壁增厚，或呈双层状。

（三）门静脉高压

■【病理及临床】

门静脉血流受阻致门静脉主干、右支、左支矢状部内径增宽，门静脉压力增大，血管扩张回流受阻，门静脉侧支循环开放；肝动脉与门静脉吻合支沟通，脾大、腹水（图 3-2-20，图 3-2-21）。临床表现同肝硬化表现，肝功能减退、腹胀、腹水、腹壁静脉曲张或消化道出血。

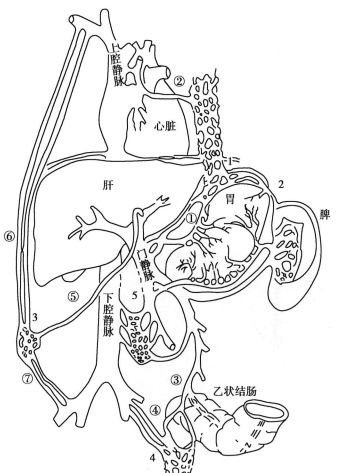

1. 食管静脉丛；2. 胃短静脉；3. 脐静脉；4. 肛门静脉；5. 腹膜后静脉；①胃左（冠状）静脉；②奇静脉；③直肠上静脉；④直肠下静脉；⑤脐旁静脉；⑥腹壁上静脉；⑦腹壁下静脉。

图 3-2-20　门静脉与腔静脉之间的交通支

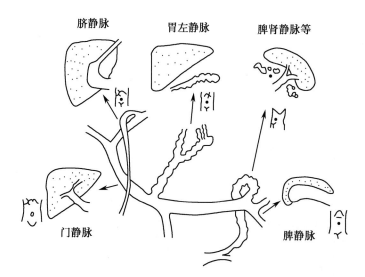

图 3-2-21　门静脉高压侧支循环的超声检测部位

■**【基于指南及专家共识的超声影像学检查】**

门静脉高压的超声声像图表现见图 3-2-22~ 图 3-2-25。

1. 门静脉　主干及分支均明显增粗（主干 >1.3cm），红色血流，峰值流速 <20cm/s。

2. 肝固有动脉　红色血流，内径约 0.3~0.8cm，PSV92.2cm/s；肝静脉有蓝色血流信号，低速、连续频谱。

3. 脐静脉开放　肝内型门静脉高压的重要依据，暗红色血流，连续低速频谱曲线，分为：①轻度，内径 <0.4cm；②中度，内径约 0.4~0.7cm；③重度，内径 >0.7cm。

4. 肝内门静脉不规则扩张

5. 门静脉内出肝血流　门静脉主干或左支矢状部内同时显示红蓝双色血流，多普勒呈正负双向低速频谱曲线。

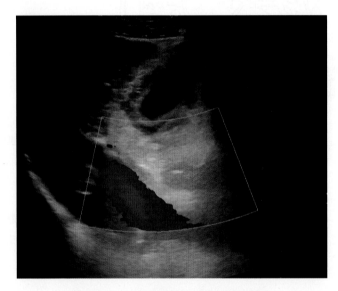

图 3-2-22　门静脉高压，门静脉主干增宽

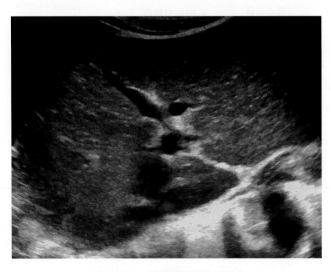

图 3-2-23　脐静脉开放（二维）

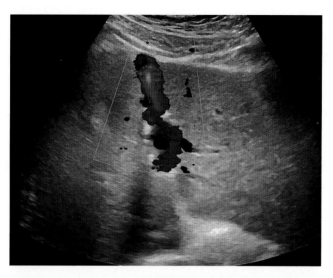

图 3-2-24　脐静脉开放(CDFI)

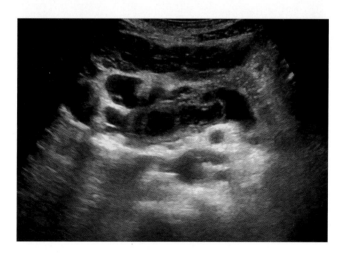

图 3-2-25　胃左静脉曲张

6. 腹壁静脉曲张

7. 门静脉周围静脉扩张与门静脉血栓海绵样变性

8. 食管 - 胃底静脉曲张

9. 脾大及脾门区静脉增粗(内径 >0.9cm)

■【疑难解析】

肝硬化是门静脉高压的常见原因,肝内外血管的改变、侧支循环的建立与开放是诊断本病的重要依据。

（四）肝血吸虫病

■【病理及临床】

日本血吸虫成虫寄生在门静脉系统引起肝脏病变，虫卵顺门静脉血流入肝，在汇管区引起嗜酸性脓肿和假性结核结节，肝内纤维组织增生，成血吸虫性肝硬化及门静脉高压。

■【基于指南及专家共识的超声影像学检查】

1. 超声表现　急性期肝轻度肿大，左叶明显，肝实质回声密集，有纤维网状高回声；脾正常大小或轻度增大。慢性期及晚期肝缩小，表面凹凸不平呈结节状；肝实质回声呈网格状、地图样、破棉絮样改变；脾大；腹水（图3-2-26）。

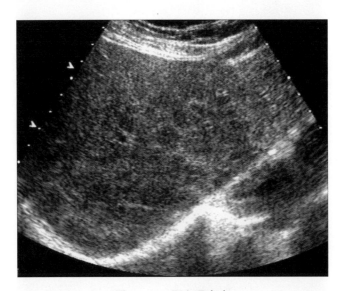

图3-2-26　肝血吸虫病

2. 鉴别诊断　晚期所致肝硬化与肝炎坏死后肝硬化相鉴别，前者肝内可见条索状高回声呈地图样改变，疫区流行病学史很重要。

（五）淤血肝

■【病理及临床】

淤血肝有急性或长期慢性心脏病史，心力衰竭使肝静脉系统淤血、增粗，肝大。
急性心脏压塞、下腔静脉或肝静脉血栓形成，可在很短时间内出现肝大、肝区剧痛。慢性心衰时肝大、肝痛轻。

■【基于指南及专家共识的超声影像学检查】

淤血肝的超声声像图表现：①肝脏增大、变厚、边缘钝圆；②三支肝静脉扩张（内径>0.8cm）；③下腔静脉明显增粗（内径>2.5cm）；④肝实质回声减低，分布均匀（图3-2-27）。

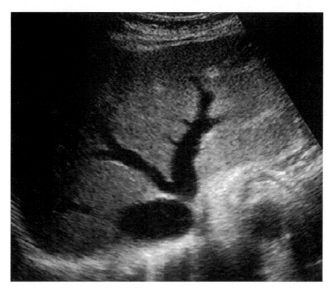

图 3-2-27 淤血肝

第三节 胆道系统疾病

一、胆道系统的解剖

胆道系统是指将肝细胞分泌的胆汁输送到十二指肠的一系列管道结构。肝内胆管包括毛细胆管、小叶间胆管及逐渐汇合成的左、右肝管。肝外胆管包括肝总管、胆囊、胆囊管、胆总管。

（一）肝内胆管（三级胆管）

Ⅰ级胆管：左、右肝管。Ⅱ级胆管：叶间胆管。Ⅲ级胆管：段间胆管。

（二）肝外胆管

1. 肝总管 长约 3~4cm，直径约 0.4~0.6cm，位于肝固有动脉的右侧和门静脉的右前方，下行与胆囊管汇合成胆总管。

2. 胆囊管 胆囊颈部向左、后、下弯曲延伸形成，长约 2~3cm，内径约 2~3mm，近段管壁有黏膜皱襞形成的螺旋瓣。

3. 胆总管 长约4~8cm,直径约6~8mm,管壁厚约2~3mm,富有弹力纤维可分为四段:十二指肠上段、十二指肠后段、胰腺段、肠壁内段,最后与胰管汇合形成膨大的Vater壶腹,开口于十二指肠乳头。

(三)胆囊

胆囊位于肝右叶下面的胆囊窝内,呈长茄形,长约7~9cm,直径约2.5~3.5cm,容量约35~50mL,胆囊可分为底部、体部、颈部三部分。

二、胆道系统检查方法

(一)患者的准备

禁饮食8小时以上,以保证胆囊胆管内充盈胆汁,减少胃肠的内容物和气体的干扰。

(二)检查的体位

右前斜位或左侧卧位可使肝胆向左下移位,扩大超声窗,减少胃肠气体,提高肝外胆管的显示率。

三、胆囊正常声像图特点

1. 胆囊纵切呈梨形,亦可呈圆形或长条形,正常胆囊轮廓清晰,囊壁亮线自然,光滑整齐,腔内为无回声,后壁线明亮,后方回声增强。大小约9cm×3cm,胆囊壁(体部为宜);胆囊壁厚度2~3mm(图3-3-1)。

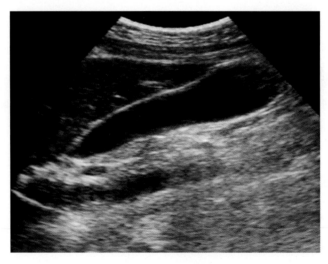

图3-3-1 正常胆囊

2. 肝内胆管 左、右肝管位于门静脉左、右支前方，内径 2mm 以内，如有扩张则呈"平行管征"。

3. 肝外胆管 分为三段。

四、胆系结石

（一）胆囊结石

■【病理及临床】

多表现为右上腹不适、消化不良的慢性胆囊炎症状，发生梗阻时出现右上腹绞痛，亦可合并细菌感染，引起化脓性胆囊炎。

■【基于指南及专家共识的超声影像学检查】

1. 典型超声表现 胆囊腔内出现形态稳定的强回声团，后方伴声影，可随体位变化而移动（图 3-3-2）。

2. 非典型超声表现

（1）胆囊内充满结石：胆囊失去正常形态，无胆汁的透声区。两种表现：前壁呈弧形或半月形强回声带，后方伴声影；增厚的囊壁包绕着结石强回声团，后方伴声影，称"囊壁-结石-声影"，即"WES"征（图 3-3-3）。

（2）胆囊颈部结石：若结石嵌顿于颈部，仅表现为胆囊肿大和颈部有声影，可转变体位观察（图 3-3-4）。

（3）胆囊泥沙样结石：①粗大颗粒——沉积较厚的泥沙样和碎小结石；②细小颗粒——沉积层较薄，仅表现为后壁粗糙，回声增强，声影不明显（图 3-3-5）。

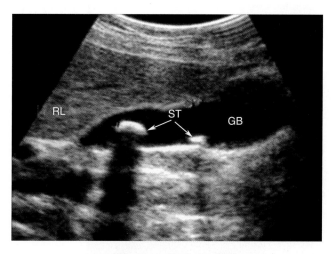

RL. 肝右叶；ST. 结石；GB. 胆囊。

图 3-3-2 胆囊结石

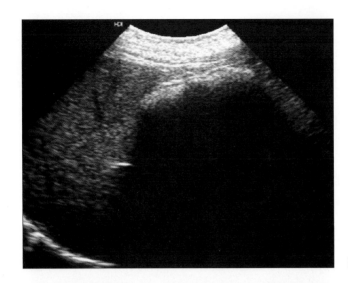

图 3-3-3　胆囊充满型结石

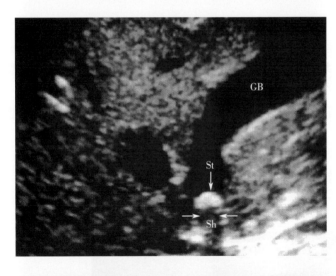

St. 结石；GB. 胆囊；Sh. 声影。

图 3-3-4　胆囊颈部结石

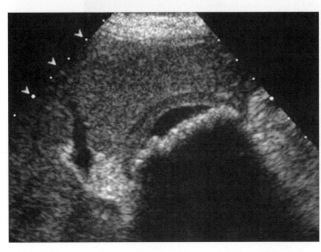

图 3-3-5　胆囊泥沙样结石

（4）胆囊壁内结石：囊壁常增厚，其内可见单发或多发的数毫米的强回声点，后方伴"彗星尾征"，改变体位不移动（图3-3-6）。

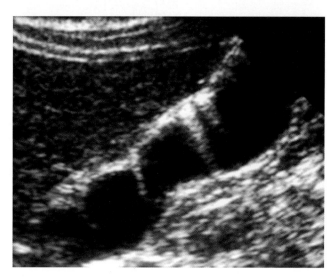

图 3-3-6　胆囊壁内结石

■【疑难解析】

需调节体位，侧动探头，提高结石检出率。

（二）肝外胆管结石

■【病理及临床】

胆管一般有不同程度的扩张，其内可见结石，胆管壁充血水肿，增生和纤维化而增厚。急性发作时，可引起阻塞性黄疸和化脓性胆管炎，重症病例可致死亡。

■【基于指南及专家共识的超声影像学检查】

1. 超声表现　有结石的胆管一般都扩张强回声团与管壁界限清晰。结石部位以上的小胆管扩张（图3-3-7）。

2. 鉴别诊断　肝内胆管结石沿肝内胆管走行的长条形或串珠状强回声，伴声影。结石部位以上的小胆管扩张（图3-3-8）。

■【疑难解析】

胆管内凝血块、脓团、胆泥团均可呈现为类似结石强回声团，但无声影。

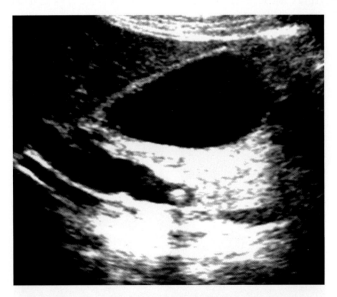

图 3-3-7　肝外胆管结石

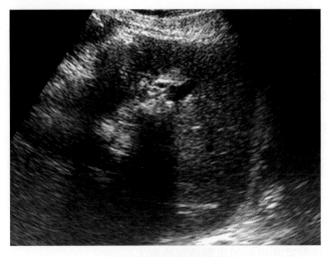

图 3-3-8　肝内胆管结石

五、胆系炎症

（一）急性胆囊炎

■【病理及临床】

急性胆囊炎分三类。①单纯性：胆囊稍肿大，壁轻度增厚，黏膜充血水肿，胆汁正常或略混浊。②化脓性：胆囊肿大，囊壁充血水肿，明显增厚，胆汁混浊或呈脓性，胆囊与周围组织粘连，或形成胆囊周围脓肿。③坏疽性：胆囊极度肿大，可发生坏死、穿孔而并发局限性或弥漫性腹膜炎，若有产气杆菌感染时，胆囊内可积气。

■【基于指南及专家共识的超声影像学检查】

1. 常规超声

（1）初期轻度、单纯性胆囊炎，超声显示胆囊增大，囊壁轻度增厚，缺乏诊断性特征。

（2）化脓性胆囊炎　见图 3-3-9。

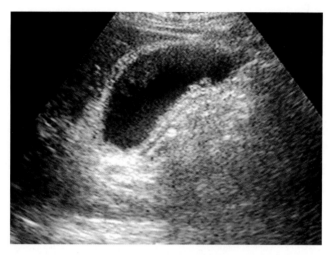

图 3-3-9　化脓性胆囊炎

1）胆囊增大，轮廓线模糊。

2）外壁线不规则，胆囊壁弥漫性增厚，呈强回声带，其间出现间断或连续的弱回声带，形成胆囊壁的"双边影"表现。

3）重症急性化脓性胆囊炎甚至可出现双层或多层弱回声带。

4）积脓时囊内充满稀疏或密集的细小或粗大回声斑点，无声影，不形成沉积带。

5）在胆囊炎初期或恢复期，可以出现移动性、沉积性回声团或回声带。

6）发生穿孔时，可显示胆囊壁的局部膨出或缺损，以及胆囊周围的局限性积液。

7）胆囊收缩功能差或消失，超声墨菲征阳性。

2. 超声造影

（1）胆囊肿大，胆囊壁增厚呈"双边影"，胆囊壁与肝动脉同步增强，早于周围肝实质。囊壁连续、完整，其间可见低增强带，显示"双轨征"的增强表现。

（2）胆囊壁增厚不明显者可见胆囊壁全层明显均匀增强，边界清楚，与肝脏或周围组织分界清晰。

（3）造影剂消退早于周围肝实质，呈低增强，直至造影剂消退。

（4）急性胆囊炎出现穿孔时，胆囊壁线状增强出现中断或不连续，表现为高增强的胆囊壁中间出现节段性的无增强带，同时在无增强带旁胆囊周围可见外溢胆汁所致的包裹性无增强区。

（5）胆囊炎可合并结石、胆泥或血块形成，后者表现为持续的无增强。

■【疑难解析】

本病为常见急腹症,及时确诊和了解病情进展对临床确定有效治疗方案至关重要。

（二）慢性胆囊炎

■【病理及临床】

纤维组织增生及慢性炎细胞浸润、囊壁增厚、肌肉纤维萎缩,收缩功能减退。

■【基于指南及专家共识的超声影像学检查】

慢性胆囊炎病程分三个阶段。第一阶段:胆囊炎初期,仅有轻度炎症改变,囊壁稍增厚,可有结石,胆囊功能好。第二阶段:胆囊肿大,囊壁增厚,囊腔中出现中等或较弱的沉积性回声团(陈旧稠厚胆汁或炎性胆泥团)(图3-3-10)。第三阶段:①增殖型——囊壁显著增厚,可以超过1.5cm,呈中等或较弱回声,腔小,黏膜面完整;②萎缩型——胆囊缩小,囊腔变窄,其内可充满结石,呈现"WES"征。

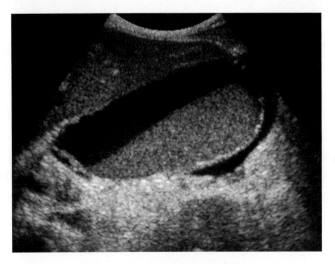

图 3-3-10　慢性胆囊炎胆泥沉积

■【疑难解析】

熟练掌握慢性胆囊炎病理改变过程,观察胆囊形态及胆囊壁的变化。

六、胆系肿瘤

（一）胆囊良性肿瘤

■【病理及临床】

胆囊良性肿瘤以腺瘤多见,可分为单纯性腺瘤和乳头状腺瘤,体积较小,呈圆形或乳头状,偶见有蒂,有恶变倾向,乳头状腺瘤是癌前病变。

■【基于指南及专家共识的超声影像学检查】

1. 常规超声

胆囊良性肿瘤为自囊壁向囊腔内隆起的乳头状或圆形强回声或中等回声结节,无声影,基底较宽,偶见有蒂。好发于颈部和底部,可多发,较胆固醇息肉大,但多数不超过1.5cm(图 3-3-11)。

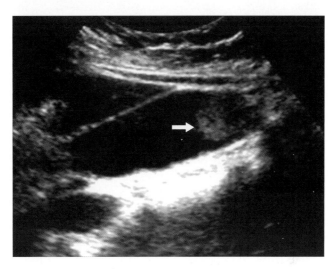

图 3-3-11　胆囊腺瘤

2. 超声造影

(1)增强程度:多数腺瘤造影后动脉期呈均匀高增强,少数表现为等增强。

(2)血管形态:动脉期病变内分支型血管,少数腺瘤造影表现为单支型血管形态,极少数可呈点状血管形态。

(3)基底部:造影后可观察到明确的基底部便于测量宽度,应当注意如果基底部明显增宽则提示腺瘤有恶变的可能。

■【疑难解析】

形态多规则,胆囊壁连续性好。

(二)胆囊癌

■【病理及临床】

胆囊癌恶性程度较高,大多为腺癌,偶见鳞癌。大体形态可分为乳头状、浸润型、混合型。常直接浸润肝脏,肝门或有转移肿大的淋巴结,可引起阻塞性黄疸,胆囊管阻塞时可继发感染积脓,70%可合并胆囊结石。

■【基于指南及专家共识的超声影像学检查】

1. 超声表现

（1）胆囊癌分五型：

1）小结节型：病灶较小，约 1~2.5cm，典型的呈突入胆囊腔内的乳头状肿块，基底宽，表面不光滑（图 3-3-12）。

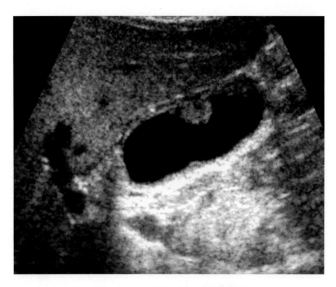

图 3-3-12　胆囊癌（小结节型）

2）蕈伞型：基底宽，边缘不整的肿块突入胆囊腔，呈弱回声或中等回声，常见多发，可连成一片（图 3-3-13）。

3）厚壁型：胆囊壁局限性或弥漫性地不均匀增厚，以颈部、体部增厚更显著，表面不光滑，内壁线多不规则。

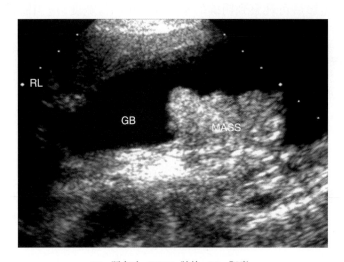

RL. 肝右叶；MASS. 肿块；GB. 胆囊。

图 3-3-13　胆囊癌（蕈伞型）

4）混合型：多见，表现为蕈伞型及厚壁型的超声声像图（图3-3-14）。

5）实块型：胆囊增大，正常液性腔消失，胆囊腔被肿瘤所闭塞，呈低回声或粗而不均回声的实性肿块，其内有时可见结石的强回声团，伴声影。浸润肝脏时可使胆囊与肝脏的界线被破坏、中断或消失（图3-3-15）。

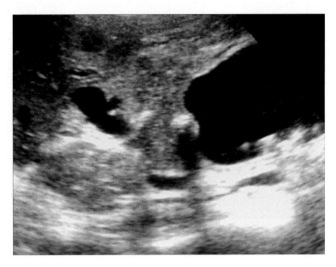

图3-3-14　胆囊癌（混合型）

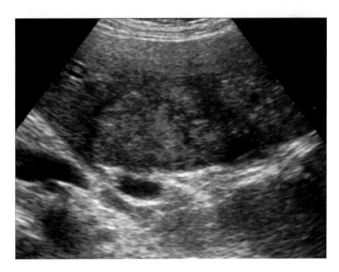

图3-3-15　胆囊癌（实块型）

（2）超声造影：

1）肿块型胆囊癌动脉期可呈快速高增强，正常胆囊壁结构消失。

2）结节型胆囊癌造影动脉期表现为病变基底部增宽，附着处胆囊壁结构连续性有不同程度的破坏，表现为该处胆囊壁的增厚或伴异常高增强，静脉期时消退较周围胆囊壁快，呈低增强（图3-3-16）。

3）厚壁型胆囊癌胆囊壁正常结构消失，黏膜面不规则，多数表现为高增强。

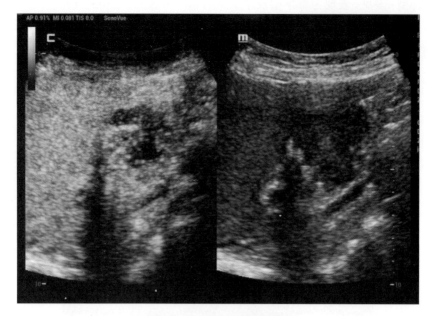

图 3-3-16 胆囊癌超声造影

2. 鉴别诊断

（1）慢性胆囊炎、胆囊腺肌增生症：胆囊癌大部分是在慢性胆囊炎的基础上发生的，需详细鉴别。局限性胆囊腺肌增生症可能酷似蕈块型肝癌，胆囊黏膜层和浆膜层的连续性对两者的鉴别非常重要。

（2）胆囊腔回声异常：当胆囊萎缩、腔内无胆汁或充满稠厚的胆汁、脓汁或浓缩的血块后可呈边界不清楚的实体回声，似"实块型"胆囊癌。

（3）胆囊外病变：在胆囊回声不清楚时，胆囊床附近的肝脏、结肠和胰头的肿物等也可能被误诊为实块型胆囊癌。

■【疑难解析】

误诊主要发生病灶较小或厚壁型误诊为胆囊炎等，合并超声造影检查可提高鉴别诊断。

（三）肝外胆管癌

■【病理及临床】

肝外胆管癌好发于肝门部左、右肝管汇合处，胆囊管与肝总管汇合处及壶腹部。80%为腺癌，偶见鳞癌。

■【基于指南及专家共识的超声影像学检查】

超声表现的直接征象为扩张的胆管远端显示出软组织肿块（乳头型、团块型）。扩张的胆管远端突然截断或突然闭塞（突然狭窄型、截断型）（图 3-3-17）。间接征象为病灶以上整个胆系明显扩张。肝脏弥漫性肿大，肝门淋巴结肿大或肝内有转移灶。

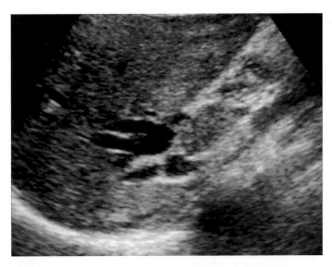

图 3-3-17　肝外胆管癌

■【疑难解析】

充分了解各种病理类型和不同病程的胆管癌形态差异,有助于提高诊断。

七、胆囊增生性疾病

(一)胆囊胆固醇沉积症

■【病理及临床】

胆囊胆固醇沉积症是由于胆固醇代谢的局部紊乱,造成胆汁中胆固醇含量增高而沉积于胆囊黏膜固有层的巨噬细胞内,逐渐形成了向黏膜表面突起的小结节,故称之为胆固醇沉积症。分为弥漫型及局限型。

■【基于指南及专家共识的超声影像学检查】

1. 常规超声

胆囊形态、大小一般正常,囊壁轻度增厚,常见多发,体积较小,可见于胆囊的任何部位。为由囊壁向囊腔内突起的乳头状或桑葚状强回声结节,小的仅表现为强回声点,大的不超过 1cm。多数有长短不等的蒂,或基底较窄,不随体位改变,无声影。可合并有胆囊结石(图 3-3-18)。

2. 超声造影

(1)病灶与胆囊壁同步增强,早于肝实质,呈均匀等或高增强,消退快于肝实质。

(2)造影后息肉基底部显示更清楚,可见窄的基底部与胆囊壁相连。

(3)病变内部血管形态多为均匀的点状分布,典型者可见细小血管经息肉的蒂从胆囊壁延伸入息肉内。

(4)基底部胆囊壁连续性完整,可见黏膜及外壁的线状高增强形态(图 3-3-19)。

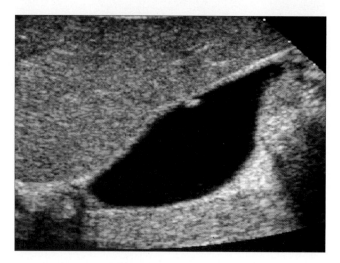

图 3-3-18　胆囊息肉

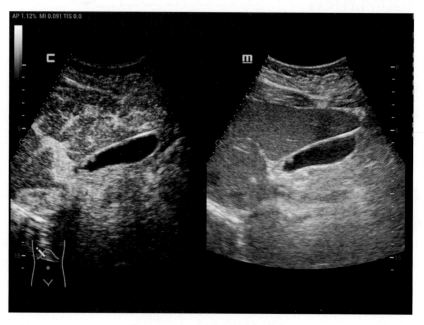

图 3-3-19　胆囊息肉超声造影

左图. 超声造影；右图. 二维超声成像。

■【疑难解析】

超声造影有助于提高胆囊腺瘤和结节型胆囊癌诊断率。

（二）胆囊腺肌增生症

■【病理及临床】

胆囊腺肌增生症是胆囊壁的一种非炎症性、非肿瘤性的良性病变。表现为囊壁增厚，可达正常的 3~5 倍，囊腔缩小，黏膜上皮增生，罗 - 阿窦（Rokitansky-Aschoff sinus）增多和肌层增厚。

■【基于指南及专家共识的超声影像学检查】

1. 常规超声

胆囊壁增厚，可呈弥漫型、节段型、局限性增厚隆起。增厚的胆囊壁内有小的圆形液性囊腔（罗 - 阿窦）。可合并有胆囊壁内小结石，显示为强回声斑及其后方的"彗星尾征"（图 3-3-20）。

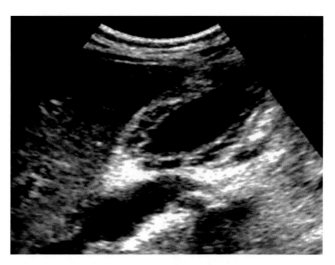

图 3-3-20　胆囊腺肌增生症

2. 超声造影

（1）增强早期常表现为稍高增强或等增强，增强程度可低于周围正常胆囊壁。

（2）增强形态多不均匀，病变区域可见由罗 - 阿窦形成的多个小的无增强区，典型者呈蜂窝状改变（图 3-3-21）。

（3）部分节段型或局灶型可表现为，增强早期病灶周边内膜和外膜呈环状高增强，向病灶内灌注，内部见灶状低或无增强。

（4）晚期增强多减退为低增强。

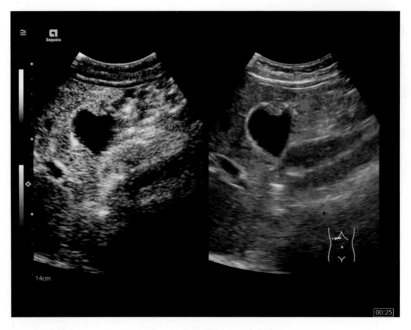

图 3-3-21　胆囊腺肌超声造影

■【疑难解析】

注意观察特征性声像图罗 - 阿窦及彗星尾征。

八、先天性胆系疾病

（一）先天性胆囊异常

■【病理及临床】

数量异常：双胆囊、三胆囊、先天性胆囊缺如。
形态变异：皱褶胆囊、双房胆囊、胆囊憩室。
位置变异：左位胆囊、肝内胆囊、游离胆囊。
皱褶胆囊：最常见，底、体部之间或颈、体部之间有强回声皱襞，分成两个相通的腔。
双胆囊：相互独立分离而各自完整的胆囊，可以大小相似或一大一小。
胆囊憩室：囊壁局部向外突起，形成一个圆形的囊腔，通常约 1cm 大小，内常有结石。

（二）先天性胆管扩张症

■【病理及临床】

　　发生于肝外胆管者称先天性胆总管囊性扩张症，中上段多见。发生在肝内胆管者为卡罗利病。复合型：肝内、肝外同时合并囊状扩张症。以肿块、腹痛、黄疸为主要症状，间歇性发作。

■【基于指南及专家共识的超声影像学检查】

　　超声表现为在胆总管部位出现囊肿，呈球形、椭圆形或纺锤形。囊壁清晰，较薄，囊腔为无回声,后方回声增强,囊内可有结石。肝内胆管正常或轻度扩张(图 3-3-22)。肝内胆管囊状扩张症则表现为肝内胆管节段性或较均匀的扩张(图 3-3-23)。

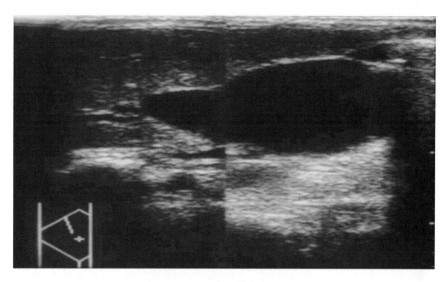

图 3-3-22　肝外胆管囊状扩张症

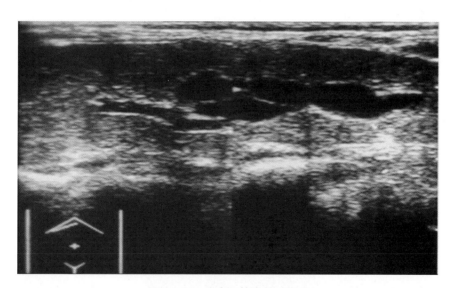

图 3-3-23　肝内胆管囊状扩张症

■【疑难解析】

胆总管囊状扩张症需注意与肝门部肝囊肿、小网膜囊肿鉴别。

（三）先天性胆道闭锁

■【病理及临床】

先天性胆道闭锁是新生儿持续性黄疸最常见原因。分为两类:①肝内型,肝内外胆管全闭锁,或肝内和近端肝外胆管闭锁,此型最多见。②肝外型,肝外胆管任何部位均可发生,肝内胆管继发性扩张,此型多数手术可矫正。先天性胆道闭锁时,由于胆汁不能排泄,经2~3个月即可发生胆汁性肝硬化。

■【基于指南及专家共识的超声影像学检查】

1. 肝内型　肝脏增大,肝内回声均匀性增强,肝内外胆管均不能显示,胆囊不能充盈,脾大,脾静脉扩张,腹水等门静脉高压征象。

2. 肝外型　肝脏增大,肝内胆管扩张,胆囊和肝外胆管可因闭锁的部位而表现不同。

■【疑难解析】

常合并胆囊形态僵硬,肝脏病理变化的严重程度与病程长短密切相关。

九、胆道蛔虫症

■【病理及临床】

胆道蛔虫症是较常见的胆道疾病之一,为肠道蛔虫经十二指肠乳头开口钻入胆道所致。

■【基于指南及专家共识的超声影像学检查】

扩张的胆管内可见均匀性中等回声或高回声条索,与胆管壁分界清楚,呈平行线状。蛔虫进入胆囊后,呈现为弧形或卷曲样管状回声,破碎后呈片状或团粒状高回声。虫体钙化后与结石相似(图3-3-24)。

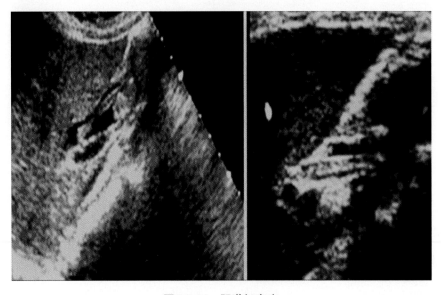

图3-3-24　胆道蛔虫症

■【疑难解析】

实时超声观察蛔虫在胆管内蠕动,具有诊断性特征。

思考题

1. 试述胆系的三级胆管及肝外胆管的解剖。
2. 典型及不典型胆囊结石的超声声像图表现有哪些?
3. 急性胆囊炎的超声表现有哪些?

第四节 胰 腺 疾 病

一、胰腺的解剖

(一)胰腺

腹膜后位器官,无被膜,分为头、颈、体及尾四部分。胰头包括钩突部,埋在十二指肠弯内,胰头的上方为门静脉及肝动脉,前方及右侧为肝脏,右前方为胆囊,后方为下腔静脉。钩突的前方为肠系膜上静脉,后方为下腔静脉。胰颈是胰腺的狭小部分,后方为门静脉,即肠系膜上静脉与脾静脉的汇合处。胰体前方为胃及小网膜囊,其后方稍偏左为腹主动脉。胰尾位于脾静脉的前方,胃的后方。从胰腺的横切面上观察,胰腺可分为三种形态:①蝌蚪形约占44%;②哑铃形约占33%;③腊肠形约占23%。

(二)胰管

分主胰管(Wirsung管)和副胰管(Santorini管)。主胰管从胰尾起,通过体部及部分头部,横贯整个胰腺,其内径不超过2mm,副胰管短而细,超声难以显示。胰管与胆总管汇合成共通管,开口于十二指肠,亦可分别开口。

(三)胰腺的断面解剖

1. 横切观察 由后向前依次为脊柱、下腔静脉及腹主动脉、脾静脉;胰头位于下腔静脉前方,体尾部位于脾静脉前方,胰尾末端位于脾门。

2. 上腹部矢状切 可显示胰腺的横径;沿下腔静脉纵切,胰头呈椭圆形;沿腹主动脉纵切,胰体呈三角形;沿腹主动脉左缘纵切,胰尾呈三角形。

(四)胰腺的定位标志

胰头由十二指肠包绕,其后方为下腔静脉,右前方为胆总管;胰颈后方为肠系膜上动脉和静脉;胰体后方为腹主动脉;脾静脉可作为胰腺后缘的定位标志。

二、胰腺的探测方法

1. 检查前准备 晨起空腹时检查,以减少胃内容物引起过多的气体干扰超声的穿入。必要时检查前饮水 500~800mL,使胃内充满液体作为透声窗,便于显示胰腺。

2. 体位

(1)卧位,为常规采用的检查体位,包括仰卧位和侧卧位。

(2)坐位检查,包括半坐位和坐位。以肝作为透声窗,胃内气体上升到贲门部,避免干扰。

三、正常超声声像图及正常值

(一)横切扫查

正常胰腺长轴右低左高呈斜形,边界光滑整齐;胰头稍膨大,向下方突出呈锄头形为钩突。顺着胰头斜向前上方变窄,为胰颈部。向左延伸,于腹主动脉的前方为胰体。继续向左延伸,胰腺逐渐变细,直至脾门为胰尾。一般认为胰腺实质回声水平不低于正常肝脏。肥胖者及老年人胰腺回声增高,可能是脂肪较多或纤维组织影响所致(图 3-4-1)。

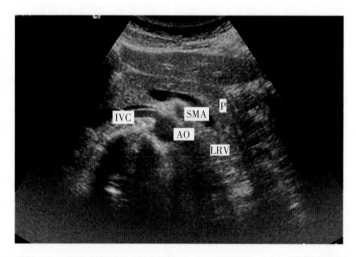

P. 胰腺;AO. 腹主动脉;IVC. 下腔静脉;LRV. 左肾静脉;SMA. 肠系膜上动脉。

图 3-4-1 正常胰腺声像图(横切)

(二)纵切扫查

通过肝与下腔静脉纵切扫查,正常胰腺头部呈椭圆形,内部回声呈均匀点状,比肝脏回声稍高;通过肝与腹主动脉纵切扫查时,正常胰腺体部呈三角形;俯卧位纵切扫查时,在脾及左肾之间胃的后方、近脾门处可见胰尾。

(三)斜切扫查

能观察胰腺的全貌,观察胰腺的边界、内部回声、胰管及位置。

（四）正常值

胰腺测量选择的标志：取下腔静脉的前方测量胰头（2.5cm）；取腹主动脉的前方测量胰体（2.0cm）；取腹主动脉左缘或脊柱左缘测量胰尾（2.0cm）。

四、胰腺炎

（一）急性胰腺炎

■ 【病理及临床】

病理上可分为急性水肿型胰腺炎和出血坏死型胰腺炎，前者占绝大多数，表现为胰腺肿大，间质水肿、出血和炎症性细胞浸润，腹腔内可有少量渗液。后者较少见，病情严重，病死率高，出现胰腺实质坏死、血管损害引起水肿、出血和血栓形成，病变后期可形成假性囊肿。

常见的急腹症，中年人发病较多，可表现为突发上腹部疼痛，恶心，呕吐，发热，黄疸。出现弥漫性腹膜炎、胸水、腹水等。实验室检查表现为 WBC 增高，血、尿淀粉酶显著增高等。

■ 【基于指南及专家共识的超声影像学检查】

1. 直接超声征象　即胰腺本身的改变（图 3-4-2）。

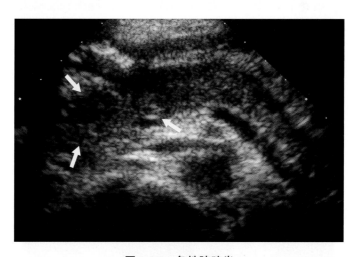

图 3-4-2　急性胰腺炎

（1）胰腺肿大、轮廓不清：可为弥漫性或局限性增大。

（2）胰腺内部回声：一般可分为低回声型、高回声型、混合回声型。胰腺实质回声减低为主要特征；水肿型内部回声较均匀一致，而出血坏死型可出现分布不均的高低回声，或出现高回声斑块。

（3）胰腺局限性炎性肿块：一般呈低回声，可逐渐缩小或自行吸收消失。

2. 间接超声征象

（1）胰腺周围低回声区，为胰腺周围渗出和水肿样变化，是重要的间接征象。

（2）胆系异常，对可疑胆源性胰腺炎的病人应在入院时或发病48小时内行超声检查明确是否存在胆道系统结石。

（3）胸、腹腔积液。

（4）胰腺显著增大，压迫肠系膜上静脉和下腔静脉。

（5）胰腺区呈气体强反射：急性胰腺炎可引起麻痹性肠梗阻，胃肠道内积气导致超声全反射使胰腺不显示。

（二）慢性胰腺炎

慢性胰腺炎又称慢性复发性胰腺炎，约半数患者由急性炎症反复发作，演变而成。国外以慢性酒精中毒为主要病因，国内以胆石症为常见病因。

■【病理及临床】

病变的范围和程度轻重不等，常见边缘增厚，表面苍白呈结节状。早期胰腺可增大，后期整个胰腺变小质硬。胰腺呈广泛纤维化，局灶性坏死，腺泡和胰岛组织破坏萎缩消失。胰管和实质内可见钙沉积，胰管内可见多发性狭窄和囊性扩张，管内常有结石或钙化。

临床表现反复发作的上腹疼痛，可出现糖尿病和吸收不良综合征、脂肪泻、持续或间歇性黄疸。

■【基于指南及专家共识的超声影像学检查】

腺体轮廓不清，边界常不规整，与周围组织界限不清，胰腺轻度增大或局限性增大，胰腺内部回声增高，分布不均，呈条状或带状增高回声，可合并假性囊肿、胰管扩张、胰管内结石（图3-4-3）。

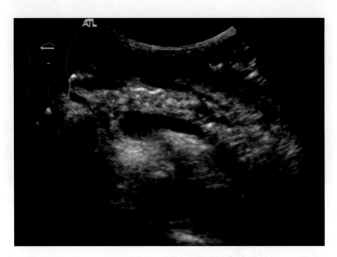

图3-4-3 慢性胰腺炎

■【疑难解析】

慢性胰腺炎常有急性胰腺炎发作史，肿块型胰腺炎与胰腺癌临床难以鉴别，需结合临床及影像学表现综合判断。

五、胰石症

■【病理及临床】

少见疾病,常见于男性;分为胰管结石和胰实质钙化。慢性复发性胰腺炎常是本病的病因。临床主要表现为上腹痛。

■【基于指南及专家共识的超声影像学检查】

胰腺轻度肿大,回声增高、质地不均,边界不整;胰管扩张,常呈串珠状、扭曲状或囊状,胰管内可见多个点状强回声,约 2~3mm,后方常无声影;胰腺实质内可见强回声,考虑为实质内钙化灶(图 3-4-4)。

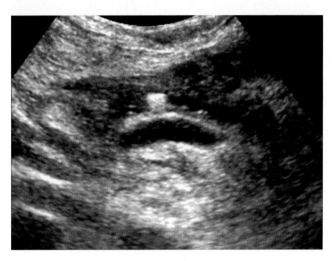

图 3-4-4　胰石症

六、胰腺囊性病变

(一)胰腺囊肿

■【病理及临床】

胰腺囊肿分为真性和假性两大类。真性囊肿较小,不引起任何症状,假性囊肿多见,常见于外伤、急性胰腺炎,由于胰液外渗,渗液与血液混合包裹而形成。

1. 真性囊肿　由胰腺组织本身形成的囊肿,囊壁来自腺管或腺泡上皮组织,一般较小。分为四种类型:先天性囊肿、潴留性囊肿、寄生虫性囊肿、增生性囊肿(图 3-4-5)。

(1)先天性囊肿:由胰腺导管或腺泡先天发育异常所致,多见于小儿,与遗传因素有关;囊肿较小,呈单房或多房,内含黄色液体,常伴多囊肝和多囊肾。

(2)潴留性囊肿:较常见,约占 20%,常由胰腺炎症、胰管狭窄或阻塞,引起胰液潴留而形成囊肿;多单发,一般较小。

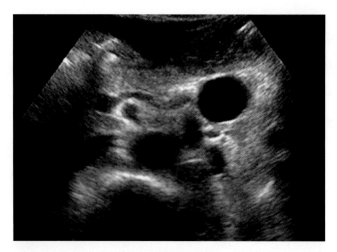

图 3-4-5　胰腺真性囊肿

（3）寄生虫性囊肿：常见的有包虫囊肿，超声表现同肝包虫囊肿。

（4）增生性囊肿：为胰腺管或腺泡上皮细胞增生，引起分泌物潴留而发生的囊肿样病变。

2. 假性囊肿　约占胰腺囊肿的一半，多继发于急性或慢性胰腺炎及胰腺损伤；由于胰腺局部组织坏死、渗血、渗液、胰液不能吸收而外溢，被周围纤维组织包裹，形成的纤维壁而没有上皮，成为一假性囊肿，常位于肝胃间或胃后方。

■【基于指南及专家共识的超声影像学检查】

胰腺局部可见一无回声区，边界光滑、整齐，多呈圆形，亦可呈分叶状。囊肿后壁回声增强，内有分隔。囊肿巨大时，可挤压周围组织，使胰腺形态异常（图 3-4-6）。

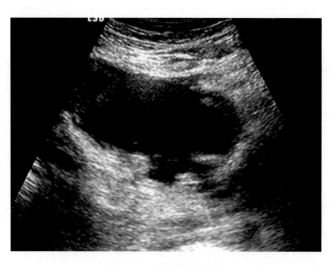

图 3-4-6　胰腺假性囊肿

（二）胰腺脓肿

■【病理及临床】

胰腺脓肿为急性胰腺炎的严重并发症,占 14%。胰腺继发脓肿多由于肠杆菌、金黄色葡萄球菌感染所致。临床上常有腹痛、恶心、呕吐、发热、上腹包块等症状。

■【基于指南及专家共识的超声影像学检查】

胰腺肿大,局限性囊性包块,囊壁较厚,无回声区内部多伴细小回声,肿块轮廓不规则,偶可见气体强回声。

（三）胰腺囊腺瘤

■【病理及临床】

胰腺囊腺瘤是由胰腺导管上皮发生的良性肿瘤。本病发生的年龄为 20~40 岁,女性多于男性。体尾部多见(70%);囊肿较大,呈圆形或分叶状;有完整的纤维包膜,呈多房或蜂窝状,个别于囊内可见乳头状隆起,部分可见钙化,乳头状囊腺瘤有潜在恶性倾向。

■【基于指南及专家共识的超声影像学检查】

1. 二维超声　边界光滑、增厚,囊壁回声增高,周边呈分叶状,内部呈分隔,为多房性无回声,囊壁可见乳头状结构向腔内突起,囊壁或囊内有时可见钙化斑块,后方伴或不伴声影。常见于胰腺尾部(图 3-4-7)。

2. 超声造影　动脉期主要表现为实性部分高增强或等增强,静脉期表现为低增强或等增强,囊性部分全期无增强。

■【疑难解析】

胰腺囊腺瘤是常见的胰腺肿瘤,边界清楚,内呈多房状,超声造影有助于显示病变内部情况。

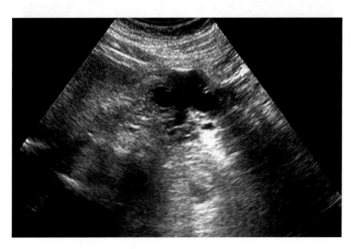

图 3-4-7　胰腺囊腺瘤

七、胰腺肿瘤

（一）胰腺癌

胰腺癌的发病率近年来有上升趋势,预后差,确诊后五年生存率仅约10%。

■【病理及临床】

胰腺癌为实质性,质硬,切面呈灰白色,边界不清。多见于40岁以上,男性多于女性;胰腺癌发生的部位:胰头占2/3,胰体尾占1/3,也可浸润全胰。病理学分两型:一种来自胰腺导管,另一种来自腺泡上皮。

临床表现为腹痛或上腹部不适,食欲减退,乏力,体重减轻,黄疸。

■【基于指南及专家共识的超声影像学检查】

1. 超声表现

（1）胰腺本身的改变　见图3-4-8,图3-4-9。

1）胰腺局限性肿大,少数弥漫性肿大而失去正常形态。

2）肿块边缘轮廓不整,边界不清,癌组织向周围呈蟹足样浸润。

3）肿瘤内部回声异常,大多数呈低回声,少数内部可见强回声,内部有坏死出血、胰管阻塞时可见无回声出现。

4）肿瘤后方回声减弱或消失。

5）胰管回声　肿块压迫使胰管阻塞,其尾侧胰管扩张。

（2）间接征象

1）胰腺癌压迫周围脏器,出现挤压或移位征象:①胰头癌可使十二指肠弯扩大,肝脏受挤压移位;②胰体癌于上腹部可触及肿块;③胰尾癌可引起胃、左肾及脾移位。

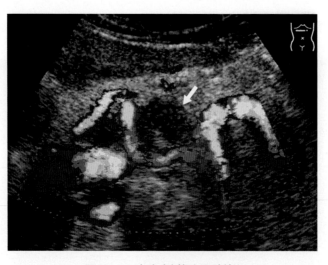

图3-4-8　胰腺癌（箭头示肿块）

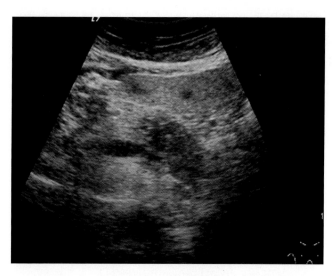

图 3-4-9　胰腺体尾癌

2）胰腺癌可挤压血管、胆管或胰管，引起梗阻：①胰头癌向后压迫下腔静脉，使其远端出现扩张；②压迫胆总管可引起肝内外胆管扩张，胆囊增大，胰管扩张；③胰颈癌可使门静脉、肠系膜上静脉受压移位；④胰体尾癌可使肠系膜上动脉、脾静脉移位。

3）胰腺癌晚期常有肝、周围淋巴结转移及腹水。

（3）超声造影　胰腺癌属于乏血供肿瘤，故超声造影表现为低增强且分布不均匀。

2. 鉴别诊断

①胰岛细胞瘤；②胰腺囊腺瘤和囊腺癌；③胰腺囊肿；④慢性胰腺炎；⑤壶腹部癌、胆总管下段癌；⑥后腹膜的肿瘤。

■【疑难解析】

超声对胰腺癌的早期诊断存在困难，尤其易漏诊胰腺尾部肿瘤，可结合超声继发征象，确定胰腺癌所在部位并诊断。

（二）胰岛细胞瘤

■【病理及临床】

胰岛细胞瘤分功能性与无功能性两类，少见病，发生于 20~50 岁，有功能的胰腺内分泌肿瘤中胰岛素瘤最常见。胰岛素瘤又称 β 细胞瘤，多属良性肿瘤，多发生于胰腺的体部和尾部，肿瘤一般较小，呈粉红色、质软、边界清楚，圆形，有包膜，镜下为 β 细胞。

临床表现以反复发作的空腹期低血糖症为特征。

■【基于指南及专家共识的超声影像学检查】

1. 超声表现

超声检查肿瘤 >1cm 者才易发现，其边界整齐，质均而光滑；内部呈低回声，均匀。肿瘤常位于胰腺体尾部，应结合临床典型症状仔细寻找，如未发现病灶，但症状典型，仍不能排除本病。

　　无功能性胰岛细胞瘤是非 β 细胞肿瘤,不引起低血糖。肿瘤常巨大,可超过 10cm,有包膜。超声检查可发现左上腹巨大肿物,与胰腺体尾相连,呈圆形或椭圆形,边界光滑清晰;肿瘤较大时,内部呈现不均质,部位区域可见无回声。恶性变时,肝内可见转移灶(图 3-4-10)。

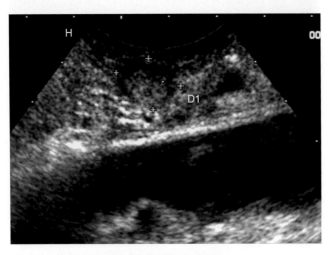

图 3-4-10　胰岛细胞瘤

2. 鉴别诊断

需与胰腺癌、胰腺囊腺瘤或囊腺癌疾病进行鉴别。

■【疑难解析】

超声不易发现较小的胰岛细胞瘤,应结合临床症状进行诊断,较大的胰岛细胞瘤应注意与其他胰腺肿瘤进行鉴别诊断。

（三）壶腹癌

■【病理及临床】

　　壶腹癌又称壶腹周围癌,肿瘤可来自主胰管开口、胆总管末端上皮、Vater 壶腹或十二指肠乳头部。患者常有进行性黄疸,持续性背部隐痛,病情进展迅速,预后差。

■【基于指南及专家共识的超声影像学检查】

　　肿瘤较小,位于胰头及下腔静脉之右侧,内部回声多数增高,胰头正常,有时可见胰头内胆管扩张,管内可见肿瘤回声。胆管扩张较重,但胰管扩张相对较轻(图 3-4-11)。

■【疑难解析】

　　超声诊断壶腹癌存在困难,可结合胆管扩张等间接征象提示壶腹癌可能。

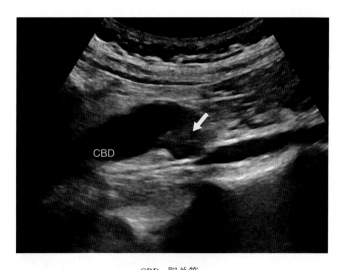

CBD. 胆总管。

图 3-4-11 壶腹癌

思考题

1. 急性及慢性胰腺炎的超声特点及鉴别？
2. 胰腺假性囊肿的声像图特点？
3. 胰腺癌的超声特点是什么？

第五节 脾 脏 疾 病

一、脾脏的解剖

脾位于腹膜腔内左季肋部后外侧，被第 9~11 肋骨包绕，紧贴于横膈之下；脾前方与胃底相邻，其后与左肾相贴，其下与结肠左曲相接，脾门部与胰尾部相连。脾动脉起自腹腔动脉，沿胰腺上缘走行，至脾门附近分若干细支进入脾门。脾静脉与脾动脉伴行并靠近胰腺背侧，在脾门部接受来自脾内的静脉分支。脾静脉与肠系膜上静脉在胰颈背面汇合形成门静脉主干。正常脾静脉宽 0.5~0.8cm，脾动脉宽 0.4~0.5cm。

二、超声扫查方法及正常超声声像图

1. 检查前准备 一般无须特殊准备，不宜在饱餐后进行。

2. 体位及扫查方法

（1）右侧卧位：方便，常用于测量厚径和长径。

（2）仰卧位：适合于危重患者。

（3）俯卧位：不常用，其他体位难以显示脾脏的情况下使用。

3. 正常脾脏声像图

正常脾脏声像图纵断面略呈半月形,边缘稍钝;膈面呈整齐而光滑的弧线形回声,部分被肺气遮挡;脏面略凹陷,有特征性的脾门切迹和脾血管断面;脾实质表现为均匀的点状中低水平回声,比左肾皮质回声稍高(图3-5-1),脾径线测量(图3-5-2)。

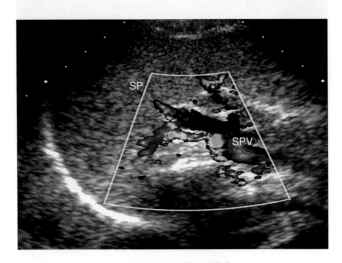

SP. 脾脏;SPV. 脾门区静脉。

图3-5-1　正常脾脏

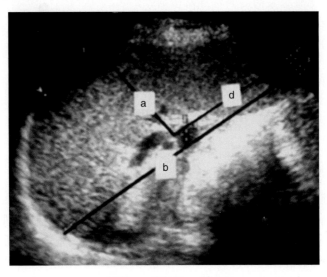

a. 脾厚径;b. 脾长径;d. 脾宽径。

图3-5-2　脾径线测量

(1)脾厚径　通过左侧肋间斜断面显示脾长轴切面的脾门及脾静脉,测量脾门至脾膈面的间距。正常值<4cm。

(2)脾长径　通过左侧肋间扫查显示脾的最大长轴断面图像,测其上下端间距。正常值<11cm。

(3)脾宽径　垂直于脾长轴切面,测量其最大横径。正常值5~7cm。

三、脾脏疾病

（一）弥漫性脾大

■【病理及临床】

急性和亚急性感染性疾病（传染性肝炎、传染性单核细胞增多症等）；慢性感染（慢性肝炎、粟粒性结核等）；门静脉高压症（各种类型肝硬化、门静脉血栓形成）和脾静脉阻塞综合征；血液病（白血病、特发性血小板减少性紫癜等）；代谢性疾病（糖原沉着病等）；结缔组织病（红斑狼疮等）。

■【基于指南及专家共识的超声影像学检查】

1. 脾大的超声诊断　脾厚径超过 4cm，同时脾下缘超过肋缘线；脾最大长径（上下端间径）超过 11cm，符合其一者应考虑脾大（图 3-5-3）。

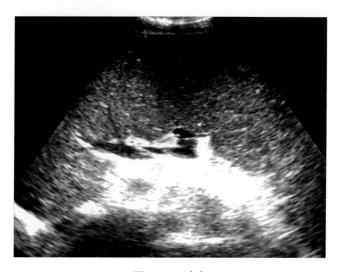

图 3-5-3　脾大

2. 脾大分度

（1）轻度：径线超过正常标准，形态无明显改变，仰卧位平静呼吸时不超过肋边缘，深吸气时可达 2~3cm。

（2）中度：各径线显著增加，仰卧位平静呼吸时在肋缘下可探到脾下缘，深吸气时超过 3cm，但未超过脐水平，未对邻近器官产生压迫移位。

（3）重度：脾的体积进一步增大，对邻近器官产生压迫性移位、变形或伴有横膈明显抬高；脾前缘可超过锁骨中线，甚至抵达腹正中线，脾下缘可超过脐水平线以至抵达骨盆腔。

■【疑难解析】

门静脉高压引起脾肿大需对门静脉系统作连续地追踪扫查。

（二）脾囊肿

■【病理及临床】

脾囊肿可分真性囊肿和假性囊肿两类：真性囊肿的囊壁衬有分泌细胞；假性囊肿的囊壁无内衬的分泌细胞，多由脾外伤后血肿演变而来，或胰腺炎累及脾的假性囊肿。

■【基于指南及专家共识的超声影像学检查】

1. 常规超声

（1）单纯性脾囊肿：脾外形一般无改变，表面光滑，有时仅见局部隆起。脾实质内出现圆形或椭圆形无回声区，偶见分隔、囊壁清晰、光滑；后壁和后方组织回声明显增强（图 3-5-4）。

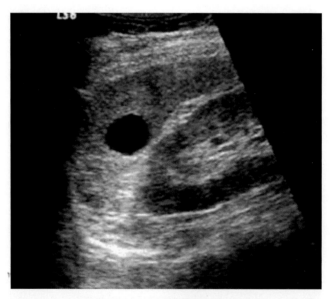

图 3-5-4　单纯性脾囊肿

（2）表皮样囊肿：一般较大，故常伴有脾体积增大和形态改变。囊肿形态近圆形，边界清晰，囊壁较光滑可伴有轻度不规则，有时可见分隔。囊内常为无回声或浮动的细点状低水平回声（代表胆固醇结晶和脱落的内皮细胞碎屑），后壁及后方组织回声增强。

（3）脾包虫囊肿：脾包虫囊肿比较少见，超声声像图与肝包虫囊肿表现相似（图 3-5-5）。

（4）假性脾囊肿：可位于脾实质内或包膜下，囊腔内可有分隔、低水平回声和分层沉淀现象，多由脾外伤后血肿演变而来，或胰腺炎累及脾的假性囊肿（图 3-5-6）。

2. 超声造影

造影动静脉期病灶整体均呈无增强，边界清晰，超声造影有助于诊断常规超声囊内有回声的复杂性囊肿，如囊肿内部合并出血等。

■【疑难解析】

单纯性脾囊肿应注意与脾包虫鉴别。

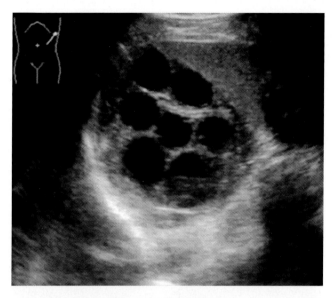

图 3-5-5 脾包虫囊肿

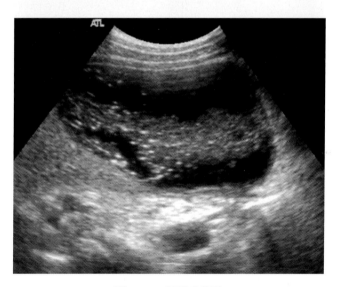

图 3-5-6 假性脾囊肿

（三）脾肿瘤

脾肿瘤比较罕见，包括原发性（良性、恶性）和转移性。良性肿瘤可为海绵状血管瘤、内皮瘤、错构瘤、畸胎瘤、淋巴管瘤等。恶性肿瘤多为淋巴肉瘤和血管内皮肉瘤。转移性肿瘤可为淋巴瘤、皮肤黑色素瘤，以及来自消化道、胰腺、肺、乳房、卵巢等。

■【病理及临床】

1. 脾血管瘤 分结节型和弥漫型，呈不规则蜂窝状结构，质地软，瘤体常无明显包膜，由不同程度的扩张血管腔隙和间质组成。

2. 脾淋巴管瘤 脾淋巴管瘤又称囊性淋巴管瘤或海绵状淋巴管瘤,由淋巴管囊性扩张引起,囊壁薄,呈多房性,内为淋巴液。

3. 脾淋巴瘤 脾恶性肿瘤虽较少见,但恶性淋巴瘤无论原发性或转移性在脾均居首位。

■【基于指南及专家共识的超声影像学检查】

1. 超声表现

(1)脾血管瘤:呈回声增高的非匀质性实性团块,圆形或椭圆形,边缘可不规则;部分瘤体内同时可见蜂窝状低回声区,呈混合型团块,极少呈低回声,以至呈囊性结构。(图3-5-7)

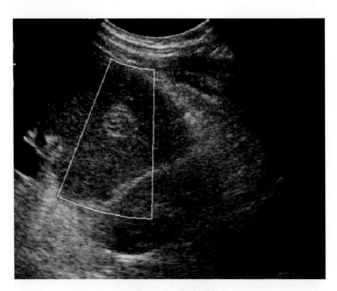

图 3-5-7　脾血管瘤

(2)脾淋巴管瘤:常伴有脾增大,瘤体边界清晰,囊壁菲薄,呈多房性或蜂窝状结构,内无回声,后壁回声显著增强。加压扫查常可见瘤体变形(图3-5-8)。

(3)脾淋巴瘤:脾实质呈弥漫均匀中等或低回声,即弥漫性脾大。此征多见,但缺乏特异性,敏感性也差。出现局限性病变,可分为微小结节型(直径<1cm,可单发亦可弥漫性分布)、小结节型(直径1~3cm)、大结节型(直径3~10cm)和巨块型(>10cm),结节一般呈圆形或椭圆形,境界较清晰。病变回声可分为类囊肿型、低回声型、回声增强型和钙化型,其中以低回声型或类囊肿型最多见(图3-5-9)。

(4)脾转移癌:极少见,肿块回声无特征性,可为低回声、中高回声或者囊实性混合回声。

2. 鉴别诊断

(1)脾脓肿:动脉期呈不均匀或以周边为主的厚环状高增强,内部可见分隔状增强,静脉期逐渐消退呈等或低增强,液化部分始终无增强。

(2)脾血管瘤:周边结节状向心性增强,增强范围逐渐扩大,静脉期高于或等于脾脏回声,呈现"慢进慢退"(图3-5-10)。

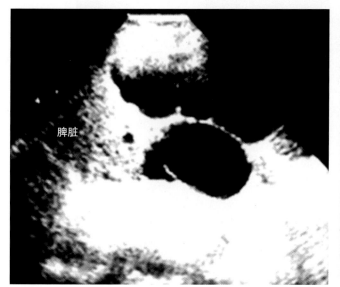

图 3-5-8　脾淋巴管瘤

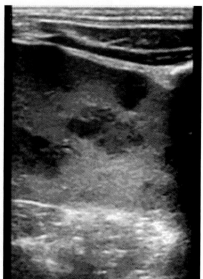

图 3-5-9　脾淋巴瘤

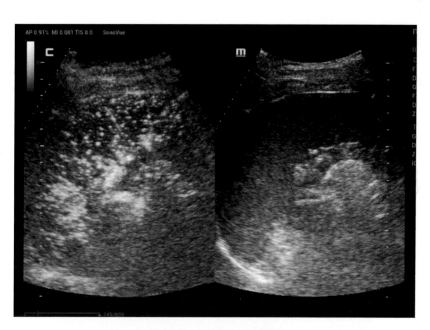

图 3-5-10　脾转移瘤超声造影

左图 . 造影；右图 . 二维。

（3）脾脏恶性病变：脾脏恶性病变主要有淋巴瘤及转移瘤。脾脏恶性肿瘤超声造影通常表现为"快进快退"，典型的脾脏转移瘤动脉期呈整体增强或周边环状增强，静脉期消退为明显低增强（图 3-5-11）。

■【疑难解析】

熟练掌握脾脏良、恶性肿瘤的超声造影特征，提高诊断率。

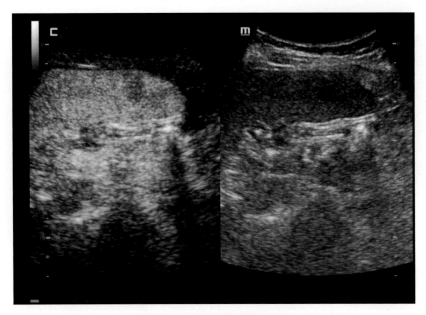

图 3-5-11　脾血管瘤超声造影

左图．造影；右图．二维。

（四）脾外伤

■【病理及临床】

脾破裂可分为真性脾破裂、中央型破裂和被膜下破裂。真性脾破裂表现为破损累及被膜，引起不同程度的出血；中央型破裂即破裂发生在脾实质内，引起实质挫伤、实质内多数性小血肿或较大血肿；被膜下破裂时可引起被膜下血肿。

■【基于指南及专家共识的超声影像学检查】

1. 中央型破裂　如图 3-5-12。

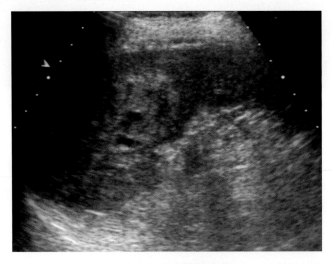

图 3-5-12　中央型脾破裂

（1）可见脾实质回声异常。实质内片状或团状回声增强或强弱不均代表新鲜出血或血肿。可发展成局限性或多发性无回声或低回声区（局限性血肿）。

（2）局限性回声增高的新鲜血肿有时表现酷似脾肿瘤，隔日复查常见明显的动态改变，如回声由强变弱，多数含液病变融合扩大。

2. 被膜下脾破裂　如图 3-5-13。

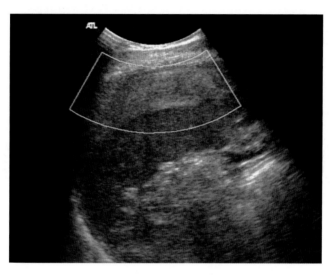

图 3-5-13　被膜下脾破裂

（1）多数呈梭形或不规则形无回声区或低回声区，位于脾被膜下方。

（2）血肿通常位于脾的膈面或外侧，使脾实质受压移位。

（3）血肿内可有低回声的团块和沉淀物，代表凝血块和血细胞沉渣。

（4）有时可见索条状分隔样结构，系机化所致，代表陈旧性血肿。

3. 真性脾破裂　如图 3-5-14。

（1）脾周围积液征象：此乃脾周围血肿表现，为真性脾破裂的重要间接征象。

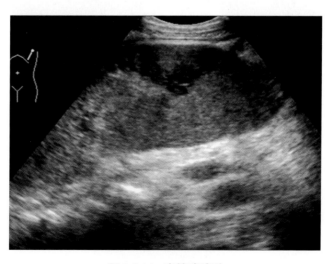

图 3-5-14　真性脾破裂

（2）脾被膜的连续性中断：常可见脾实质出现裂口与裂隙，甚至大部分断裂。严重者脾失去其正常轮廓。

（3）腹膜腔游离积液征象：小量出血时，仅在左上腹脾周出现无回声或低回声间隙，多量出血时，无回声区扩大至腹部右侧及盆腔，肠间隙、肝周围、膈下区。

■【疑难解析】

脾破裂出血形成的脾内血肿、包膜下血肿、假性囊肿等，声像图呈不规则无回声，随血肿机化、吸收无回声内可出现条状或絮状回声，甚至低回声。

（五）脾梗死

■【病理及临床】

本病在风湿性瓣膜病、细菌性心内膜炎、慢性白血病、真性红细胞增多症、特发性血小板减少性紫癜、结节性多动脉炎等患者偶可见到，多由脾动脉分支栓塞引起。

■【基于指南及专家共识的超声影像学检查】

1. 常规超声

（1）脾大：脾梗死好发于淤血性脾大、特发性血小板减少性紫癜和慢性白血病等患者，故脾大者多见。

（2）急性期脾梗死：脾实质内出现单发性或多发性病变。前者呈局限性回声减低区，典型者呈楔形，底部宽，朝向被膜；不同切面的超声声像图表现不同。后者范围较广，脾周围出现大片回声减低区，内有蜂窝状或短线状纹理，形态不规则彩色多普勒超声显示脾实质内梗死区缺乏血流灌注（图3-5-15）。

2. 超声造影

梗死区造影表现为冠状面基底位于脾包膜面、尖端朝向脾的楔形无增强区。

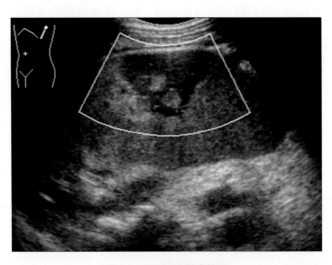

图3-5-15　急性期脾梗死

■【疑难解析】

陈旧性病灶与脾脏肿瘤较难鉴别,结合病史有助于诊断。

（六）脾结核

■【病理及临床】

脾结核可表现为弥漫的粟粒样结核结节（急性血行播散）,也可表现为慢性局灶性病变。

■【基于指南及专家共识的超声影像学检查】

1. 轻度脾大

2. 急性粟粒性结核　脾内出现许多散在分布的微小结节,直径 2~5mm。治愈后可残留或演变为多数点状强回声,代表钙化（图 3-5-16）。

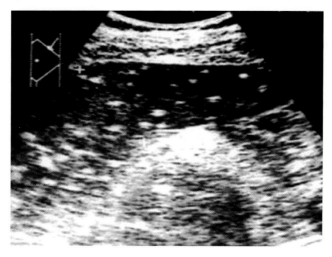

图 3-5-16　急性粟粒性结核

3. 局灶性脾结核　呈单发或多个低回声结节,其中可伴有小片无回声区和斑点状、斑块状强回声,后者常伴有声影。

■【疑难解析】

脾结合声像图无明显特征性表现,不易与脾脏其他局灶性病变鉴别,应结合临床及病史,有助于诊断。

思考题

1. 请叙述脾脏的毗邻关系?
2. 请叙述脾脏的超声检查方法及正常声像图?
3. 脾大的测量及分度?

第六节 肾脏疾病

一、肾脏的解剖概要

肾为成对的实质器官,左、右各一,位于腹膜后脊柱两旁的肾窝中,两肾长轴略呈"八字形";长约10~12cm,宽约5~7cm,厚约3~5cm,外形呈蚕豆形,外侧缘为凸面,内侧缘为凹面,凹面中央切迹称肾门。肾门包括肾动脉(A)、肾静脉(V)、淋巴管、神经及肾盂。

(一)肾的构造

肾分实质(1.5~2.5cm)和肾窦。实质分为皮质(外)和髓质(内)。皮质(外)位于实质边缘部,厚约0.5~0.7cm。髓质(内)有8~15个肾锥体,尖端为乳头与肾小盏相接。肾盂在肾窦内向着肾实质展开,形成2~3个大盏和8~12个小盏,每个小盏收集1~2个肾乳头所排出的尿液。

(二)肾的毗邻

右肾前方有肝脏、十二指肠、结肠肝区。左肾前方有胃、脾脏、胰尾、结肠脾区。

(三)肾动脉的分支

肾动脉进入肾门附近后分为前、后两个主支。前支为上段动脉、上前段动脉、下前段动脉、下段动脉。后支延续为后段动脉。肾段动脉—10~20支叶间动脉—弓形动脉—小叶间动脉。

(四)肾静脉

肾静脉是由出球小动脉在实质内形成毛细血管网,最后合成肾静脉。肾内小静脉与其同名动脉伴行,在肾门附近合成左右肾静脉。

二、仪器及探测方法

(一)检查前准备

肾脏检查一般不需特殊准备。探查肾血管时需空腹。若同时检查膀胱、输尿管、前列腺或盆腔其他结构,可适度充盈膀胱。

(二)仪器、体位、探测方法

1. 仪器 宜采用中高档实时超声诊断仪,常规应用凸阵探头。探头频率选用3.5~5MHz,婴幼儿和瘦小成人可用5~7MHz。

2. 体位及探测方法 被检查者取仰卧位、侧卧位和俯卧位均适宜肾的超声显像,检查肾脏需取不同体位从多路径多切面进行扫查,如对探头适当加压能有效地排除肠气干扰并缩短探头与肾脏之间的距离。深吸气末侧腰部扫查是最常用的辅助方法。检查时探头的位置和扫查方向不同,声像图所显示的肾脏断面轮廓各不相同。

（1）冠状断面:可测得肾脏最大的长径和宽径。取仰卧位、俯卧位或侧卧位,探头置于腰部腋后线,行纵切面扫查,使声束指向脊柱内前方,可获得肾脏纵切面的最大冠状断面声像图。

（2）矢状断面:可测得肾脏最大的长径和厚径。取仰卧位、俯卧位或侧卧位,探头置于腰背部或季肋部沿肾脏长轴纵向扫查,并使声束向上倾斜,即获得肾脏矢状断面图。

（3）横断面:可测得肾脏不同位置的宽径和厚径。取仰卧位、俯卧位或侧卧位,一般是在长轴扫查的位置将探头旋转90°垂直检查,即可显示肾脏横切的断面声像图。

三、正常肾脏声像图

（一）肾轮廓线

肾轮廓线由肾周筋膜及其内、外脂肪的存在而形成,通常是一条明亮带围绕整个肾脏。

（二）肾实质回声

1. 肾皮质回声 包绕在肾髓质的外层,并有一部分伸入肾锥体之间,称肾柱。肾皮质呈均匀的中低水平回声,肾皮质回声略高于肾髓质,但略低于肝、脾回声。

2. 肾髓质（肾锥体）回声 卵圆形或锥形整齐的呈放射形排列在肾窦回声周围,回声低于肾皮质,略高于胆汁回声（图3-6-1）。

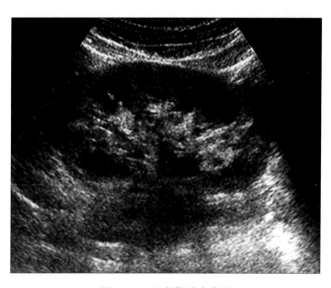

图3-6-1 正常肾脏声像图

（三）肾窦回声

肾窦回声是肾窦内各种结构的回声综合,包括肾盂、肾盏、血管、脂肪等组织回声,通常是椭圆形的高回声区。肾窦回声边界毛糙不整齐,位于肾中央。肾窦回声内出现无回声区,宽度<1.0cm。

（四）正常肾彩色血流图

正常肾彩色血流图可见彩色肾血管树，自主肾动脉、段动脉、叶间动脉、弓形动脉直至小叶间动脉及各段伴行静脉均能显示。彩色血流分布直至肾皮质，呈充满型。

四、肾积水

■【病理及临床】

尿路梗阻后发生的肾盂、肾盏内尿液潴留，肾积水本身，除了巨大时在腹部出现肿块外，并无典型的症状。但造成肾积水的各种原因，如结石、肿瘤、感染等会导致各种症状的出现，如肾绞痛、血尿、发热等。

■【基于指南及专家共识的超声影像学检查】

（一）超声表现

肾积水超声表现可有肾窦回声分离，肾脏体积增大，肾实质萎缩变薄及输尿管扩张。根据肾积水的严重程度将其分为轻、中、重度三种类型（图3-6-2）。

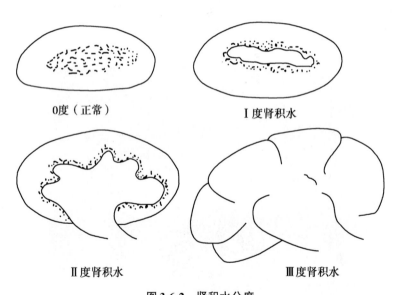

0度（正常）　　　　　Ⅰ度肾积水

Ⅱ度肾积水　　　　　Ⅲ度肾积水

图 3-6-2 肾积水分度

1. 轻度 肾盂肾盏轻度分离，肾脏无明显增大，肾实质厚度正常（图3-6-3）。

2. 中度 肾盂肾盏明显增宽，呈"烟斗状""花朵状"，肾脏轻度增大，肾实质轻度变薄（图3-6-4）。

3. 重度 肾盂肾盏失去其形态，变薄的肾柱及肾盏壁呈条带状，形如"调色碟"状，肾脏明显增大，肾实质菲薄（图3-6-5）。

4. 局限性肾积水 若某一肾大盏或肾小盏阻塞，可形成局限性肾积水，在肾窦的某一部位出现不规则无回声区。

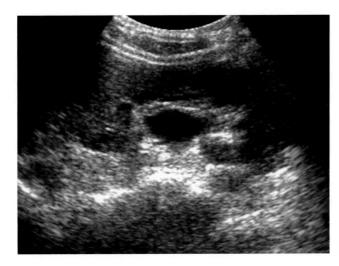

图 3-6-3　轻度肾积水

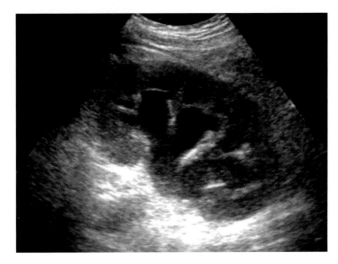

图 3-6-4　中度肾积水

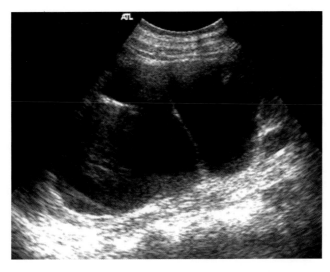

图 3-6-5　重度肾积水

（二）鉴别诊断

1. 生理性肾窦回声分离与病理性肾积水的鉴别

（1）在生理情况下，膀胱过度充盈和 / 或大量饮水（利尿药、解痉剂的应用），可使肾盂内贮有少量尿液，声像图出现肾窦回声分离，在排尿后或利尿期过后，肾窦回声分离现象消失，有别于因尿路梗阻而引起的肾积水，可以鉴别。

（2）妊娠期妇女常有双侧或单侧（多见于右侧）轻度肾窦回声分离，也属生理现象（属黄体酮作用）。

2. 肾积水与多囊肾或多发性肾囊肿的鉴别

（1）肾积水的液性区相互通连，肾囊肿的液性区不连通，这在实时超声成像连续切面观察中不难区别。

（2）调色盘型肾积水，各肾盏的液性区大小基本一致，排列整齐，呈调色盘型与多囊肾的液性区无规则状态不同。

（3）肾积水可以找到不完全的分隔和漏斗状或鸟嘴样突起，与巨大肾囊肿可以区别。

■【疑难解析】

在诊断肾积水的分度时，要注意肾脏大小、形态、皮质厚度及输尿管扩张情况，注意与肾囊肿相鉴别。

五、肾囊肿

■【病理及临床】

肾囊肿为常见病，可单发，也可多发，可单侧肾分布，也可双侧肾分布；囊肿壁很薄，其中充满澄清液体；发生在肾窦区的囊肿称"肾盂旁囊肿"。

■【基于指南及专家共识的超声影像学检查】

（一）超声表现

1. 单纯性肾囊肿

（1）多呈孤立圆形或椭圆形无回声区，囊壁菲薄（几乎难以辨认），光滑整齐；囊内无回声；后方回声增强。有的囊肿两旁尚可见到由于边缘回声失落引起的侧边后方回声失落。部分可向肾被膜外隆起。少数囊肿呈分叶状或多房状，内有分隔，囊肿内合并感染时可出现弥漫性低回声或沉渣状回声（图 3-6-6）。

CDFI 检查：囊内无血流信号，或许在囊壁偶见少许绕行的血流信号。

（2）肾盂旁囊肿（peripelvic renal cyst）：起源于淋巴管，其囊肿位置特殊，于肾窦区内出现圆形或椭圆形无回声结构；不伴有肾小盏扩张（图 3-6-7）。其特点是囊肿只占据一部分或大部分肾中央区，不完全具有肾积水的特征，即肾小盏扩张，囊肿与肾锥体之间或多或少存在肾窦脂肪强回声。

（3）肾钙乳症性囊肿：由于肾盏阻塞引起的类似单纯囊肿，其中可见强回声沉淀物及液平面（图 3-6-8）。

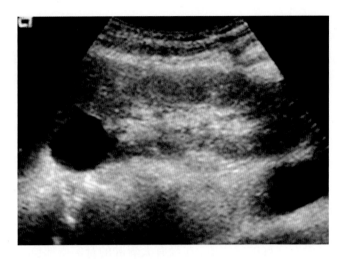

图 3-6-6　单纯性肾囊肿

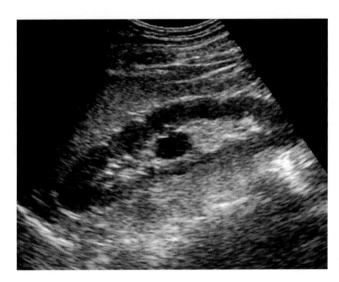

图 3-6-7　肾盂旁囊肿

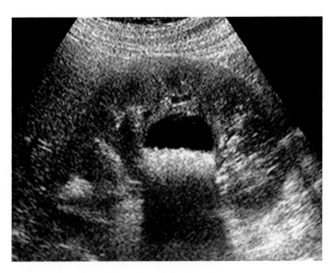

图 3-6-8　肾钙乳症性囊肿

2. 多发性肾囊肿

从各个囊肿来说,与单纯性囊肿是相同的,即无回声区,后方回声增强和囊肿壁薄、光滑等表现。从总体上来说,肾内有 2 个以上至数个囊肿,有时囊肿相互挤压、重叠,囊肿形态变形、凌乱,颇像多囊肾的声像图,但多发性肾囊肿的声像图,在无囊肿的肾实质部分回声完全与正常肾相同。

（二）鉴别诊断

单纯性肾囊肿固然容易诊断,但许多非典型性囊肿不仅须与其他疾病鉴别,同时也须相互鉴别。

1. 多发性肾囊肿　与多囊肾的声像图一般容易鉴别,前者仅为十数个至数十个囊肿,后者为无数大小不等的囊肿。然而多囊肾的声像图也有囊肿不多的,需要与多发性肾囊肿鉴别。两者的鉴别要点是多囊肾没有完好的肾实质,在没有大囊肿的肾实质部位,回声也明显增强,高于正常肝或脾的内部回声;而多发性肾囊肿的实质回声仍属正常,其回声低于肝或脾的内部回声。

2. 出血性肾囊肿　类实质型和不均质型很难从声像图作出鉴别。CT 也不能作出鉴别。最有效地办法是在超声引导下做细针抽吸活检,如抽出血性液体,则同时做造影,往往可以作出鉴别。

3. 肾的囊性肿瘤　不常见,肾细胞癌内部坏死液化和恶性畸胎瘤的声像图,虽有液性部分,但肾实质占主要部位,与肾囊肿不致混淆。但少数肾细胞癌,声像图呈多囊性区,伴有不多的实质部分,囊与囊之间的隔内见到动脉血流,这是需要引起注意的,对于多囊性病灶还是要仔细与肾肿瘤作鉴别。

■【疑难解析】

肾囊肿的发生部位、数目、透声及血流信号对诊断有重要意义。

六、多囊肾

■【病理及临床】

多囊肾为一种先天性发育异常疾病,具有显性遗传倾向,分为成人型及婴儿型两类,成人型相对常见,症状多发生于 40~60 岁,双肾受累,肾实质内充满无数潴留性小囊肿。

■【基于指南及专家共识的超声影像学检查】

（一）超声表现

超声是多囊肾最好的影像学诊断方法,可作为有效地筛选检查手段对患者的家庭成员进行检查,成人型多囊肾表现为双肾显著增大,典型者形态异常,表面极不规则,常呈分叶状;肾皮质、髓质内出现许多圆形囊泡样无回声和低回声区(低回声通常代表囊内陈旧性出血,少数合并囊内感染),大小不等,囊壁整齐,囊肿以外的肾实质回声较正常增强;肾窦区回声常被多数囊泡样回声严重压迫变形,甚至显示不清(图 3-6-9)。

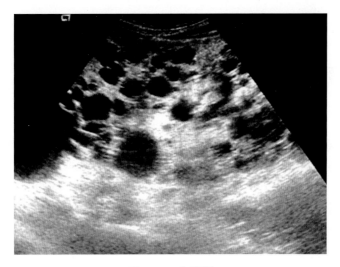

图 3-6-9　多囊肾

（二）鉴别诊断（表 3-6-1）

表 3-6-1　肾积水与多囊肾或多发性肾囊肿的鉴别

	肾积水	多囊肾	多发性肾囊肿
肾形态轮廓	完整	不规则	局部突出
肾体积	正常或增大	明显增大	局部增大
肾实质	肾实质变薄	回声增强	囊肿间实质正常
集合系统	内有无回声区	消失	正常或局部突出
同侧输尿管	扩张	正常	正常
无回声是否相通	相通	不相通	不相通

■【疑难解析】

多囊肾发病具有一定遗传倾向，多双肾受累，需结合病史，与肾多发囊肿进行鉴别。

七、肾脏肿瘤

肾脏原发性肿瘤，可分为良性和恶性，又分为肾实质肿瘤和肾盂肿瘤两类，约 90% 以上为恶性。肾实质肿瘤中常见的恶性肿瘤有肾细胞癌（成人）、肾母细胞瘤（儿童），良性肿瘤有肾错构瘤（肾血管平滑肌脂肪瘤）。肾盂肿瘤较少见，约占 15%，有移行上皮细胞癌、乳头状癌、鳞癌，80% 左右是移行上皮细胞癌，少数是鳞癌。

（一）肾错构瘤

■〖病理及临床〗

肾错构瘤（hamartoma of kidney）又称肾血管平滑肌脂肪瘤，为肾脏最常见的良性肿瘤，常无症状。肿瘤无包膜,呈圆形或类圆形高回声或强回声,无声影。肿瘤为单发或多发,且以多发性为多见。

■〖基于指南及专家共识的超声影像学检查〗

超声表现

1. 常规超声特征　多位于肾实质内,但是常累及肾盏;形态多呈圆形或椭圆形;一般体积较小,常常是边界清楚的高回声,内部结构呈网状,无声衰减,肾外形多无改变;肿瘤较大时内部组织界面较大、较多,常呈强、弱回声相间的不均匀结构,形似洋葱切面;有出血、坏死时,内部可见较大的不规则无回声区,或有强回声斑块。

2. 彩色血流特征　通常病变内部见少许点状动静脉血流信号,为低速的动脉血流频谱(图3-6-10)。

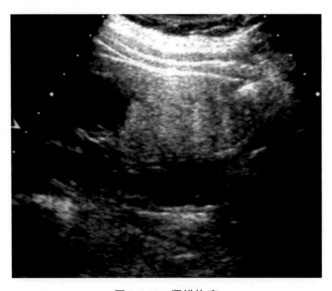

图3-6-10　肾错构瘤

(二)肾细胞癌

■〖病理及临床〗

肾细胞癌又称肾癌,是成人最为多见的肾实质肿瘤,根据所含细胞成分的不同,又分为透明细胞型、颗粒细胞型和未分化型三种。多见于50~60岁成人,男女之比约3:1。儿童很少发生。

■〖基于指南及专家共识的超声影像学检查〗

1. 超声表现

(1)常规超声特征:可发生于肾实质的任何部位,但以上、下极为多见,少数侵及全肾;形态呈圆形或椭圆形,边界清晰。但晚期肾癌向周围浸润时,边界常不清晰;肿瘤内部回声多变,较小的肾癌以低回声或高回声为主,中等大小的肾癌多呈低回声,较大的肿瘤以混合性回声、等回声或低回声为主,声像图表现为肾内实质性回声团块。

（2）彩色血流特征:CDFI 在肾细胞癌的增厚分隔或结节内可见血流信号。晚期肾癌肾活动受限。CDFI 对判断肾细胞癌向周围浸润具有重要作用,在被侵犯部位常能显示来自瘤体的血流信号(图 3-6-11)。

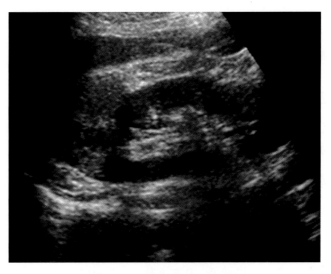

图 3-6-11　肾细胞癌(肾内肿块)

（3）肾外扩散与转移征象:肾癌血行转移者表现为肾静脉内栓子形成,肾静脉增宽,充满低回声,肾静脉内彩色血流消失。肾门淋巴结转移者,于肾门出现低回声肿大淋巴结。患侧肾活动受限,转移广泛者,于腹主动脉旁及锁骨上窝均可探及肿大淋巴结(图 3-6-12)。

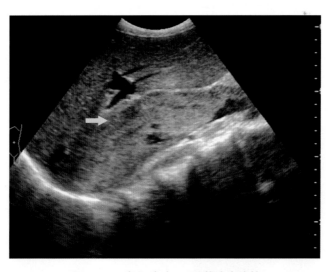

图 3-6-12　肾细胞癌,下腔静脉内癌栓

（4）超声造影:可显著提高肾癌的肿瘤血管显示率,表现为动脉期快速增强和轮廓清,提高肾癌超声诊断的敏感性和准确性。

2. 鉴别诊断

（1）假肿瘤：最常见为正常肾柱。肾柱是肾皮质伸向肾窦的组织块，其回声比肾窦低，可似肾肿瘤。但肾柱回声通常和正常皮质相同（注意：左肾柱受肋软骨声衰减影响，回声减低，更似肿瘤）。该"肿物"不伴有肾盂肾盏畸形等占位征象。通常用彩色多普勒超声鉴别诊断。

（2）良性肾肿瘤：如小的血管平滑肌脂肪瘤，应与回声增多性小肾癌鉴别。

（三）肾母细胞瘤

■〖病理及临床〗

肾母细胞瘤又称 Wilms 瘤，多见于 2~4 岁儿童，是儿童最常见的腹部恶性肿瘤之一，多为单侧，约 4.4% 为双侧性。其特点为瘤体大，生长迅速。

■〖基于指南及专家共识的超声影像学检查〗

超声表现

1. 常规超声　可发生于肾实质的任何部位，肿瘤增大时，可占据整个肾脏，无正常肾结构；通常瘤体较大，呈圆形或椭圆形，表面光整；多数肿瘤内部回声杂乱，呈强弱不等、分布不均的粗点状和斑片状回声，常见其内混有不规则囊性无回声区，少数内部呈低回声；肿瘤后方可有不同程度的声衰减；当肿瘤突破肾被膜广泛浸润肾周围组织时，声像图显示肿瘤边缘与周围组织分界不清；淋巴转移者可在肾门部显示大小不等的低回声结节，下腔静脉内可见瘤栓回声。

2. 彩色血流特征　CDFI 显示肿瘤内部有丰富的血流信号，化疗后血流信号明显减少或消失，超声有助于疗效评价（图 3-6-13）。

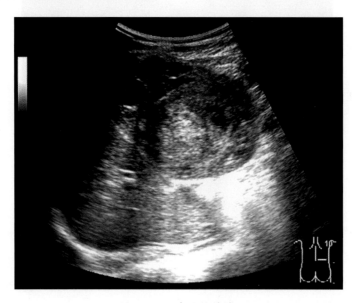

图 3-6-13　肾母细胞瘤

（四）囊性肾癌

■〖病理及临床〗

囊性肾癌是以液性成分为主的一种特殊形态的肾癌,约占肾癌总数的 10%~15%,与其他囊性病变难以鉴别。

■〖基于指南及专家共识的超声影像学检查〗

囊性肾癌的超声声像图表现主要分为三型(图 3-6-14):

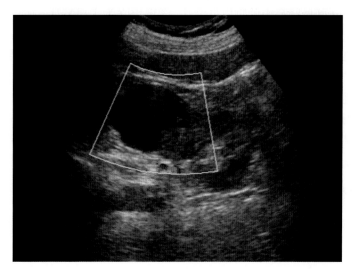

图 3-6-14　囊性肾癌

1. 单房型　主要起源于内在囊性生长或大面积的囊性坏死所致。囊壁不均匀增厚,内壁不规整,肿瘤与肾实质分界不清。

2. 多房型　肿瘤内可见多少不等的强回声分隔,分成大小不等且互不相通的无回声区,呈蜂窝状,囊壁厚薄不均,分隔厚薄不均,囊壁内及分隔表面不平整,囊壁及分隔上可见钙化灶。

3. 囊实型　呈多房性或单房性,囊壁及分隔厚度不均匀,囊壁内可见实性结节突入囊腔,位于囊肿的基底部。

（五）肾盂肿瘤

■〖病理及临床〗

发病率远较肾实质癌为低,占肾各种肿瘤的 5%~28%,多发于 41~60 岁年龄组,主要表现为持续镜下血尿和间歇性无痛性全程肉眼血尿。

■〖基于指南及专家共识的超声影像学检查〗

1. 超声表现

（1）常规超声特征：可发生于肾集合系统任何部位；通常边界不清，边缘不规则病灶多呈低回声，后方回声无明显衰减。

肾盂肿瘤达到足够大（>1cm 时）肾窦回声分离，肾盂、肾盏之间出现轮廓不清晰，边界不规则的低回声区，肾窦回声增宽变形。<1cm 的肿瘤，不易与肾盂、肾盏点状回声鉴别，容易漏诊。肾盂肿瘤常发生输尿管、膀胱处种植转移，应注意尿管和膀胱内有无低回声肿块。

（2）彩色血流特征：肿瘤内很少出现血流信号。

（3）超声造影：可见肾窦内肿物以低灌注、缓慢增强为主要特征。

2. 鉴别诊断

（1）正常肾变异肾柱（Bertin 柱）肥大所出现低回声区常见于上、下肾盏之间，肾窦强回声呈向内凹陷的"分割征"；而肾肿瘤有球体感可予以鉴别。

（2）肾盂内血块肾盂肿瘤与肾盂内血块的超声声像图类同，不易区别，应结合病史作出诊断，如检查时有肉眼血尿者，不排除血块可能，应嘱血尿停止后复查。检查当时已无肉眼血尿，肾窦回声内的低回声应视为肿瘤。合并肾积水者，可翻动体位观察肾盂内回声的移动与否作出鉴别。探测膀胱内有无血块亦可知检查当时是否还有肉眼血尿。

■〖疑难解析〗

肾脏肿瘤类型多样，在诊断过程中，需从多个角度综合分析，结合超声表现、病史、症状等。

八、肾结石

■〖病理及临床〗

肾结石为常见病，20~40 岁居多，尤多见于男性。肾结石主要分布在集合系统内，位于肾盂者居多，肾盏次之，肾实质内结石十分罕见。

单纯性肾结石一般不引起疼痛。当结石下行如果引起尿路阻塞，肾盂、输尿管平滑肌强烈收缩则产生剧烈肾绞痛。血尿或镜下血尿比较多见。

■〖基于指南及专家共识的超声影像学检查〗

（一）超声表现

1. 常规超声特征　位于肾盂、肾盏或同时累及肾盂肾盏；单发或多发，形态多样，常为圆形或椭圆形，严重者呈鹿角形；典型呈团状强回声，后方伴有声影；小结石、质地疏松的结石后方常无声影；可伴有肾盂肾盏积液（图 3-6-15）。

2. 彩色血流特征　结石本身无血流显示，部分结石因质地坚硬、表面粗糙而产生"闪烁"伪像。

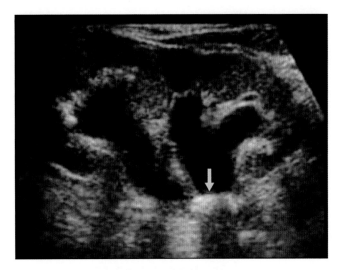

图 3-6-15　肾结石（箭头示）

（二）鉴别诊断

1. 先天性海绵肾　双侧肾小管扩张伴细小结石。
2. 肾钙质沉着症　双侧性，多见于高钙血症和肾小管酸中毒。

■【疑难解析】

利用炫彩伪像可有助于肾结石诊断。

九、肾结核

■【病理及临床】

肾结核基本病理改变为结核性肉芽肿伴干酪样坏死。20~40 岁多见，男性 > 女性；大多数为一侧病变，少数为双侧性。

■【基于指南及专家共识的超声影像学检查】

（一）超声表现

超声对早期肾结核的诊断阳性率不高。晚期肾结核的冷脓肿伴积水和肾肿大时，超声成像有助于诊断。

1. 肾盂、肾盏扩张型（积水型）　肾被膜不规则，肾盂、肾盏扩张，其内为无回声区，如同肾积水，但积水型肾结核内壁粗糙不整，边缘回声增强，多可见输尿管受累。

2. 肾内无回声型（结核脓肿型）　肾被膜不规则，肾实质及肾窦区一个或多个大小不等的无回声区，内有云雾状点状回声，囊壁厚薄不均，甚至呈锯齿状，囊内壁有不均匀的斑片状强回声（图 3-6-16）。

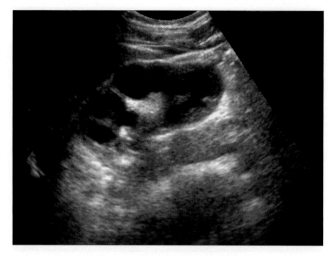

图 3-6-16　肾结核（肾内无回声型）

3. 肾内混合回声型（干酪空洞型）　肾被膜不规则，肾实质内回声杂乱，可见多个无回声区及斑片状或团块状强回声，部分后方伴声影。

4. 强回声型（纤维钙化型）　肾被膜不规则，皮质区见多个大小不等、形态不规则的团块状与斑片状强回声，后伴明显声影。

（二）鉴别诊断

1. 肾积水　两者均可见肾盂、肾盏扩张。肾积水肾盂、肾盏壁光滑，无回声区透声好，输尿管壁光滑。积水型肾结核肾盂、肾盏可分界不清，肾盂壁增厚粗糙，回声增强，无回声区内透声差。

2. 肾结石　肾结核可形成实质及皮质钙化，在超声声像图上表现为强回声团，有的可伴有声影，类似肾结石，但结核钙化灶在肾盂、肾盏周边或实质内，回声密度多不均匀，多呈带状、点状、斑片状，分布不规则，边界不清，且回声强度多低于结石。结石在肾盂、肾盏内，形态较明确，声影明显。

3. 肾肿瘤　混合型肾结核形态多不规则，且后方回声轻度增强，而肾肿瘤则具有明确立体感，常有包膜，边界清晰，肿瘤坏死液化则可见内有无回声区域，后方回声有衰减。肾结核单纯性低回声区，边界不清晰，肾盂结构呈"挛缩样"。缺乏确切"肿块效应"，多断面观察差别较大，不具立体感，形态多不规则，无包膜回声，常出现钙化灶。

4. 积脓型肾结核和肾积水伴感染　两者均可见肾盂、肾盏扩张，无回声区透声差。积脓型肾结核在肾实质内与集合系统相通，形态不规则，内壁不光滑，其内含有结核性坏死组织使其透声性极差。常可累及输尿管。肾积水无回声区内仅有稀疏分布的点状回声。

■【疑难解析】

肾结核分型及临床表现多样，但是每一型都有自己的特点，诊断时需准确判断。

十、肾外伤

■【病理及临床】

肾外伤包括肾挫伤、肾实质裂伤、肾盂肾盏撕裂伤、肾广泛性撕裂伤四型。（图 3-6-17~图 3-6-20）。

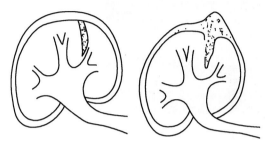
图 3-6-17　肾挫伤（肾外伤 I 型）

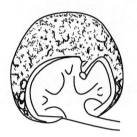
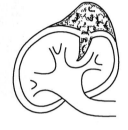
图 3-6-18　肾实质裂伤（肾外伤 II 型）

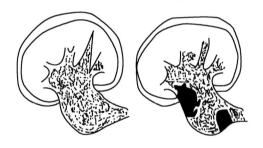
图 3-6-19　肾盏撕裂伤（肾外伤 III 型）

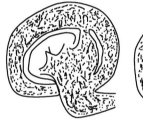
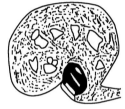
图 3-6-20　肾广泛性撕裂伤（肾外伤 IV 型，复合型）

■【基于指南及专家共识的超声影像学检查】

超声表现

常规超声方便易行，适合多数闭合性肾损伤患者的诊断和初步筛查，初步了解肾损伤的类型和严重程度，也适合保守观察治疗患者与肾脏外伤的影像随诊检查。超声造影 / 对比增强超声新技术通过显示肾实质的血流灌注情况，可进一步查明肾损伤的范围、破裂部位、有无节段性梗死以及有无活动性出血，从而作出精确的分级诊断，对于指导临床治疗具有重要实用价值。

1. 肾挫伤（I 型）　局部肾实质内可见回声不规则增强，及其间小片状回声减低区；肾被膜完整，被膜下血肿出现，被膜下与肾实质之间出现新月形或梭形低回声区。

2. 肾实质裂伤（被膜破裂，II 型）　肾实质裂伤可发现肾周积液（积血），及肾被膜外为无回声或低回声区包绕。肾破裂处可见被膜中断，局部肾实质内可见血肿低回声（图 3-6-21）。

3. 肾盏撕裂伤（与肾实质病变并存，III 型）　肾实质区可见肾实质异常回声区，回声增高或减低；肾被膜完整；肾窦区扩大伴不规则回声，与肾实质边界模糊不清；集合系统因血块阻塞时，可发现肾盂扩张征象；扩张的肾盂、肾盏中常有不规则的低回声。

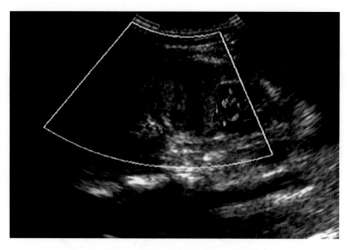

图3-6-21　肾实质裂伤（被膜破裂）

4. 肾广泛性撕裂伤（复合型，Ⅳ型）　可兼有上述第Ⅱ、Ⅲ型表现；肾周大量积液（血液和尿液），断裂损伤的肾脏结构模糊不清。

■【疑难解析】

肾外伤结合病史较易诊断。

十一、肾先天性异常

（一）肾缺如

肾缺如又称肾不发育，可发生在单侧或双侧，双侧肾缺如患儿生后很快死亡。超声声像图表现为一侧肾区探测不到肾脏回声，对侧肾代偿性增大，形态和内部回声正常。应和先天性肾萎缩、异位肾和游走肾鉴别。

（二）肾发育不全

肾发育不全又称为先天性肾畸形，是指先天性肾实质发育低下，肾小叶和肾小球过少，可为单侧或双侧。双侧患者易因肾衰竭导致死亡。超声声像图表现为肾体积明显缩小，形态尚正常，皮质较薄，肾窦回声清晰可见。

（三）异位肾

可异位于下腹部、髂窝内或盆腔内。一侧肾区探测不到肾图形，于下腹部、髂窝内或盆腔内可探及一肿物，具有类似肾的结构，如肾实质和肾窦回声；CDFI可显示具有肾脏血管分布的特点（图3-6-22）。

（四）马蹄肾

马蹄肾为较常见的先天性双肾融合畸形，也称"U"形肾，融合部位多发生在双肾下极。双肾位置比较靠内前方，双肾下极越过中线以实性组织相连，从背部探测可见双肾纵轴排列异常,呈倒置"八"字形,腹部横断扫查于脊柱、腹主动脉及下腔静脉前方有实性低回声与双肾相连(图3-6-23)。

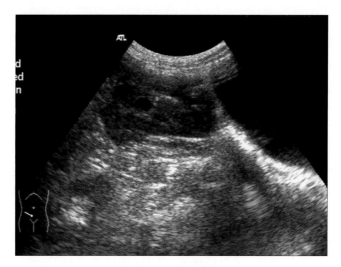

图3-6-22　异位肾

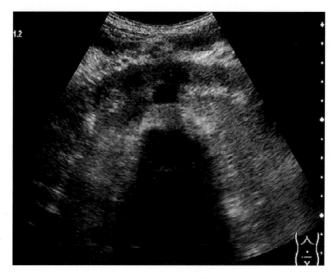

图3-6-23　马蹄肾

■【疑难解析】

异位肾的超声声像图可能由于发育不全或位置特殊不像典型的正常肾图形,CDFI有助于显示肾门血管及其在肾门的血流分布,有助于进一步确诊。

十二、肾移植及其并发症

肾移植术是将异体肾移植到患者的一侧髂窝部;移植肾位置表浅,无胃肠气体及肋骨的干扰,易于超声探测;移植肾位于髂窝内,上极偏外,下极偏内,肾门位于内侧靠后。

■【基于指南及专家共识的超声影像学检查】

（一）超声表现

超声表现与普通肾脏回声相似，肾实质与肾窦回声界限明显，肾锥体呈楔形低回声。肾的各径线随着移植时间可有轻度和缓慢的增长，2 个月后体积可增加 15%~30%，肾窦的宽度也显示得较饱满（代偿性改变）。CDFI 显示，丰富的动静脉血管树，可显示到位于肾皮质的小叶间动脉，达到肾脏表面；PW：RI 0.5~0.7。

（二）并发症

常见的并发症有肾积水（尿路阻塞）、肾周围积液（血肿、脓肿、尿液囊肿、淋巴囊肿）、肾血管病变（肾动脉狭窄或阻塞、肾静脉血栓、肾梗死）、肾实质病变（急性肾小管坏死、急慢性肾排异）。

1. 肾积水　主要是由输尿管阻塞引起的肾积水，超声显示肾盂、肾盏扩张征象。

2. 肾周围积液　包括血肿、感染性血肿、脓肿、尿液囊肿、淋巴囊肿，超声检查见肾周包绕无回声区或低回声区。

3. 肾排异

（1）急性肾排异一般发生在术后的第一周；少数超急性可在术后 48 小时内发生；肾脏体积在几天内迅速增大呈球形，其厚度明显增大，前后径 >5.5cm（此表现不具有特异性）；肾锥体明显肿胀增大，回声减低，皮髓质界限不清，肾窦回声减低；CDFI 显示，肾内血流明显减少，血流呈断续、星点状或斑片状；RI>0.7。

（2）慢性肾排异肾体积渐进性增大，肾锥体回声明显减低，肾皮质回声增强或减弱；皮髓质界限不清，结构紊乱，尿路上皮增厚；晚期肾实质和肾窦回声界限模糊不清。

4. 移植肾血管病变　包括移植肾血管吻合口狭窄或栓塞、移植肾穿刺后动静脉瘘、假性动脉瘤、肾静脉血栓等。肾动脉吻合口狭窄显示狭窄段血流明显变细，呈五彩镶嵌色血流，流速增高，呈湍流，狭窄严重时，狭窄近侧及远侧 PSV 均降低。

■【疑难解析】

移植肾较易诊断，诊断过程中需注意血流灌注。

十三、肾穿刺术

■【病理及临床】

肾活检病理学诊断现已成为肾疾病临床诊断和研究必不可缺少的手段，使肾小球疾病从临床诊断提高到病理诊断的新水平，为治疗方案的选择及预后评估提供重要依据。

■【超声引导下经皮穿刺活检适应证】

1. 肾小球肾炎或肾病的分型；
2. 全身性免疫性疾病引起的肾损害；

3. 不明原因的肾功能衰竭；

4. 不明原因的持续性高血压、蛋白尿、血尿；

5. 移植肾怀疑排斥反应等。

■【超声引导下经皮穿刺活检禁忌证】

1. 各种原因的凝血功能障碍均属禁忌，必须纠正后才可施行肾穿刺活检，以免术后出血不止。

2. 高血压是肾炎和肾病的常见症状，对严重高血压患者，肾活检前应控制血压。

3. 孤立肾或另一侧肾功能丧失者虽非绝对禁忌，但肾穿刺活检后，有时会出现氮质血症或尿毒症。

4. 肾实质萎缩，肾皮质甚薄时，所取活检标本很难获得有意义的诊断资料，因此不宜活检。

5. 多囊肾。

6. 大量腹水、肾周积液、全身多脏器衰竭、妊娠等。

7. 神志不清或激烈咳嗽等症状难以控制不能配合操作者。

十四、肾脏造影

■【肾脏造影适应证】

1. 肾脏局灶性病变的定性诊断

（1）先天性肾结构异常（如肾柱肥大、亚肾连接不良等）与实性肾肿瘤的鉴别诊断。

（2）肾实质囊实性占位性病变的鉴别诊断。

（3）肾集合系统内占位性病变的检出与鉴别诊断。

2. 肾外伤。

3. 肾血管性病变的评估包括肾动脉狭窄、动脉瘤、动静脉瘘、肾梗死及血管内栓子的鉴别。

4. 移植肾主要指肾移植术后并发症的发现、评估及随访。

5. 肾肿瘤介入诊疗中的应用，如：术前了解肿瘤血流灌注特点，以引导穿刺活检；肾脏肿瘤消融治疗的术中引导、术后即刻评估及远期随访。

6. CT 或 MRI 造影剂有禁忌的肾占位性病变。

7. 慢性弥漫性肾病的血流灌注定量分析。

8. 肾脏肿瘤化疗疗效评估。

9. 鉴别肿瘤来源，观察肿瘤与肾脏的关系。

10. 指导复杂性肾囊肿的硬化治疗。

■【肾脏造影观察内容】

肾脏超声造影的时相特征有别于增强 CT 造影时相的划分。根据肾脏血管特性及目前应用研究结果，建议将肾脏 CEUS 的观察内容主要分为灌注相、消退相，除观察肿瘤的造影特征外，一定要认真观察肿瘤周围肾实质的灌注特征，并进行对比分析。

1. 肾囊肿、肾积水及多囊肾的超声特点及其鉴别？
2. 肾结核的分型有哪些？有何超声特点？如何鉴别？
3. 肾癌的超声特点及其血流特点有哪些？

第七节 输尿管疾病

一、输尿管解剖结构及超声图像特点

（一）解剖概要

输尿管上端起自肾门以下，由肾盂移行而来，下端止于膀胱三角区两端的输尿管开口，全长约 30cm，中部最宽处内径约 0.6cm。输尿管从腹膜后沿腰大肌前面下行，跨越髂动脉之前称为输尿管腹段，即上段；进入盆腔的输尿管成为盆段，即中段；输尿管末端斜穿膀胱壁进入膀胱三角区的输尿管口，此段称为膀胱壁内段，即下段。输尿管有三个狭窄，结石容易滞留于这些狭窄部位。

（二）探测方法

检查前患者饮水 300~500mL，待膀胱适度充盈后扫查，必要时行呋塞米激发试验后检查。为了减少气体的干扰，宜空腹检查，必要时检查前清洁灌肠。

探测输尿管可采用不同体位和途径作分段检查。

1. 仰卧位 患者平卧，充分暴露腹部至耻骨联合；首先经侧腹壁对肾脏进行冠状断面扫查，逐步观察肾盂、肾盂输尿管移行处、输尿管上段、中段、下段、膀胱；重点观察肾盂输尿管连接处及输尿管上段有无扩张、狭窄、黏膜增厚及其他疾病。扫查时适当加压，以排除肠气干扰。

2. 侧卧位 根据需要采用左侧或右侧卧位，充分暴露前腹部，侧腹部及背部。首先显示肾脏长轴及肾门，逐步观察肾盂、肾盂输尿管移行处、输尿管腹段。

3. 俯卧位 腹下垫枕以保持背部平坦。先沿肾脏长轴向内纵断，显示肾门及肾盂输尿管连接部后，再沿腰大肌走行扫查输尿管腹段。

（三）正常超声声像图

正常输尿管较细，位置深，故超声声像图一般不易显示。膀胱高度充盈时，经腹壁 - 膀胱斜行扫查，可见输尿管盆腔段及膀胱壁间段显示 <5mm 的细管状结构，输尿管开口处有轻微隆起，略向膀胱突起。经腹壁 - 膀胱横断面扫查，可见膀胱背侧一对输尿管开口处的轻微隆起，CDFI 显示双侧喷尿现象，似红色火焰状交替出现。

二、输尿管扩张

■【病理及临床】

输尿管扩张常是多种疾病造成泌尿系梗阻的一种继发征象,多见于泌尿系结石、肿瘤、炎症、结核、前列腺疾病、盆腹腔肿瘤、后腹膜肿瘤、中晚期妊娠等。

■【基于指南及专家共识的超声影像学检查】

超声表现

输尿管扩张是沿输尿管走行的管状无回声结构。轻度扩张表现为纤细的管状回声,重度扩张呈迂曲的管状结构。沿扩张的输尿管下行,可能发现梗阻的部位和病因。输尿管内可见小团块或斑点状强回声,后方伴声影。多发生在输尿管的狭窄部,结石部位以上的输尿管及肾盂扩张。超声诊断输尿管结石具有较高的符合率,但输尿管结石可发生在不同的部位,因此扫查方法应当与之相适应,扫查范围应包括上、中、下各段,上段经腹扫查未见者应补充经背部和侧腰部扫查。中、下段结石扫查应注意沿扩张输尿管的走行向下追踪扫查。必要时加压扫查,力求清晰显示结石。如超声未检出结石,不能完全否认结石的存在(图 3-7-1)。

■【疑难解析】

输尿管扩张在诊断过程中需明确扩张部位及原因。

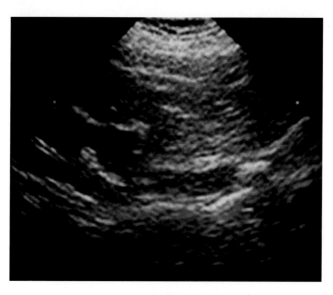

图 3-7-1 输尿管扩张并结石

三、输尿管囊肿

■【病理及临床】

输尿管囊肿又称输尿管膨出，是一种先天性异常，形成"输尿管疝"。

■【基于指南及专家共识的超声影像学检查】

超声表现

1. 发生部位　输尿管囊肿多位于膀胱三角区。

2. 形态　输尿管囊肿呈圆形或椭圆形囊状结构，壁薄且光滑，似"金鱼眼"，其大小可随输尿管蠕动周而复始地不断变化，即"膨缩征"。

3. 回声特征　输尿管囊肿内部为无回声。

4. 彩色血流特征　输尿管囊肿能显示囊壁向膀胱的尿流信号（图 3-7-2）。

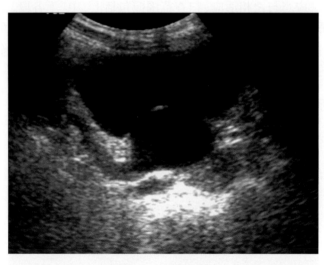

图 3-7-2　输尿管囊肿

■【疑难解析】

诊断结合发生部位、超声表现，易诊断。

四、先天性巨输尿管

■【病理及临床】

先天性巨输尿管由原发性输尿管神经肌肉结构不良引起输尿管蠕动减弱和尿流障碍，使输尿管腔严重扩张。

■【基于指南及专家共识的超声影像学检查】

（一）超声表现

1. 发生部位　可发生于输尿管全程，以中下段最严重。

2. 形态　全程迂曲扩张，内径可达 3~5cm，或 10cm 以上，输尿管管壁光滑，同侧肾盂以及肾盏存在不同程度的扩张，但其扩张程度与扩张的输尿管不呈比例。

3. 回声特征　内部透声良好的无回声区，如合并结石，无回声内出现强回声，后方伴有声影，如合并感染或输尿管内出血，无回声内出现点状或云絮状回声（图 3-7-3）。

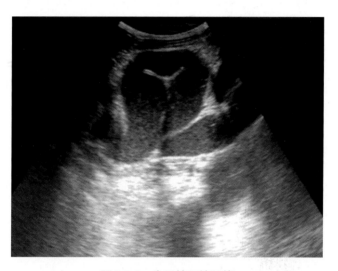

图 3-7-3　先天性巨输尿管

（二）鉴别诊断

巨输尿管如果体积过大，可被超声误诊为腹腔巨大囊肿或腹水。超声引导穿刺抽液检验和注入造影剂 X 线检查有助于确定诊断。

■【疑难解析】

注意与肾积水相鉴别。

> 思考题
>
> 1. 试述输尿管的三个狭窄部位？
> 2. 输尿管囊肿的超声声像图如何表现？

第八节　膀　胱　疾　病

一、膀胱的解剖结构

膀胱壁由肌层、黏膜下层和黏膜层构成,外面覆以薄层疏松结缔组织(浆膜层);膀胱底部有三角区,为肿瘤和结核好发部位;膀胱底部两端有输尿管的开口。正常成人的膀胱容量约为350~500mL。

检查膀胱时,适度充盈膀胱,仰卧位,首选凸阵探头,频率3.5~5MHz,扇扫。连续矢状面及横断面扫查。

二、膀胱正常超声声像图

充盈的膀胱内部呈无回声,膀胱壁完整光滑。充盈时膀胱壁的厚度约2~3mm(浆膜层至黏膜层)。排尿后膀胱腔内的无回声区基本上消失(图3-8-1)。

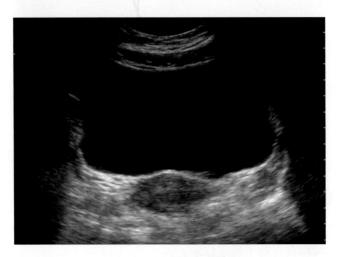

图3-8-1　正常膀胱声像图

三、膀胱癌

■【病理及临床】

泌尿系最常见的肿瘤,男性多发,肿瘤分上皮性和非上皮性两类,多数为移行上皮癌,好发于膀胱三角区,临床表现为间歇性或持续性全程无痛性肉眼血尿。

■【基于指南及专家共识的超声影像学检查】

（一）超声表现

多表现为膀胱壁局限性增厚或隆起,呈结节状或菜花状,有蒂肿物可有浮动感。内部回声以低回声或中低回声者居多；早期病变基底部狭窄或有蒂与膀胱壁相连，膀胱壁回声正常（未侵及肌层），晚期病变浸润膀胱肌层时，肿物基底部增宽而固定，局部膀胱壁增厚，层次模糊不清，膀胱壁连续性破坏，甚至侵及膀胱周围组织或器官（图3-8-2）。

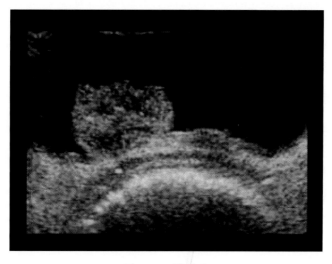

图 3-8-2　膀胱癌

1. 膀胱肿瘤的超声声像图分期（图3-8-3）

（1）非浸润型：肿瘤基底部局限于黏膜层或黏膜下固有层，包括 T_{is}、T_0、T_1 期；表现为肿瘤基底部较窄呈细蒂状，各层次连续性好。

（2）浸润型：肿瘤侵及肌层或更深，包括 T_2、T_3；声像图为肿瘤基底较宽，肿瘤周围膀胱壁不规则增厚，黏膜层紊乱并膀胱壁全层的连续性中断。

（3）侵犯膀胱壁外及远处转移：肿瘤浸润累及周围组织及远处脏器。包括：T_4 期；声像图为膀胱浆膜层强回声中断；病变与周围组织或脏器不易区分。

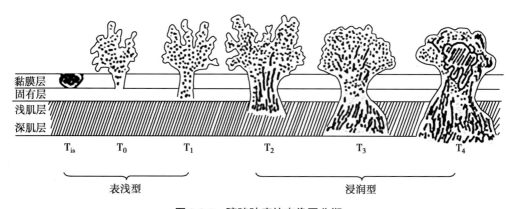

图 3-8-3　膀胱肿瘤的声像图分期

2. 超声造影表现

高级别的膀胱癌常表现为"富血供"增强模式，即"快进快退"高增强，肿瘤增强时间早于周围膀胱壁,消退时间近似;低级别膀胱癌常表现为"乏血供"增强模式,即"快进等退轻度高增强",肿瘤增强时间早于或近似于周围膀胱壁,轻度增强,肿瘤消退时间近似于周围膀胱壁。

非浸润膀胱癌(T_{is}~T_1期)为肿瘤灌注明显早于膀胱基底部肌层,增强强度也高于基底部肌层及周边膀胱壁肌层组织,消退时间近似于正常周边膀胱壁;浸润性膀胱癌(T_2~T_4期)为肿瘤组织和基底部肌层均显著增强,T_3期肿瘤基底部浆膜层尚完整,T_4期肿瘤突破浆膜层,浆膜层连续性中断,被肿瘤组织替代。增强强度高于基底部肌层及周边膀胱壁肌层组织,消退时间晚于或近似于正常周边膀胱壁。

(二)鉴别诊断

1. 前列腺增生 增生明显突入膀胱的前列腺易被误认为膀胱肿瘤。

2. 前列腺癌 侵犯膀胱壁时,酷似膀胱肿瘤,经直肠超声可鉴别。

3. 膀胱内血凝块 随体位改变可移动。

4. 腺性膀胱炎 结节型与膀胱肿瘤超声表现相似,但前者表面光滑、回声均匀,确诊需膀胱镜活检。

■【疑难解析】

表现为膀胱壁菜花状突起。

四、膀胱结石

■【病理及临床】

膀胱结石男性多于女性,分原发结石和继发结石;有排尿困难、血尿、尿痛或排尿中断现象。

■【基于指南及专家共识的超声影像学检查】

超声表现

膀胱内出现点状或团块状强回声,后方伴声影;小于3mm的结石常无明显声影;强回声随体位改变可移动;仰卧位时结石多位于膀胱三角区(图3-8-4)。

■【疑难解析】

膀胱腔内强回声,后方伴声影,随体位改变可移动。

五、膀胱炎

■【病理及临床】

膀胱炎女性多发于男性。非特异性膀胱炎在病理上累及膀胱黏膜及黏膜下层;膀胱结核除累及膀胱黏膜和黏膜下层外,还累及肌层,临床表现为膀胱刺激症状。

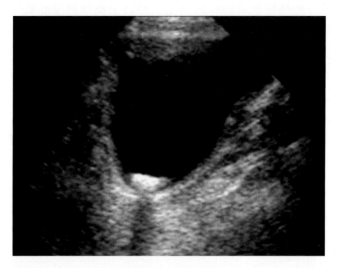

图 3-8-4 膀胱结石

■【基于指南及专家共识的超声影像学检查】

（一）超声表现

1. 急性膀胱炎 膀胱壁回声正常或表现为轻度局限性或弥漫性增厚,呈低回声。膀胱容量减少;膀胱积脓呈均匀的细小点状低回声,并可呈分层现象。

2. 慢性膀胱炎 早期无明显变化。远期表现为膀胱壁增厚,表面不光滑,回声不均匀,可见小梁及小房产生;重者膀胱容量明显减少(图 3-8-5)。

3. 膀胱结核 早期无明显变化。广泛纤维组织增生后,表现为膀胱壁增厚,内膜不光整,回声增强,有时可见钙化形成的斑点状强回声,尿液内有脓血或组织碎屑时,无回声内可见点状回声漂浮,常同时伴有肾结核、前列腺结核等表现。

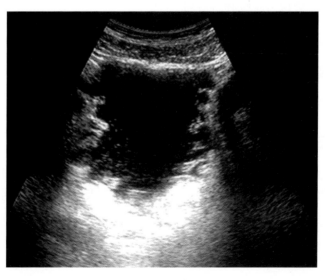

图 3-8-5 慢性膀胱炎

4. 腺性膀胱炎　慢性膀胱炎的特殊类型。移行上皮细胞呈灶状增生并腺性化生,形成腺样结构。发病部位以三角区多见,亦可累及整个膀胱,声像图分三种类型:①结节型,膀胱三角区局限性增厚,呈结节状增生,界清、表面光滑,基底宽大,回声均匀,部分较大者内部空间小囊状改变,周围膀胱壁回声及厚度正常。②乳头型,病变呈息肉状或乳头状增生,突入膀胱腔内,基底较窄,回声较强、界清,周围膀胱壁回声及厚度正常。③弥漫增厚型(图3-8-6),膀胱壁呈弥漫性增生,病变可累及膀胱壁的一部分或全部,增厚的膀胱壁黏膜不光滑,回声强弱不均,膀胱容量减少。超声造影表现为达峰时增强程度轻度高于或近似于周围膀胱壁,肿瘤消退时间可快于或近似于周围膀胱壁。

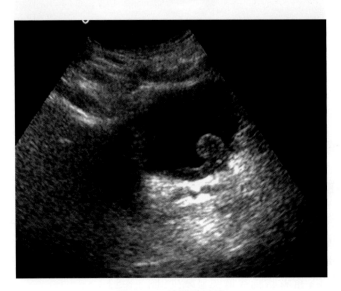

图3-8-6　腺性膀胱炎

(二)鉴别诊断

结节型腺性膀胱炎应与膀胱肿瘤鉴别。

■【疑难解析】

表现为膀胱壁不同程度增厚,腺性膀胱炎需与膀胱肿瘤相鉴别。

六、膀胱憩室

■【病理及临床】

膀胱憩室分为先天性(真性)和继发性(假性),后者多见,由于膀胱肌层菲薄并伴有慢性尿道机械性梗阻所致。好发于膀胱侧壁、三角区上部及输尿管开口附近。一般无症状,多发于男性。

■【基于指南及专家共识的超声影像学检查】

超声表现

膀胱壁外周无回声,圆形或椭圆形;囊壁菲薄且光滑,与膀胱相通;膀胱充盈时增大,排尿后缩小;合并感染时,无回声区内可见点状回声浮动;合并结石或肿瘤时,可见相应的回声(图3-8-7)。

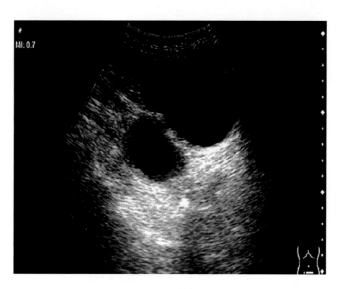

图3-8-7　膀胱憩室

■【疑难解析】

与膀胱相通的囊性无回声,排尿后体积缩小。

七、膀胱异物

■【病理及临床】

膀胱异物大多由患者经尿道逆行放入。

■【基于指南及专家共识的超声影像学检查】

超声表现

异物种类较多,超声声像图表现不同。金属异物呈强回声,后方伴声影或"彗星尾征";膀胱内血块表现为不规则的团块状高回声,随体位改变可移动;异物可合并感染或作为核心形成膀胱结石(图3-8-8)。

■【疑难解析】

异物种类不同超声表现不同。

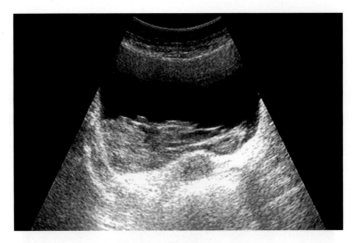

图 3-8-8 膀胱内凝血块

第九节 前列腺疾病

一、前列腺解剖结构

1954年，Frank 根据对激素的不同反应和临床病理将前列腺分为内腺和外腺，内腺对女性及男性激素敏感，是良性前列腺增生的唯一部位，外腺仅对男性激素敏感，是癌的好发部位，内外腺之间有外科被膜（假被膜）（图 3-9-1）。1968年 McNeal 按腺组织和非腺组织将前列腺分为 4 个带区（图 3-9-2），即，移行带位于精阜上方的近侧前列腺尿道周围，占前列腺腺体组织 5%~10%，是前列腺增生的好发部位；中央带位于精阜平面以上，呈楔形包绕射精管，占 25%；外周带位于前列腺后外侧，占 75%，是癌的好发区域；前纤维肌质区位于前列腺腹侧，为非腺体组织。

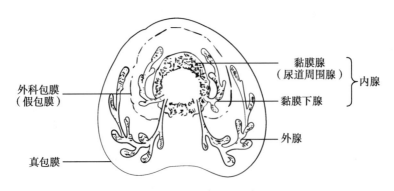

图 3-9-1 前列腺解剖示意图

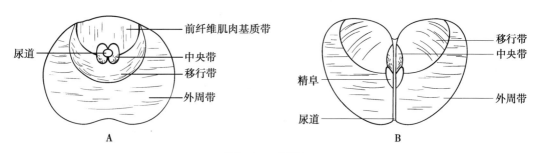

A. 横切面；B. 冠状切面。

图 3-9-2　前列腺分区（McNeal 法）

二、前列腺扫查方法

经腹壁扫查患者需适度充盈膀胱；经直肠扫查时无须充盈膀胱，受检者取左侧膝胸卧位，探头端涂适量耦合剂，探头覆一次性乳胶套后置入直肠进行全面、细致检查。

三、正常前列腺声像图

内腺呈低回声，位于精阜以上尿道周围。外腺回声稍高，与内腺之间分界欠清。前列腺的径线，儿童期体积较小，青春期迅速增大，30 岁后趋于稳定，宽、长及厚径分别为 4cm、3cm、2cm（图 3-9-3）。

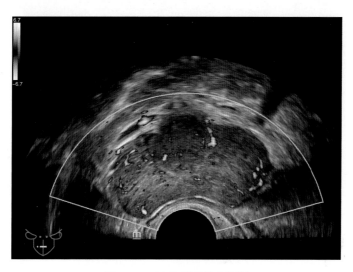

图 3-9-3　正常前列腺声像图

四、前列腺超声新技术成像

1. 超声造影　以前列腺内可疑病变及正常前列腺组织作为目标，观察造影剂增强强度、进入方式、消退方式等。

2. 弹性成像　应力式弹性成像以不同颜色来显示前列腺组织的硬度差异，剪切波弹性成像还可定量测量感兴趣区域的组织硬度值（单位为 kPa 或 m/s）。

五、前列腺炎

■【病理及临床】

为中年男性常见病，分急性和慢性。急性前列腺炎病理上为充血、水肿、渗出及脓肿形成，常表现为突然发作的寒战、发热、恶心、呕吐、会阴或耻骨上区疼痛，可伴尿频、尿急、尿痛等刺激症状，尿道口有脓性分泌物。慢性前列腺炎大多数有不同程度的排尿刺激症状，有些患者尿末流有白色黏液。

■【基于指南及专家共识的超声影像学检查】

（一）急性前列腺炎

前列腺外形饱满，体积轻至中度增大，左、右两侧可不对称，被膜完整清晰，内部回声均匀减低，或有不规则回声减低区或无回声区（提示脓肿）；病变区周围血供丰富，内部血流信号减少；超声造影可显示脓肿边界及范围，呈灌注缺损表现（图3-9-4）。

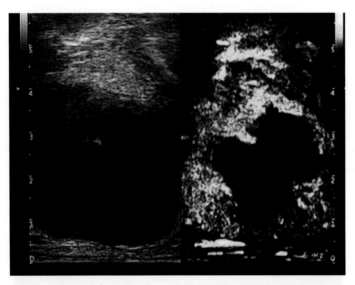

图 3-9-4　前列腺脓肿

左图．二维超声；右图．超声造影。

（二）急性前列腺炎

前列腺各径线轻度增大，两侧对称。被膜轮廓完整清晰，内部回声不规则增高，分布不均，常伴有钙化引起的强回声。

■【疑难解析】

需结合临床表现及实验室检查，对于脓肿的确诊及范围显示，经直肠超声造影特异性较高。

六、前列腺增生症

■【病理及临床】

前列腺增生的好发部位在内腺区(主要在移行带),形成单个或多个腺瘤结节,结节自两侧压迫尿道,使膀胱颈部两侧向上隆起或尿道向前移位。一般 50 岁后出现症状,最初夜尿增多、尿频、尿急、尿末滴沥。继之有排尿费力,尿流缓慢,最后排尿困难和尿潴留,直到发生尿毒症。

■【基于指南及专家共识的超声影像学检查】

(一)直接超声征象

内腺增生和外腺不同程度萎缩为特征(图 3-9-5、图 3-9-6)。

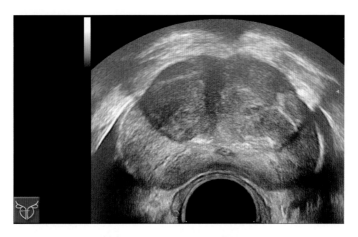

图 3-9-5　前列腺增生(横切面)

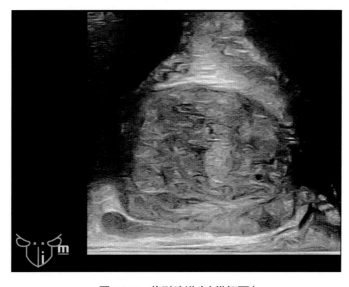

图 3-9-6　前列腺增生(纵切面)

（1）前列腺增大：各径线增大，以前后径为著，呈椭圆形或圆形，肿大的腺体引起膀胱颈部抬高变形，向膀胱腔内突进；内腺瘤样增大，外腺萎缩，两者分界清楚。

（2）内部回声：增大的内腺回声减弱均匀，少数回声增高或呈等回声，可伴结节形成。

（3）常伴有前列腺钙化，呈细点状或斑片状，可呈弧形排列，位于内外腺交界处，可伴有声影。

（二）间接超声征象

膀胱排空障碍引起残余尿、膀胱壁增厚、假憩室形成、输尿管扩张、肾积水等。

■【疑难解析】

需结合患者年龄及临床症状，还需重视给前列腺增生导致的尿路梗阻症状（即间接超声征象）。

七、前列腺癌

■【病理及临床】

约85%前列腺癌起源于前列腺外周带，原发性前列腺癌中约95%为腺癌。前列腺癌早期无症状，癌肿发展到足以引起下尿路梗阻时，出现类似前列腺增生的症状，晚期可出现腰、骶、髋、臀等处疼痛。

■【基于指南及专家共识的超声影像学检查】

（一）超声表现

1. 早期前列腺癌 通常为低回声结节，位于外腺区，少数呈等回声或非均质性回声增强，边界模糊不清，较大的结节有被膜隆起，病变局部血流信号增加（图 3-9-7）。典型的前列腺癌超声造影呈快速高增强（图 3-9-8），弹性成像显示癌症质地偏硬（图 3-9-9）。

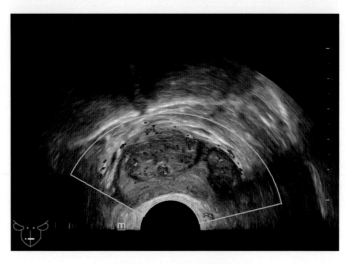

图 3-9-7 早期前列腺癌

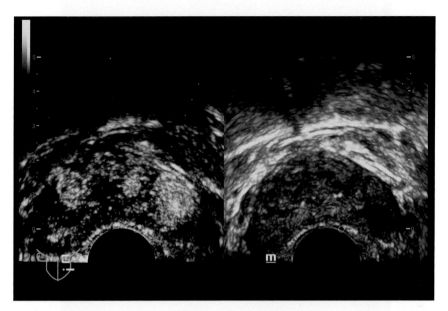

图 3-9-8　早期前列腺癌超声造影表现

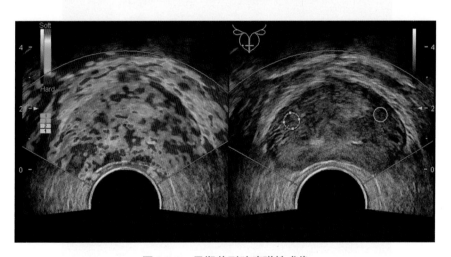

图 3-9-9　早期前列腺癌弹性成像

2. 进展期前列腺声像图　前列腺各径线增大,前后径更为突出,轮廓外形呈不规则隆起,被膜不完整,回声连续性中断,两侧常不对称,内部回声不均匀,病变部位回声增强和减弱混杂,内、外腺结构和境界不清,病变区血流信号增加(图 3-9-10),邻近器官受累(图 3-9-11),淋巴结转移(图 3-9-12)。

(二)鉴别诊断

1. 前列腺增生结节　多好发于内腺,椭圆形或类圆形,边界较清晰,呈不均匀的等或稍高回声,周边弧形血流信号,内部点条状血流信号。而早期前列腺癌多好发于外腺,形态不规则,边界不清,回声减低,血流信号增多,分布杂乱。

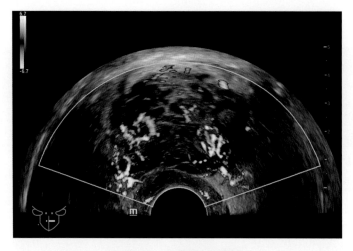

图 3-9-10　进展期前列腺癌

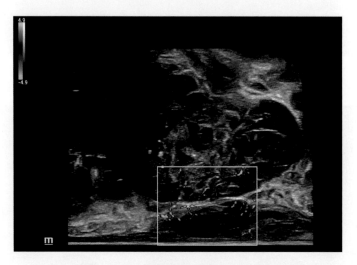

图 3-9-11　前列腺癌（浸润直肠前壁）

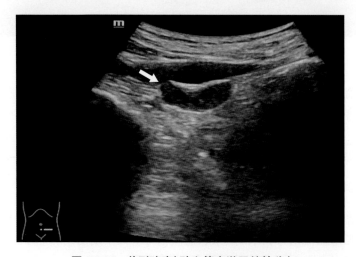

图 3-9-12　前列腺癌（髂血管旁淋巴结转移）

2. 急性前列腺炎或脓肿形成　前列腺内低回声区,血流信号减少、周边血流增多。

■【疑难解析】

鉴于前列腺癌常为多灶性,部分癌灶仍很难显示。因此,前列腺穿刺活检是目前公认的确诊前列腺癌的可靠方法,应用最广泛的是超声引导下组织学穿刺活检。

思考题

1. 前列腺分区有哪两种方法? 请叙述其具体的分区。
2. 简述前列腺增生结节与前列腺癌的超声特点及其鉴别。

第十节　乳 腺 疾 病

一、乳腺超声解剖及超声声像图特点

(一)超声解剖

1. 位置　乳腺位于胸前部,内达到同侧的胸骨缘,外达同侧的腋中线,上达到第2肋骨水平,下到第6肋缘水平,位于胸大肌浅面。

2. 解剖结构　乳腺是由皮肤、纤维结缔组织以及腺体组织共同组成的。腺体组织有15~20个腺叶,每一小叶由15~20个腺泡组成;腺叶的输乳管放射状汇合开口于乳头。

3. 乳房的形态　成年女性未产妇的乳房呈半球形,富有弹性。乳房的中央有乳头,乳头的表面有许多输乳孔。乳头的周围为乳晕。乳晕区深面为乳晕腺,可分泌脂状物质润滑乳头。

4. 乳腺的分区　乳腺通过乳头中心作水平线和垂直线,再绕乳晕外作环行线,分为内上象限、内下象限、外上象限、外下象限及乳晕区。

5. 乳腺层次(由浅至深)　皮肤、皮下脂肪、腺体、浅筋膜深层、胸大肌、肋骨。

6. 乳腺血管　乳腺的动脉有胸廓内动脉的穿支,第3至第7肋间动脉前穿支及腋动脉的分支。乳腺静脉分深、浅两组。

7. 乳腺的淋巴回流　主要(占3/4)向外侧引流至腋窝淋巴结群。内侧及其他部位的淋巴回流到胸骨旁淋巴结、肋间淋巴结、对侧腋窝淋巴结及膈下淋巴结。

(二)检查方法

检查前患者不需任何准备,可仰卧位、侧卧位。7~13MHz高频探头。检查方法:横切、纵切、以乳头为中心放射状斜切扫查,乳晕区扫查。注意每一切面与上一切面有部分重叠交叉扫查以免漏诊。

(三)正常声像图

1. 皮肤层　呈带状强回声,厚2~3mm,边界光滑整齐。

2. 皮下浅筋膜薄　不显示。

3. 皮下脂肪　呈低回声区,线状的 Cooper 韧带交叉走行,自皮肤至深筋膜。

4. 腺体组织　呈锥形高回声区,尖指向乳头,包括腺叶和导管,腺叶呈中等回声,导管呈无回声,排列不齐。

5. 胸大肌　为低回声,纵断呈平行带状回声,表面为深筋膜回声(图 3-10-1)。

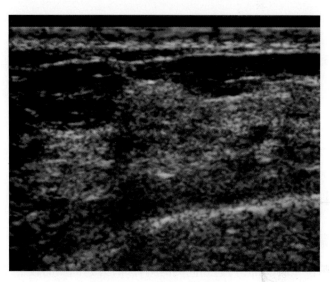

图 3-10-1　乳腺正常声像图

二、乳腺增生

■【病理及临床】

乳腺增生症,现统称为乳腺结构不良,以 30~50 岁妇女多见。病理表现:小叶增生,形成许多大小不等的囊肿,导管扩张,小叶间纤维组织增生。

患者的共同特点可表现为疼痛的周期性。两侧乳房可发生多个大小不等的结节。

■【基于指南及专家共识的超声影像学检查】

根据病理基础不同阶段的形态变化可分为三型:单纯性、囊性、腺性增生型。

(一)超声表现

1. 单纯小叶性增生　乳腺组织增厚,小叶间纤维组织结构紊乱,末梢导管可轻度扩张(图 3-10-2)。

2. 囊性增生　受累腺体内可见大小不一的圆形 / 椭圆形或分叶状无回声区,囊壁光滑完整,后壁回声增强(图 3-10-3)。

3. 增生结节形成　低回声,边界清,边缘光整,内部回声均匀(图 3-10-4)。

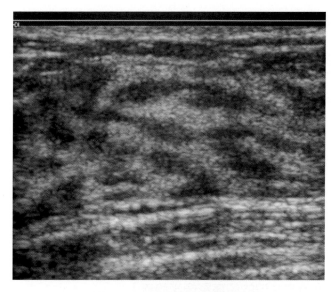

图 3-10-2　乳腺增生(单纯性)

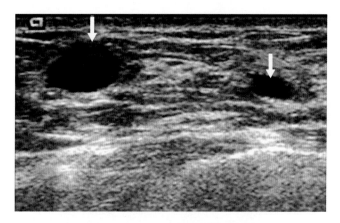

图 3-10-3　乳腺增生(囊肿扩张,箭头所示)

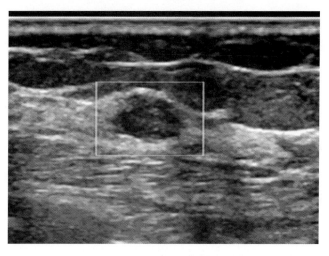

图 3-10-4　乳腺增生(增生结节形成)

（二）鉴别诊断

局限性增生结节与不典型纤维腺瘤及小乳癌不易鉴别，必要时需超声引导下穿刺活检病理证实。

■【疑难解析】

增生类疾病类型多种多样，形态不规则时需要与乳腺癌鉴别，需谨慎诊断。

三、乳腺囊肿

■【病理及临床】

乳腺囊肿是由于乳腺导管阻塞，呈囊性扩张，故又称为乳腺导管囊状扩张症。无明显临床症状，较大囊肿可触及质软包块。

■【基于指南及专家共识的超声影像学检查】

（一）超声表现

1. 常规超声　边界清楚、整齐、光滑，呈圆形或椭圆形，单发多见，内部为无回声，囊肿后壁回声增强，伴侧方声影（图 3-10-5）。

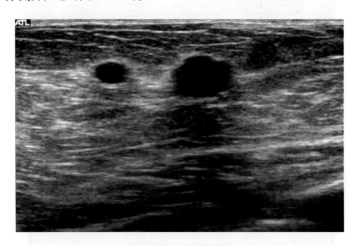

图 3-10-5　乳腺囊肿

2. 超声造影　全程无造影剂进入，边界清晰，形态规则，大小无明显变化（图 3-10-6）。

（二）鉴别诊断

乳腺脓肿不规整厚壁囊内有细弱点状炎性沉积物回声。随病程及治疗有明显变化。临床表现为红、肿、热、痛。

■【疑难解析】

囊肿为薄壁、光滑的无回声灶，内透声好。

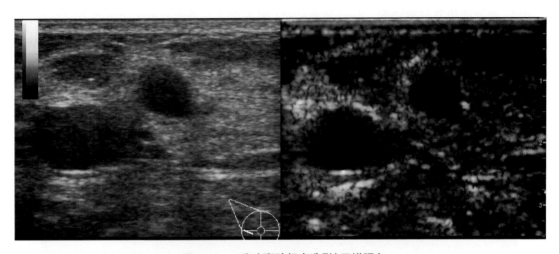

图 3-10-6　乳腺囊肿超声造影（无增强）

四、乳腺纤维腺瘤

■【病理及临床】

乳腺纤维腺瘤常见于青年妇女，约占乳腺肿瘤的 10%。单发多见，与雌激素有关。肿瘤边界光滑，圆形，活动度大，有完整包膜。常表现为一侧乳房无痛性肿块，质韧，触诊有活动性。

■【基于指南及专家共识的超声影像学检查】

（一）超声表现

1. 常规超声　椭圆形或轻微的分叶，边界光滑、有完整的包膜。内部低回声，分布均匀，后方回声增高。内可见囊性变的无回声及钙化灶。CDFI：以周边血流为主，较大病灶周边及内部可有较丰富血流（图 3-10-7）。

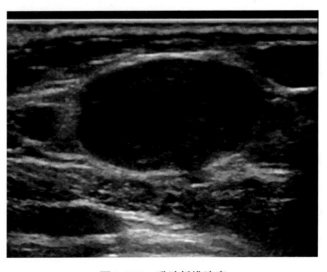

图 3-10-7　乳腺纤维腺瘤

2. 弹性成像及超声造影　病灶质地较软(图 3-10-8),超声造影大多为快速向心性、均匀/不均匀高增强,增强后病灶边界清晰,形态规则,范围与二维超声类似或缩小,部分可见包膜环形增强。少部分为等增强或稍低增强(图 3-10-9)。

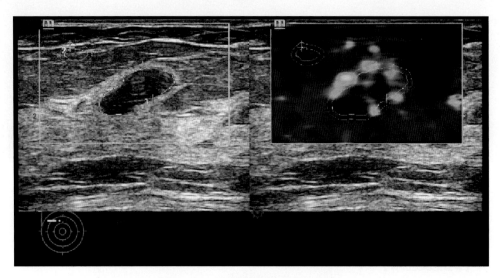

图 3-10-8　乳腺纤维腺瘤弹性成像

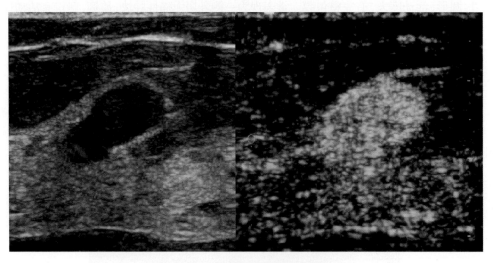

图 3-10-9　乳腺纤维腺瘤超声造影

左图. 二维;右图. 超声造影。

(二)鉴别诊断

乳腺癌边界不整且不光滑,向周边呈浸润生长,内回声不均,后方有声衰减,内部有点簇状微小钙化,CDFI 显示,内部血流丰富、紊乱。超声造影见乳腺癌章节。

■【疑难解析】

纤维腺瘤为边界清晰、形态规整的实性低回声肿块。

五、乳腺脓肿

■【病理及临床】

乳腺脓肿好发于哺乳期,初期患者有红、肿、热、痛,白细胞计数增高。短期内软化形成脓肿。如治疗不当或反复感染,可转成慢性乳腺炎。

■【基于指南及专家共识的超声影像学检查】

(一)超声表现

急性炎症时肿块边界不清,局部增厚,伴有压痛。内部回声增高,分布不均。形成脓肿时内部呈无回声区,边界增厚而不光滑。同侧腋下可有肿大的淋巴结。CDFI 显示,肿块边缘或内部有星状较丰富的血流信号。PW 为低阻型。慢性脓肿时内部可见不均质回声或强回声团(图 3-10-10)。

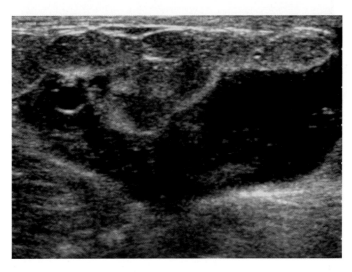

图 3-10-10　乳腺脓肿

(二)鉴别诊断

乳腺囊肿:见本节前述。

■【疑难解析】

乳腺脓肿为厚壁、不光滑的囊性灶,内可见细弱点状低回声。

六、乳腺结核

■【病理及临床】

乳腺结核占乳腺疾病的 1%。多为血行传播,原发于肺或肠系膜淋巴结结核。多为已婚的青年妇女,病程长,进展慢。早期形成硬结,数月后软化,形成寒性脓肿,破溃后形成窦道及溃疡,经久不愈。

■【基于指南及专家共识的超声影像学检查】

(一)超声表现

1. 早期呈低回声,形态不规则,边界欠清或较清,可见液化。
2. 病程较长时可见强回声钙化灶。
3. 晚期时可见无回声区、实性回声、强回声钙化,病灶破溃时可形成窦道。但诊断时需结合病史(图 3-10-11)。

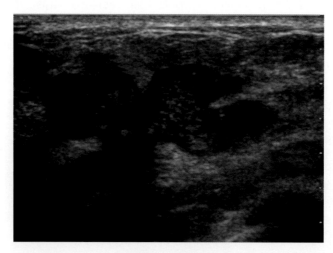

图 3-10-11 乳腺结核

(二)鉴别诊断

乳腺囊肿:见本节前述。

■【疑难解析】

结核诊断需结合病史,红肿热痛不明显,迁延不愈,可破溃形成窦道。

七、导管内乳头状瘤

■【病理及临床】

导管内乳头状瘤是起源于乳晕下方的较大输乳管上皮的良性肿瘤,单发多见。多数仅有乳头溢液。部分患者在乳晕下可扪及肿块,呈圆形,质软,可活动,直径 <1cm。

■【基于指南及专家共识的超声影像学检查】

（一）超声表现

1. 常规超声　多位于乳晕区域，表现为导管扩张伴管内实性回声，一般为低回声或中强回声，形态尚规则，边界较清楚（图 3-10-12）。CDFI：瘤体较小，内部一般无血流信号，较大时可探及点状或棒状血流信号。

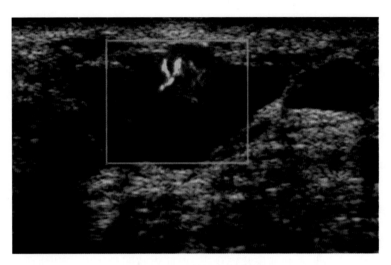

图 3-10-12　导管内乳头状瘤

2. 超声造影表现　导管内低回声呈均匀/不均匀高增强，增强后边界清晰，与二维超声形态、大小相对一致，造影剂消退较快（图 3-10-13）。

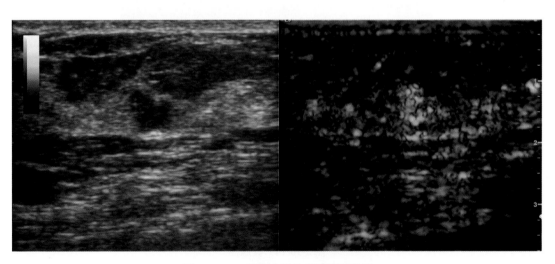

图 3-10-13　导管内乳头状瘤超声造影

左图 . 二维；右图 . 超声造影。

（二）鉴别诊断

导管内乳头状癌见乳腺癌章节。

■【疑难解析】

需仔细辨别导管内实性肿块与导管壁的关系，局部导管壁是否增厚。

八、乳腺癌

■【病理及临床】

乳腺癌是乳腺导管上皮及末梢导管上皮发生的恶性肿瘤，占妇女恶性肿瘤的第二位，男性偶发，预后差。最初表现为一侧乳房无痛性肿块，质硬，边界不清，多单发，可活动；逐渐长大后，可浸润 Cooper 韧带，肿块处出现皮肤凹陷，橘皮样改变及乳头内陷。早期同侧腋窝及锁骨下淋巴结转移；晚期则血行转移，肺、肝、骨骼。

■【基于指南及专家共识的超声影像学检查】

（一）超声表现

1. 常规超声　肿瘤边界不整，无包膜，呈锯齿状或蟹足状；内部多呈实性低回声，分布不均，伴后方衰减；内部见点状或簇状钙化；后壁回声减弱或消失；癌瘤向周围组织（胸大肌或皮肤）呈蟹足样浸润；癌瘤中央可发生液化坏死。CDFI 显示血流丰富，PW 为高速高阻血流（图 3-10-14）。

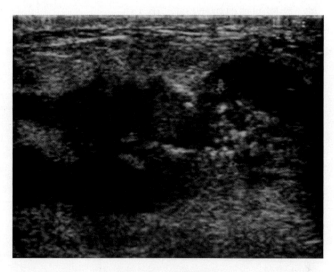

图 3-10-14　乳腺癌

2. 弹性成像及超声造影　病灶质地较硬（图 3-10-15），造影呈快速、不均匀高增强，增强后病灶范围较二维增大，边界模糊，形态不规则，可见粗大扭曲血管进入病灶（"蟹足样"增强），部分病灶内部可见局部无增强区，造影晚期缓慢消退（图 3-10-16）。

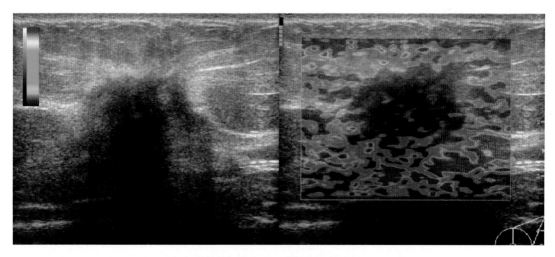

图 3-10-15　乳腺癌弹性成像

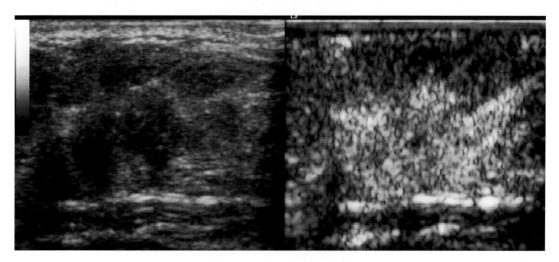

图 3-10-16　乳腺癌超声造影

左图．二维；右图．超声造影。

3. 各种类型的乳腺癌超声表现

（1）乳头状导管癌：扩张导管内可见乳头状癌组织充满管腔，边界不整，挤压时可有黏液、血液的液体溢出。超声显示：边界不整，呈低回声，蟹足样浸润，后方伴声衰减。

（2）髓样癌：体积较大，圆球形，界限清，质地较软，后期可与皮肤粘连，早期易转移，易坏死而破溃。超声显示，圆形，边缘较光滑，内部为等回声，可见无回声及强回声点。如后方伴衰减，则恶性程度大。

（3）硬癌（浸润导管癌）：约占乳腺癌的 70%~80%。内部癌细胞少，多数为纤维组织集合成索状或片状。体积小，质地坚硬，边界凹凸不平，境界不清。后方回声衰减明显。恶性程度高，易早期发生转移。

（4）炎性乳癌：广泛皮肤及皮下淋巴管癌栓性病变。多为产妇。似慢性炎症，但皮肤呈暗红色。早期腋窝锁骨下淋巴结转移，病变恶性程度大，预后差。超声显示，皮肤及皮下组织层增厚，回声增强，腺体结构紊乱。

（二）鉴别诊断

良性病变,病变呈圆形或椭圆形,边界清晰、光整,有包膜,伴侧方声影。无回声或均匀低回声病变,后方回声增强,纵横比<1。CDFI 显示,血管数量少。

■【疑难解析】

对于乳腺肿块,应规范使用乳腺影像报告和数据系统(BI-RADS)报告分类系统,降低误诊漏诊概率。

九、乳腺导管扩张症

■【病理及临床】

乳腺导管扩张症好发于 50 岁以上妇女,由于乳晕周围的乳腺导管阻塞,继而导管扩张,导致周围出现无菌性炎症。病变有大量浆细胞浸润,因此又称浆细胞乳腺炎。近乳晕区局部可触及硬结,伴有疼痛或乳头溢液。

■【基于指南及专家共识的超声影像学检查】

（一）超声表现

乳头或乳晕附近可见导管扩张,境界模糊不清,轮廓不规则,内径可达 1~3mm,管壁光滑,管腔内为无回声,病变区及其周围血流较丰富,同侧腋下可有肿大的淋巴结(图 3-10-17)。

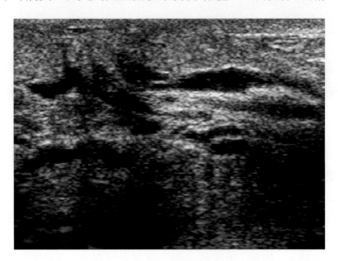

图 3-10-17 乳腺导管扩张症

（二）鉴别诊断

见本节"乳腺癌"部分。

十、乳房整形术后填充物

乳房整形术采用硅橡胶薄膜水囊填充在乳腺组织后方。

■【基于指南及专家共识的超声影像学检查】

超声表现为乳腺组织后方见扁平囊性回声,边界清晰,如有破裂可边界不清(图 3-10-18)。

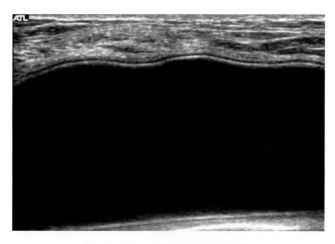

图 3-10-18　乳房整形术后填充物

十一、副乳腺

■【病理及临床】

在乳腺发生线上的其他部位处形成的乳腺残余组织。单侧或双侧腋窝质软包块,可无症状,伴有增生时可有随月经周期改变的疼痛。

■【基于指南及专家共识的超声影像学检查】

超声表现为腋窝区见弧形中等、高回声区或团块,与乳腺有一定距离。哺乳期时内部导管扩张(图 3-10-19)。

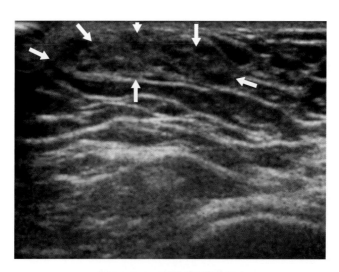

图 3-10-19　副乳腺(箭头示)

十二、男性乳腺增生症

男性乳腺增生症,又称男性乳房肥大症,多为单侧性。

■【基于指南及专家共识的超声影像学检查】

超声表现为乳头区、乳头后方可见乳腺组织回声,直径大约 1~4cm,边界尚清,无包膜,内回声不均(图 3-10-20)。

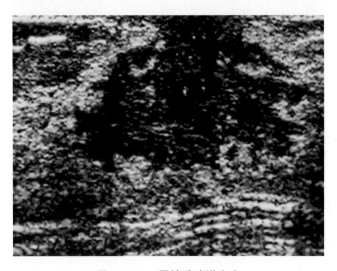

图 3-10-20　男性乳腺增生症

十三、乳腺超声 BI-RADS 分类

乳腺 BI-RADS(breast imaging reporting and data system)分类是由美国放射学会(ACR)创立,其标准如下:

0 类:指超声检查不能全面评估病变,需进一步采用其他影像学检查诊断。

1 类:阴性或正常。

2 类:良性病变。

3 类:可能良性征象。恶性风险≤2%。

4 类:指可疑恶性病变,恶性风险为 3%~94%,需要病理学检查。根据其恶性风险不同,又分为以下 3 个亚型:

4a:低度可疑恶性,恶性风险为 3%~8%。

4b:中度可疑恶性,恶性风险为 9%~49%。

4c:高度可疑恶性,危险性为 50%~94%,尚不具备 5 类的典型恶性特点。

5 类:具有典型恶性特征,恶性的危险性 >95%。超声恶性征象 >3 项。

6 类:指活检已证实为恶性。

十四、介入超声在乳腺疾病中的应用

介入超声是在超声的实时动态监视下,完成穿刺活检、抽吸注药、消融等操作,以达到

诊断和治疗的目的。

（一）超声引导下定位

1. 术前体表定位、穿刺导丝定位。
2. 术中定位。

（二）超声引导下介入诊断

1. 细针抽吸活检　简便、快速诊断，但存在一定的假阴性率。
2. 粗针穿刺活检　已成为乳腺病灶病理取材的最主要方法。

（三）超声引导下介入治疗

1. 乳腺囊性病灶的注药。
2. 麦默通微创旋切。
3. 射频消融。

思考题

1. 在超声声像图上，乳腺由浅入深可分为哪几层？其超声表现是怎样的？
2. 乳腺纤维腺瘤的超声特点如何？
3. 试述乳腺良、恶性肿块的超声鉴别。

第十一节　涎腺疾病

一、涎腺的解剖及超声声像图特点

（一）涎腺的解剖

涎腺属外分泌腺，包括腮腺、颌下腺、舌下腺。由导管和腺泡两部分构成。

腮腺位于耳下、下颌后窝内，呈倒立楔形。主导管开口于上颌第二磨牙的颊黏膜上。颌下腺位于颌下三角区，呈卵圆形。导管开口于舌下肉阜。

（二）涎腺的检查方法

仰卧位或侧卧位，多切面对比扫查。探头频率一般为 5~12MHz。

（三）腮腺的正常超声声像图

表面光滑、整齐，位于皮肤及浅筋膜深部。腮腺实质为均匀中低回声，与甲状腺回声相似或稍高。与皮肤平行的线状强回声为腮腺管。CDFI 内部见散在的点状血流信号（图 3-11-1）。

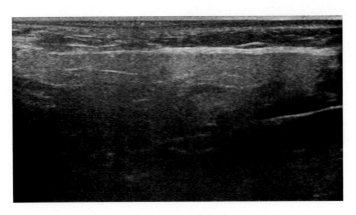

图 3-11-1　正常腮腺

二、慢性腮腺炎

■【病理及临床】

慢性腮腺炎可由急性炎症转变而来,或因结石、异物等阻塞导管继发感染引起。腮腺区轻度胀痛。

■【基于指南及专家共识的超声影像学检查】

(一)超声表现

病变侧弥漫性肿大,回声减低,如有纤维组织增生或钙化时,见高回声或强回声钙化斑块(图 3-11-2)。

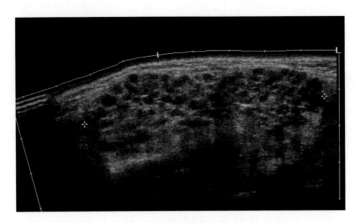

图 3-11-2　慢性腮腺炎

(二)鉴别诊断

良性腮腺肥大多为双侧肿大,中老年人多见,临床表现为腮腺慢性肿大,较硬无压痛。超声表现为腺体明显增大,腺体实质回声均匀。

■【疑难解析】

腮腺弥漫性肿大,回声减低,局部胀痛。

三、涎石病

■【病理及临床】

涎腺导管中结石引起腺管受阻,唾液滞留,导管扩张。颌下腺导管较长且曲折,易引起结石,约占涎腺结石的80%~85%。

涎腺结石男性多发,青壮年多见。导管阻塞时可出现进食后涎腺肿痛,引起急性炎症出现明显肿大的包块伴有胀痛。

■【基于指南及专家共识的超声影像学检查】

超声表现

涎腺正常大小或回声稍强,腺体内见点、条状强回声,后方伴声影。导管阻塞时导管扩张呈无回声管状结构(图3-11-3)。

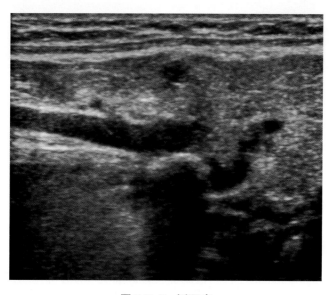

图3-11-3 涎石病

■【疑难解析】

涎腺内强回声病灶,导管阻塞时见扩张导管。

四、腮腺囊肿

■【病理及临床】

腮腺导管受阻,唾液分泌不畅,形成潴留性囊肿;或外伤后导管破裂、唾液外溢引起。

囊肿较大时可触及无痛性质软包块。

■【基于指南及专家共识的超声影像学检查】

超声表现

1. 二维超声 腮腺内导管扩张,形成梭形无回声区,边界光滑整齐清晰;外伤后导管破裂引起,则呈不规则无回声区。病灶后方回声增强(图 3-11-4)。

2. 彩色及频谱多普勒 病灶内无血流信号。

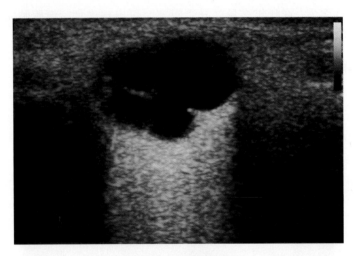

图 3-11-4 腮腺囊肿

■【疑难解析】

腮腺内无回声区,内未见血流信号。

五、腮腺混合瘤

■【病理和临床】

腮腺混合瘤(又称多形性腺瘤)约占腮腺良性肿瘤的 90%。40 岁以上者多见。一侧腺体内无痛性肿块,缓慢增长,肿瘤突然生长加速、出现疼痛或面神经麻痹现象,提示恶变。

■【基于指南及专家共识的超声影像学检查】

(一)超声表现

1. 二维超声 肿瘤呈圆形或椭圆形,较大时可呈分叶状。内部回声可表现为 4 种类型:实性均质回声、不均质低回声、囊实性或囊性。多数呈不均质低回声。较大者可出现部分囊性改变。肿瘤内部发现强回声斑点钙化灶时,提示有恶性变可能(图 3-11-5)。

2. 彩色及频谱多普勒呈“提篮样”血流。

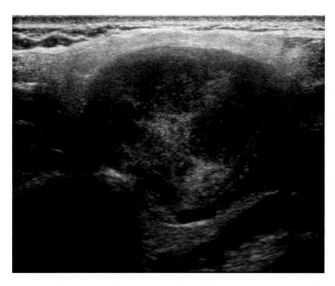

图 3-11-5　腮腺混合瘤

（二）鉴别诊断

腺淋巴瘤（又称 Warthin 瘤），好发于老年人，男多于女，具有双侧、多灶性特点。瘤体呈圆形或椭圆形或微呈分叶状，包膜薄，内部回声极低，欠均匀，可见高回声带呈"网格状"分布，多数瘤体局部见液性暗区，肿块内血流信号较丰富，分布如淋巴门样（图 3-11-6）。

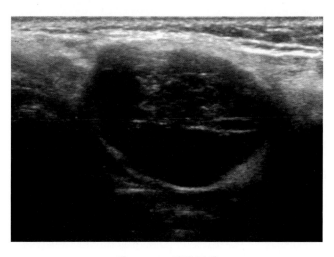

图 3-11-6　腺淋巴瘤

■【疑难解析】

无痛性肿块，生长缓慢，呈圆形、椭圆形或分叶状，界清，多呈不均质低回声，见"提篮样"血流。内部见钙化灶时提示恶变。

六、腮腺黏液表皮样癌

■【病理及临床】

腮腺黏液表皮样癌,40~60岁为发病高峰,女性多于男性。高分化者进展缓慢,无痛、质硬,可推动,体积较小。低分化者生长快,病程短,肿瘤体积相对较大,活动度差,约半数伴有疼痛,可见破溃形成溃疡,易发生转移。

■【基于指南及专家共识的超声影像学检查】

超声表现

1. 二维超声　腮腺内实性肿块,高分化型病灶<3cm,边界尚规则,与周围组织界限尚清,肿块内部回声尚均匀或欠均匀;低分化型不规则,与周围组织界限不清,内部回声不均匀,可见不规则的囊性暗区,有时可见致密高回声团(图3-11-7)。

2. 彩色及频谱多普勒　血流分布形式以内部分支和散在分支为主。

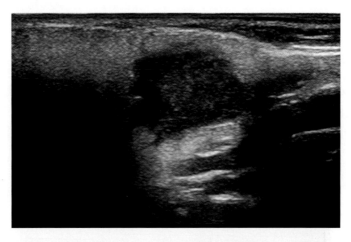

图3-11-7　腮腺黏液表皮样癌

■【疑难解析】

腮腺内实性肿块,超声表现与分化类型有关。

> **思考题**
>
> 涎腺良、恶性肿瘤的超声表现?

第十二节　甲状腺疾病

一、甲状腺的解剖及超声声像图特点

（一）解剖

甲状腺位于气管前方,由左、右两叶组成并由峡部连接,形如"H"形或蝶形。上达甲状软骨中部,下至第六气管环状软骨。少数人有锥状叶从峡部向上伸出。

由两层结缔组织被膜包裹:①外层为假被膜,仅覆盖甲状腺的前面和两侧;②内层为真被膜,伸入腺体实质将腺体分成许多小叶。每个小叶有 20~40 个滤泡细胞,分泌甲状腺素和甲状腺球蛋白。滤泡壁细胞分泌降钙素。

甲状腺前方是胸骨舌骨肌及胸骨甲状肌,外前方是胸锁乳突肌。侧叶后方是颈长肌,左侧叶后方是食管。外侧是颈部血管,两侧叶的内侧及峡部的后方是气管,背侧附着 4 个甲状旁腺。

（二）检查方法

采用高频线阵探头,频宽通常为 5~15MHz 或更高。仰卧位,头后仰。操作要轻柔,以免刺激颈动脉窦。可采用纵切、横切、斜切。

（三）正常超声声像图

甲状腺被膜为一薄而规整的强回声带,实质呈中等回声,回声细而密集,分布均匀,腺体内呈现稀疏分布的点、条状血流信号,腺体境界清晰、边缘规则、两侧叶基本对称,中央以峡部相连。正常值:侧叶上下径 4~5cm,前后径及左右径 <2cm,峡部前后径 <0.5cm（图 3-12-1）。

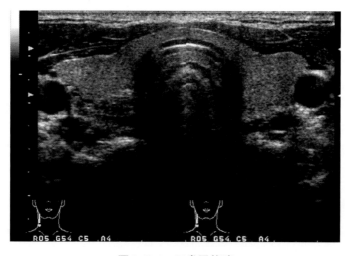

图 3-12-1　正常甲状腺

二、甲状腺结节的超声影像分类

2020 年周建桥等制定了中国甲状腺影像学报告与数据系统(Chinese thyroid imaging reporting and data system, C-TIRADS, 以下简称 C-TR), 以实性、微钙化、极低回声、边缘模糊、边缘不规则或甲状腺外侵犯及垂直位作为甲状腺结节的恶性特征, 彗星尾伪像为良性特征。每一恶性特征计为 1 分, 如有彗星尾征则减 1 分, 最后根据总计分对甲状腺结节进行风险分层, 并根据结节大小进一步判断是否需要细针抽吸活检(fine-needle aspiration biopsy, FNAB)或随访。

1. C-TR 1 类, 无结节, 无须处理;

2. C-TR 2 类, 总分 –1 分, 恶性 0%;

3. C-TR 3 类, 总分 0 分, 恶性 <2%, 无须 FNAB;

4. C-TR 4A 类, 总分 1 分, 恶性 2%~10%, 直径≥15mm FNAB; C-TR 4B 类, 总分 2 分, 恶性 10%~50%; C-TR 4C 类, 总分 3~4 分, 恶性 50%~90%;

5. C-TR 5 类, 总分 5 分, 恶性 >90%; C-TR 4B~5 类的结节, 直径≥10mm FNAB;

6. C-TR 6 类, 活检证实恶性。

定期观察的甲状腺结节实性区域的体积增大≥50% 或至少有 2 个径线增加超过 20%（且最大径 >2mm）的患者可行 FNAB。

三、弥漫性甲状腺疾病

（一）亚急性甲状腺炎

■【病理及临床】

甲状腺滤泡组织退化, 纤维组织增生, 肉芽组织形成, 可见巨细胞。亚急性甲状腺炎多由病毒感染引起; 常见于 20~40 岁女性, 发病较急, 上呼吸道感染或扁桃体炎之后, 甲状腺局部有肿大、坚硬、压痛。病程一般持续 2~3 个月, 可自行缓解消失。

■【基于指南及专家共识的超声影像学检查】

1. 超声表现 甲状腺对称性或局限性肿大, 探头加压时有触痛; 实质内回声（因水肿渗出）比正常时低, 有时回声不均, 腺体内可见边界模糊的散在性或融合性片状低回声区（图 3-12-2）, 为本病特征性表现, CDFI 显示病灶内原有血管穿行。有动态改变, 可从一侧波及另一侧, 经 3~6 个月病灶逐渐变小, 甚至完全恢复。

2. 鉴别诊断 应与甲状腺癌鉴别, 本病腺体内低回声无明确占位效应, 与颈前区疼痛相关, 可自愈。而后者腺体内可见占位灶, 无上述特点。

■【疑难解析】

亚甲炎多为自限性, 并伴疼痛, 超声多表现为占位效应不明显的片状低回声区。

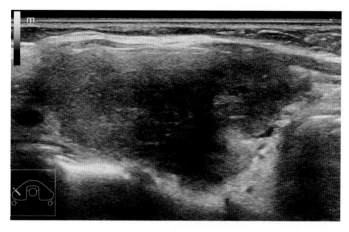

图 3-12-2 亚急性甲状腺炎

（二）慢性淋巴细胞性甲状腺炎

■【病理及临床】

慢性淋巴细胞性甲状腺炎（又称桥本甲状腺炎，Hashimoto thyroiditis）或慢性自身免疫性甲状腺炎（chronic autoimmune thyroiditis），好发于 30~50 岁的中青年女性。无明显临床症状，表现为颈部质硬包块逐渐增大。血中微粒体抗体及球蛋白抗体特异性增高。

■【基于指南及专家共识的超声影像学检查】

1. 超声表现

甲状腺弥漫性肿大，以前后径改变最为明显，峡部明显增厚；甲状腺被膜清晰，病程后期呈分叶状；腺体内回声呈弥漫性减低，不均匀，其内可见强回声条索（图 3-12-3）；CDFI 及 PW 显示，早期血流丰富，流速加快，流量明显增多，呈"火海征"；晚期由于腺体纤维化，则血流信号轻度增加或减少。

2. 鉴别诊断

结节性甲状腺肿：可见多发实性或混合性结节，结节间腺体回声尚正常，而本病实质回声异常。

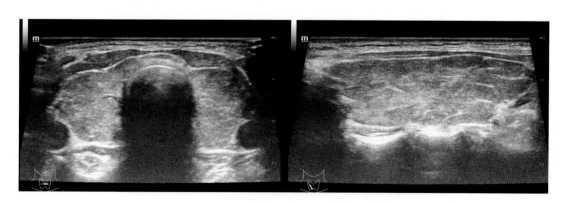

图 3-12-3 慢性淋巴细胞性甲状腺炎

■【疑难解析】

本病多表现为以峡部明显的甲状腺肿大、回声不均并弥漫性减低,结合血清特异性抗体可协助诊断。

（三）原发性甲状腺功能亢进

■【病理及临床】

原发性甲状腺功能亢进是指甲状腺肿大伴有甲状腺激素分泌过多。又称毒性弥漫性甲状腺肿(toxic diffuse goiter)或 Graves 病。病理特征为甲状腺滤泡上皮显著增生,主要临床表现为神经、循环、消化等系统的兴奋性增高。

■【基于指南及专家共识的超声影像学检查】

1. 超声表现　甲状腺普遍性对称性肿大,边缘多规整,内部回声分布均匀或不均匀,一般无结节,CDFI:血流丰富,呈"火海征"(图 3-12-4,图 3-12-5)。

2. 鉴别诊断　桥本甲状腺炎,同表现为腺体弥漫性肿大但以峡部增厚明显且腺体回声弥漫性减低为特征。

■【疑难解析】

本病多表现为甲状腺的弥漫性对称性肿大及血流增多,结合实验室检查可确诊。

四、结节性甲状腺疾病

（一）甲状腺腺瘤

■【病理及临床】

甲状腺腺瘤是起自腺上皮组织的良性肿瘤,肿瘤生长缓慢,通常无明显不适,10% 的腺瘤可恶变,20% 的腺瘤可引起甲状腺功能亢进。

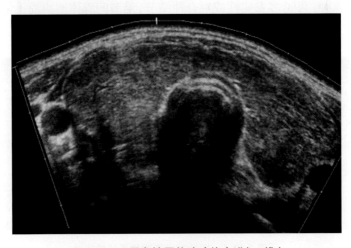

图 3-12-4　原发性甲状腺功能亢进(二维)

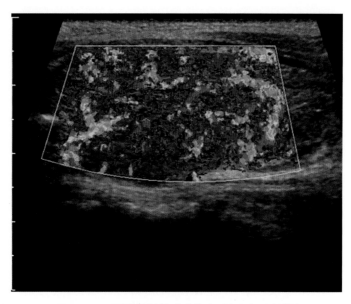

图 3-12-5 原发性甲状腺功能亢进（彩色多普勒）

■【基于指南及专家共识的超声影像学检查】

1. 超声表现 单发，圆形或椭圆形，边界清楚、光滑，有包膜，周边有规则晕环；内回声均匀，呈低回声或等回声，少数为强回声；发生出血、液化时而囊性变使内部回声不均；后方无衰减；CDFI 显示，周边呈环状血流（图 3-12-6，图 3-12-7）。超声造影内部多呈高增强，周边呈环状增强，弹性成像多显示内部较"软"。

2. 鉴别诊断

（1）与结节性甲状腺肿中的单发结节鉴别 后者无明确包膜，周边无晕环，有流行病区生活史。

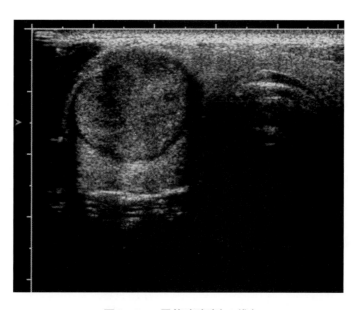

图 3-12-6 甲状腺腺瘤（二维）

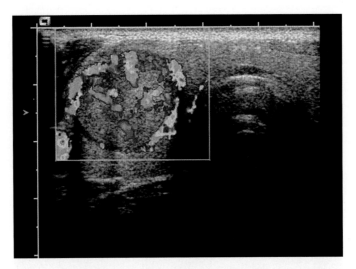

图 3-12-7　甲状腺腺瘤（彩色多普勒）

（2）亚急性甲状腺炎（见本节"三、弥漫性甲状腺疾病"亚急性甲状腺炎）

■【疑难解析】

特点为单发结节多见，有包膜，与周围组织界限清楚并产生压迫现象。

（二）结节性甲状腺肿

■【病理及临床】

结节性甲状腺肿是由于缺碘引起甲状腺肿大增生，又由于补充了碘而复原，反复交替进行而形成多个纤维间隔及结节；女性多见，小部分病例可恶性变。有缺碘地区生活的流行病学史。

■【基于指南及专家共识的超声影像学检查】

1. 超声表现　甲状腺正常大小或不对称性增大，结节呈多发性，无包膜，边界清晰或模糊，回声不等，多呈等回声或高回声（图 3-12-8），部分可囊性变；可伴有不同形态的钙化。超声造影表现多样，多数呈弥漫性等增强，也可呈低增强，弹性成像显示多数内部较"软"。

2. 鉴别诊断　需与甲状腺腺瘤及亚急性甲状腺炎鉴别（见本节前文"亚急性甲状腺炎"及"甲状腺腺瘤"相关内容）。

■【疑难解析】

特点为多发结节多见，无包膜，回声不等表现多样。

（三）甲状腺癌

■【病理及临床】

甲状腺癌占头颈部癌的首位，恶性程度差异较大，其中乳头状癌分化好，发展慢，是最

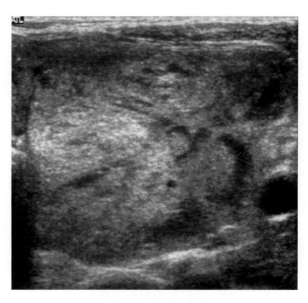

图 3-12-8　结节性甲状腺肿

常见的病理类型,晚期以淋巴结转移为主。未分化癌恶性程度最大,生长快,早期有淋巴及血液转移,也可转移至肺、骨等处。滤泡状癌多发于中年,中等恶性;髓样癌来源于甲状腺滤泡细胞,能分泌降钙素,女性患者稍多于男性,有家族史。

■【基于指南及专家共识的超声影像学检查】

1. 超声表现

　　肿瘤边界不规则、模糊,甚至有"蟹足样"改变,肿瘤周边晕环常不完整或厚薄不均,形态多不规则,前后径与横径比值常≥1。肿块内回声多为低回声,内部回声不均匀,微钙化(≤1mm 的点状强回声)特异度更高,但敏感度低。后方回声衰减或正常(图 3-12-9)。CDFI显示,血流极为丰富,肿块内及边缘找到动脉频谱,部分肿瘤也可呈乏血流或无血流。颈部淋巴结肿大或浸润周围组织。超声造影表现多样,多数呈向心性、不均匀、低增强(图 3-12-10),弹性成像显示内部较"硬"。

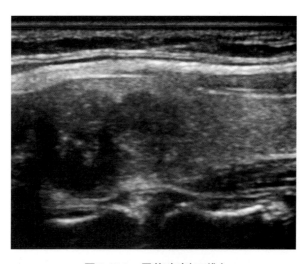

图 3-12-9　甲状腺癌(二维)

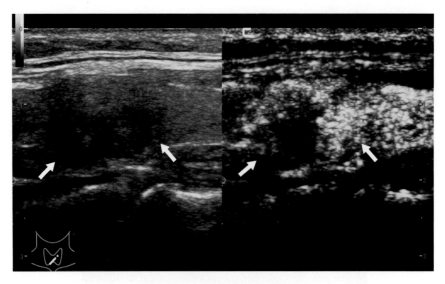

图 3-12-10 甲状腺癌（超声造影）

左图：二维超声；右图：超声造影。

2. 鉴别诊断

（1）甲状腺腺瘤：周边晕环较薄且规则，边界清，内部多无钙化。

（2）结节性甲状腺肿中的单发结节：纵横比多大于1，形态较规则，内部无微小钙化。

■【疑难解析】

可依据前述 C-TIRADS 中提出的恶性特征进行规范诊断及危险分级，进而行 FNAB、手术或随访。

五、甲状旁腺

（一）解剖

甲状旁腺以圆形及椭圆形多见，位于甲状腺左、右叶背侧区，共四个，左、右各两个，可异位生长。主要分泌甲状旁腺激素（PTH），调节血液中钙的含量。

（二）正常超声声像图

正常甲状旁腺的长、宽、厚分别约 5mm、3mm、1mm。由于腺体小，回声接近甲状腺，故正常甲状旁腺很难显示。

（三）甲状旁腺疾病

PTH 分泌过多可致甲状旁腺功能亢进，原发性甲旁亢多由腺瘤引起，也可由甲状旁腺增生或甲状旁腺癌所致，继发性甲旁亢由尿毒症、肾衰竭引起。

■【基于指南及专家共识的超声影像学检查】

1. 甲状旁腺腺瘤 超声表现为甲状腺背侧区可见一增大的实性结节，圆形或椭圆形，边界光滑、完整，包膜内部为均质低回声，可有出血或囊性变，单发多见，多位于下极，很少为多发或双侧；CDFI：腺瘤周边血流丰富，呈环绕或深入瘤内。PW 显示，高速血流频谱，PSV 高达 100cm/s（图 3-12-11 ）。

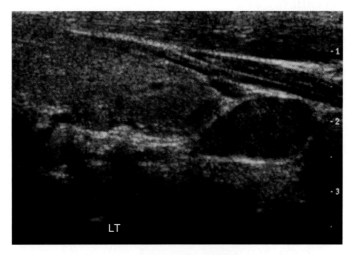

图 3-12-11　甲状旁腺腺瘤

2. 甲状旁腺腺瘤样增生　超声表现为甲状旁腺增大呈多发性、不同程度的增大，多呈双侧性，分布于甲状腺上、下极，呈圆形、椭圆形或分叶形，无明显被膜，内部呈均质低回声，也可有等回声或稍强回声。

3. 甲状旁腺腺癌　超声表现为肿瘤体积大，生长快，呈分叶状，内部为低回声，并向周围组织浸润，常浸润喉返神经，造成声音嘶哑。手术后复发者肿瘤内常有钙化。如颈前部发现肿瘤，生长迅速，同时有甲状旁腺功能亢进，应考虑本病。

■【疑难解析】

超声扫查发现甲状腺背侧区有实性病灶时，需考虑到甲状旁腺病变，结合 PTH 可帮助诊断。

思考题

1. 结节性甲状腺肿与甲状腺腺瘤的超声鉴别是什么？
2. 甲状腺癌的超声声像图表现如何？

第十三节　阴 囊 疾 病

一、阴囊、睾丸、附睾的解剖结构

阴囊为一皮肤囊袋结构，睾丸位于阴囊内，左右各一，呈微扁的卵圆形。附睾呈新月形，由睾丸输出小管和迂曲的附睾管组成，紧贴睾丸上段和后缘，分为 3 部分：上端膨大的附睾头，中部的附睾体和下端的附睾尾。

二、睾丸、附睾的检查方法

1. 多选用 7.5~12MHz 作为扫查。

2. 仰卧位扫查,充分暴露阴囊,扫查时应轻放探头。隐睾、精索静脉曲张和斜疝的扫查应取站立位,使隐睾和疝下降,精索静脉曲张充盈,易于显示病变。

3. 依次对双侧睾丸纵切、横切扫查;于睾丸后方寻找附睾,呈新月形。

三、睾丸、附睾正常超声声像图

阴囊壁为整齐的高回声,厚约 3~5mm,睾丸实质呈均匀的中等点状回声。附睾头呈新月形,回声与睾丸相似,附睾体尾部回声较弱。正常鞘膜腔内可有少量液体(图 3-13-1,图 3-13-2)。

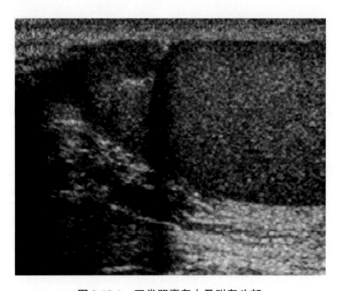

图 3-13-1　正常阴囊睾丸及附睾头部

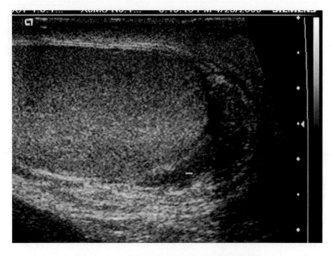

图 3-13-2　正常阴囊睾丸及附睾尾部

四、鞘膜积液

■【病理及临床】

鞘膜积液是指鞘膜囊内聚积过量液体。分为四型（图 3-13-3 ）：

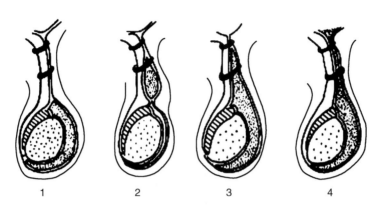

图 3-13-3　鞘膜积液分型

1. 睾丸鞘膜积液；2. 精索鞘膜积液；3. 睾丸、精索鞘膜积液；4. 交通性鞘膜积液。

■【基于指南及专家共识的超声影像学检查】

1. 睾丸鞘膜积液　最常见，阴囊患侧肿大，睾丸位于鞘膜腔的一侧，液体三面包绕睾丸（图 3-13-4 ）。

2. 精索鞘膜积液　又称为精索囊肿，两端不与腹腔及睾丸鞘膜腔相通（图 3-13-5 ）。

3. 交通性鞘膜积液　与腹腔相通，站立位时增大。

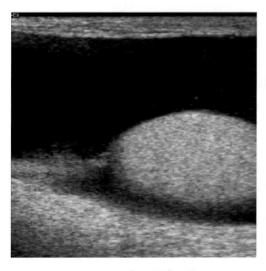

图 3-13-4　睾丸鞘膜积液

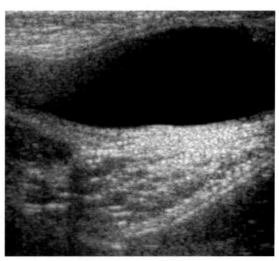

图 3-13-5　精索鞘膜积液

4. 婴儿鞘膜积液 又称睾丸精索鞘膜积液,精索鞘膜积液与睾丸鞘膜腔相通,上端与腹腔不通者。

■【疑难解析】

对于疝囊内肠管和网膜掩盖而难以显示睾丸的患者,推荐阴囊背侧扫查。

五、睾丸肿瘤

■【病理及临床】

原发性睾丸肿瘤分为生殖细胞肿瘤和非生殖细胞肿瘤,前者占大多数且多为恶性。精原细胞瘤最常见,胚胎癌次之,转移途径主要是淋巴转移,多见于青年及隐睾患者,来自恶性淋巴瘤及白血病者较常见。

■【基于指南及专家共识的超声影像学检查】

1. 精原细胞瘤 睾丸均匀性增大,轮廓尚规则,内部回声为分布均匀的中等或低回声,可伴有坏死,表现为无回声区。CDFI肿瘤内血流增加(图 3-13-6)。精原细胞瘤超声造影多数呈整体弥漫性高增强、边界清、大小无明显变化。

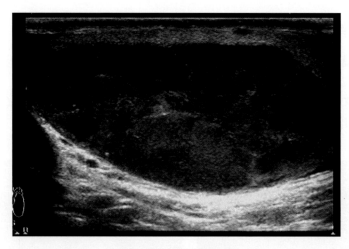

图 3-13-6　精原细胞瘤

2. 睾丸胚胎癌 睾丸增大,睾丸内部出现不均匀肿块回声,正常睾丸组织回声受浸润缺损甚至全部消失,肿块内部呈结节状(图 3-13-7)。若超声造影呈不均匀性高增强,尤其是较小的肿块,且边界不清,则应考虑为非精原细胞瘤的生殖细胞肿瘤如胚胎癌。

■【疑难解析】

各类型的睾丸肿瘤均表现为睾丸体积增大,睾丸内血流明显增加。

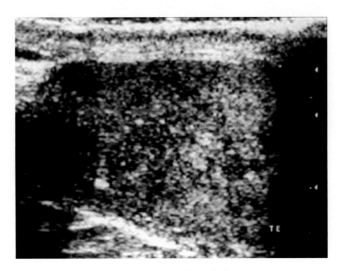

图 3-13-7 睾丸胚胎癌

六、睾丸和附睾炎症

■【病理及临床】

急性睾丸炎可与急性腮腺炎合并发生。急性睾丸和附睾炎大多继发于尿路感染。慢性附睾炎疼痛相对较轻,主要表现为附睾肿物,以体尾部较显著。

■【基于指南及专家共识的超声影像学检查】

(一)超声表现

1. 急性睾丸炎 睾丸普遍性增大,表面整齐光滑。睾丸内部回声较均匀。化脓性睾丸炎内部常有散在的点片状低回声区(脓肿形成),可伴有少量鞘膜积液征象。CDFI 睾丸血流信号增加(图 3-13-8,图 3-13-9)。

2. 附睾炎 常先累及附睾尾部,体积明显肿大,回声不均匀,伴有回声减低,继发少量鞘膜积液,CDFI 附睾血流明显增加(图 3-13-10)。

(二)鉴别诊断

有时难以与睾丸扭转鉴别,均表现为睾丸肿大、回声减低并欠均匀。扭转时患侧睾丸无明显血流信号或较健侧明显减少,急性睾丸炎患侧血流信号较健侧丰富。

■【疑难解析】

彩色多普勒有助于与睾丸扭转相鉴别。

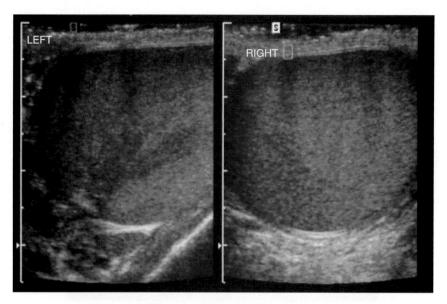

图 3-13-8 急性睾丸炎(二维)

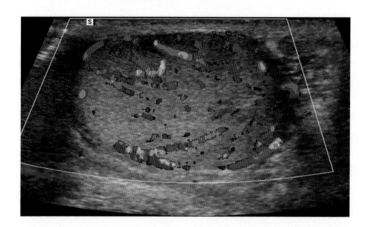

图 3-13-9 急性睾丸炎(血流信号增多)

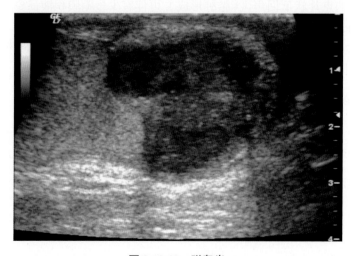

图 3-13-10 附睾炎

七、睾丸和附睾囊性肿物

■【基于指南及专家共识的超声影像学检查】

1. 睾丸白膜囊肿　位置表浅,相当于睾丸的白膜回声出现 3~4mm 的椭圆形或圆形无回声,囊壁回声与白膜回声相同(图 3-13-11)。

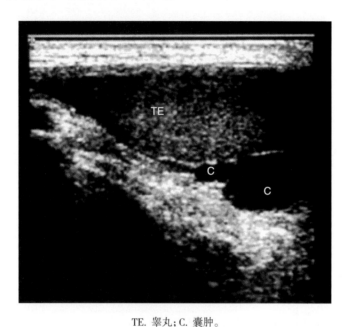

TE. 睾丸;C. 囊肿。

图 3-13-11　睾丸白膜囊肿

2. 睾丸内囊肿　多数位于睾丸网区,可继发于炎症、外伤或睾丸网细管的退行性变。睾丸实质内出现小的圆形或椭圆形无回声区,边界清晰(图 3-13-12)。

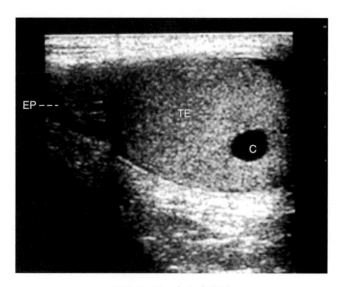

图 3-13-12　睾丸内囊肿

3. 附睾囊性肿物 分为附睾囊肿和精液囊肿。

（1）附睾囊肿：一般为圆形无回声，体积较小。附睾头部出现圆形或椭圆形无回声，壁薄（图3-13-13）。

（2）精液囊肿：好发于附睾头部输出管。内部有时可见低回声性沉积平面（图3-13-14）。

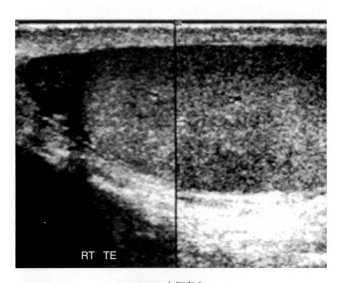

RT TE. 右侧睾丸。

图 3-13-13 附睾囊肿

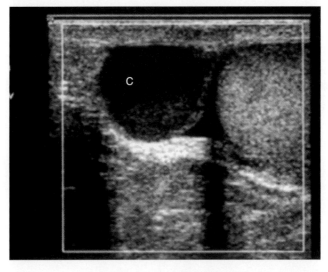

图 3-13-14 精液囊肿

■【疑难解析】

睾丸和附睾囊性肿物为相应部位出现的圆形或椭圆形无回声。

八、睾丸附睾结核

■【病理及临床】

睾丸附睾结核一般继发于尿路及前列腺、精囊结核,始于尾部再弥散到整个附睾或睾丸。

■【基于指南及专家共识的超声影像学检查】

超声表现为睾丸附睾肿大,可见多个低回声,伴有钙化时,后方伴声影,可见阴囊鞘膜积液和睾丸外钙化。CDFI 血流信号增加(图 3-13-15)。超声造影示,"快进慢出"或"同进慢出"、高增强、不均匀性增强,其内可见多处不规则低增强区或无增强区,病灶呈"烂絮状"。

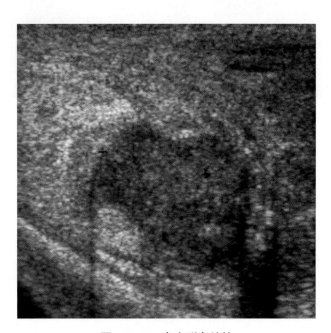

图 3-13-15　睾丸附睾结核

■【疑难解析】

睾丸附睾肿大,内可见低回声区,可伴钙化。

九、阴囊外伤

■【病理及临床】

分为开放伤和闭合伤,前者为裂伤,后者为挫伤和阴囊血肿。

■【基于指南及专家共识的超声影像学检查】

1. 阴囊血肿　阴囊内不规则的无回声,呈弥漫性,界线不清,有絮状低回声团提示血凝块,患侧阴囊壁增厚(图 3-13-16)。超声造影可较准确评估血肿范围,阴囊壁呈不均匀性高增强,内可见不规则无增强区。

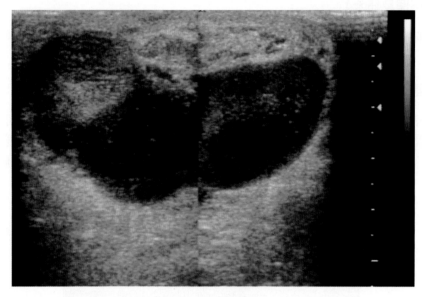

图 3-13-16 阴囊血肿

2. 睾丸损伤 睾丸内回声不均匀,可形成血肿,超声造影可明确显示血肿的位置、大小及范围。附睾损伤表现为局部或弥漫性附睾充血,肿大(图 3-13-17)。

3. 精索损伤 精索增粗,阴囊内可见积血,同侧睾丸内动脉血流信号减少。

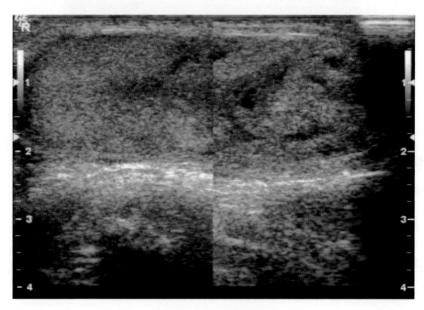

图 3-13-17 睾丸损伤

■【疑难解析】

外伤史,患侧阴囊壁增厚,患侧睾丸实质回声异常。

十、睾丸扭转

■【病理及临床】

睾丸扭转,常见的阴囊急症之一,它是精索血管发生扭转,导致睾丸血供障碍的疾病。快速准确地诊治可降低患者睾丸功能丧失的风险。

■【基于指南及专家共识的超声影像学检查】

患侧睾丸体积增大,内回声不均匀,血流消失或减少,超声造影能够准确判断扭转睾丸的缺血程度及其复位后再灌注情况,预测睾丸的存活状态并指导治疗。在睾丸扭转后 4~6 小时内治疗者,几乎全部睾丸可以存活(图 3-13-18)。

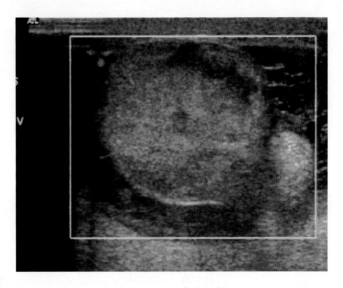

图 3-13-18　睾丸扭转

■【疑难解析】

患侧睾丸体积增大,内部回声不均匀,血流消失或较对侧明显减少。

十一、精索静脉曲张

■【病理及临床】

精索静脉曲张是指因精索静脉血液淤积而引起精索蔓状静脉丛扩张迂曲。分为原发性和继发性,后者多为肿瘤等病变压迫或癌栓阻塞肾静脉所致。

■【基于指南及专家共识的超声影像学检查】

精索区、附睾头后上,睾丸后及下面迂曲的管状结构,国内研究认为,按照临床及超声诊断可将精索静脉曲张分为临床型与亚临床型。①亚临床型精索静脉曲张:临床触诊阴性而超声平静呼吸检查最大内径 1.8~2mm,但无反流,Valsalva 动作反流时间 1~2s。②临床型精索静脉曲张:临床触诊阳性;Ⅰ度,平静呼吸检查最大内径 2.2~2.7mm,Valsalva 动作反流时间 2~4s;Ⅱ度,平静呼吸检查最大内径 2.8~3.1mm,Valsalva 动作反流时间 4~6s;Ⅲ度,平静呼吸检查最大内径≥3.1mm,Valsalva 动作反流时间≥6s(图 3-13-19,图 3-13-20)。

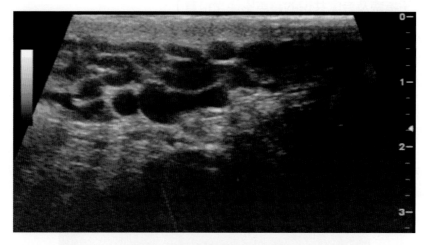

图 3-13-19　精索静脉曲张(二维)

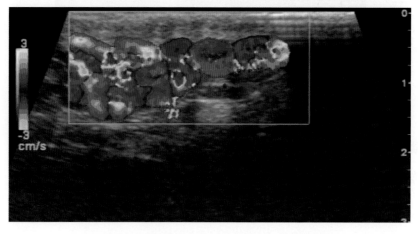

图 3-13-20　精索静脉曲张(彩色多普勒示反向血流)

■【疑难解析】

精索静脉内径增宽并 Valsalva 试验时有反流。

十二、隐睾

■【病理及临床】

睾丸未降称为隐睾。

■【基于指南及专家共识的超声影像学检查】

超声表现

椭圆形均匀低回声,体积一般较小(图 3-13-21)。

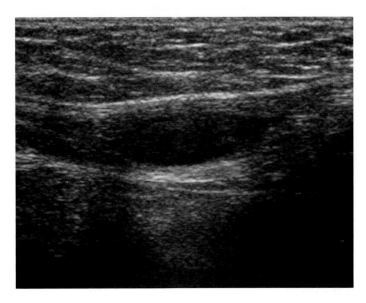

图 3-13-21　隐睾

■【疑难解析】

若超声未能发现隐睾,不能轻易诊断"缺如",手术探查仍属必要。

十三、睾丸微石症

■【病理及临床】

睾丸微石症是弥散分布于睾丸精曲小管内、直径 <3mm 的众多钙化灶形成的综合征。

■【基于指南及专家共识的超声影像学检查】

双侧睾丸实质内每个切面均能发现 5 个以上直径 <3mm 的点状强回声弥散分布于睾丸实质内,后方无声影(图 3-13-22)。

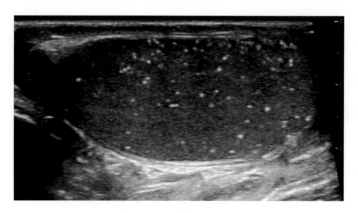

图 3-13-22　睾丸微石症

■【疑难解析】

睾丸实质内弥散分布的点状强回声,后方无声影。

思考题

1. 鞘膜积液可分为几型? 其超声特点如何?
2. 超声如何诊断睾丸扭转?

第十四节　胃肠道及后腹壁疾病

一、阑尾的解剖结构

阑尾管腔远侧为盲端,近侧与盲肠肠腔相通。组织结构分四层:黏膜层、黏膜下层、肌层及浆膜层。

二、阑尾的检查方法

不需要检查前准备,取仰卧位,采用 3.0~3.5MHz 凸阵探头对右下腹阑尾区进行探查,扫查时采用逐级加压的方法消除肠气干扰。

三、阑尾的正常超声声像图特点

阑尾横断面呈圆形或椭圆形,纵切面呈管状多层,外径约 0.5~0.7cm。

四、急性阑尾炎

■【病理及临床】

急性单纯性阑尾炎:轻度肿胀、充血,阑尾腔内少量渗出液。蜂窝织炎性阑尾炎(化脓性阑尾炎）：阑尾显著肿胀，浆膜面大量渗出物。坏疽性阑尾炎：阑尾坏死累及部分或整个阑尾，阑尾腔内血性脓液，形成弥漫性腹膜炎。阑尾周围脓肿：阑尾坏死穿孔，形成局部脓肿。

临床表现变化多端，主要是转移性的右下腹痛。

■【基于指南及专家共识的超声影像学检查】

（一）超声表现

1. 急性单纯性阑尾炎 右下腹见一管状结构，管壁略增厚，横切呈"同心圆"征。

2. 急性阑尾炎化脓、坏死 阑尾明显肿大，管壁不均匀性增厚，层次模糊，合并坏死穿孔时回声连续性中断；阑尾腔内可见粪石强回声及透声差的无回声积脓。

3. 阑尾周围脓肿 右下腹见一复杂回声包块，形态不规则，边界模糊，其内可见模糊管状结构（图 3-14-1，图 3-14-2，图 3-14-3，图 3-14-4）。

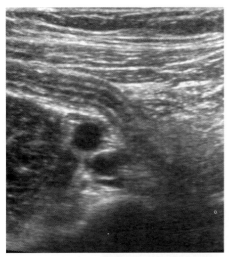

图 3-14-1 急性阑尾炎（纵切面）

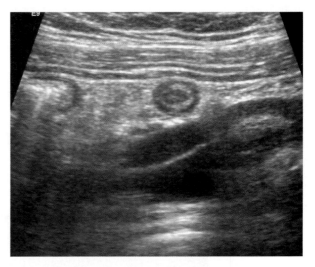

图 3-14-2 急性阑尾炎（横切面）

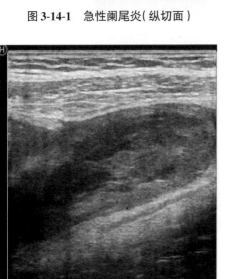

图 3-14-3 急性化脓性阑尾炎

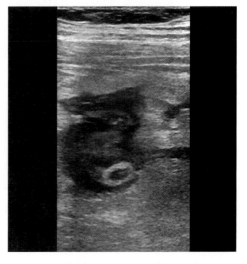

图 3-14-4 阑尾周围脓肿

（二）鉴别诊断

1. 输尿管结石 输尿管管腔内见结石强回声。

2. 阑尾肿瘤 右下腹腔见囊性占位灶，壁较厚，囊液较混浊。

■【疑难解析】

横切面呈同心圆，纵切面呈盲管状结构。

五、肠梗阻

■【病理及临床】

各种原因引起肠腔内容物通过障碍统称之为肠梗阻，表现为阵发性肠绞痛伴肠鸣，停止排气和排便。

■【基于指南及专家共识的超声影像学检查】

1. 肠管扩张伴积气、积液 肠管管径 >3cm。

2. 肠蠕动异常 梗阻近端扩张肠管蠕动增加；麻痹性肠梗阻受累肠管蠕动减弱或消失。

3. 肠黏膜皱襞 肠黏膜皱襞呈线状回声垂直于肠壁，形成"琴键征"。

4. 肠管张力状态改变 扩张的肠管外壁光滑、有弹性，肠坏死时局部肠管壁弹性消失。腹腔积液（图 3-14-5）。

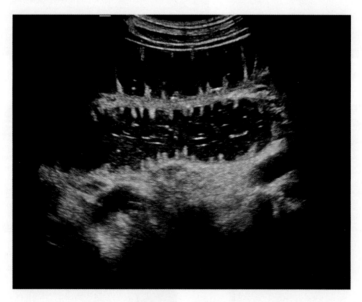

图 3-14-5 肠梗阻

■【疑难解析】

肠管扩张并肠黏膜皱襞呈"琴键征"。

六、肠套叠

■【病理及临床】

一段肠管套入其相连的肠管腔内称为肠套叠，是婴儿急性肠梗阻最常见的病因。分为原发性和继发性两类。病理类型：回盲型、回结型、回结肠型、小肠型、多发型肠套叠。

表现为腹部阵发性绞痛，红果酱样血便和腹部包块。

■【基于指南及专家共识的超声影像学检查】

（一）超声表现

1. 横断面显示为同心圆征或靶环征，外圆为鞘部肠壁回声，内圆为套入的肠管、肠系膜及肠内容物等。

2. 纵断面呈套筒征或假肾征；周边为鞘部肠管回声，中心部为套入部肠管、肠系膜（图 3-14-6，图 3-14-7）。

（二）鉴别诊断

急性阑尾炎　也有同心圆征，但其外径较小。

■【疑难解析】

沿肠管长轴呈"套筒"征，短轴切面呈"同心圆征"。

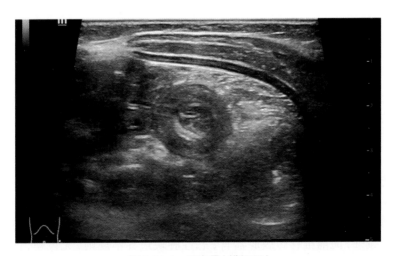

图 3-14-6　肠套叠（横切面）

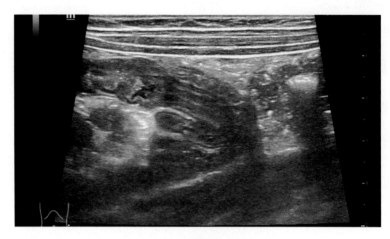

图 3-14-7　肠套叠(纵切面)

思考题

　　1. 急性单纯性阑尾炎的超声表现?
　　2. 肠梗阻的常见病因?
　　3. 肠套叠的超声表现?

第十五节　后腹壁疾病

一、腹膜后肿瘤

(一)原发性腹膜后肿瘤

■【病理及临床】

　　来源于脂肪、纤维、肌肉、血管、淋巴、神经及胚胎残留组织,早期无症状,肿瘤大者有腹部肿块、腹痛、胃肠压迫等症状。

■【基于指南及专家共识的超声影像学检查】

　　1. 检查方法　自上而下,自右至左连续扫查。注意肿物与邻近器官的关系进行腹膜后间隙的超声解剖定位。

　　2. 超声表现　肿块境界清楚,呈圆形、椭圆形、分叶状或形态不规则,体积常较大,肿块后缘贴近后腹壁,向前推移腹膜腔器官;恶性肿块边界不规则,无包膜,内部回声不均,强弱不等,多为低回声,中央发生液化坏死出血,表现为无回声。腹膜后肿块随呼吸移动度小。

（二）继发性腹膜后肿瘤

■【病理及临床】

直接蔓延和淋巴转移。

■【基于指南及专家共识的超声影像学检查】

腹膜后转移癌与原发肿瘤病理类型有关，多为低弱回声，圆形或椭圆形，境界清楚，可互相融合，中央也可发生坏死纤维化等（图3-15-1）超声引导技术穿刺活检可在术前获得病理诊断，进一步指导治疗。

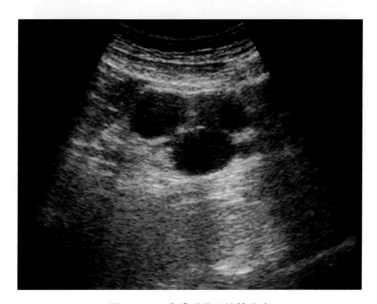

图 3-15-1　腹膜后淋巴结转移癌

■【疑难解析】

通过深吸气及呼气肿物的移动度及腹膜后血管有无挤压移位等可以有助于与腹腔内肿物进行鉴别。

二、腹膜后血肿

■【病理及临床】

多为外伤后或脊柱、腹部手术后并发症。

■【基于指南及专家共识的超声影像学检查】

腹膜后间隙出现无回声或低回声肿块，前后径小于上下径；邻近脏器因血肿挤压而移位（图3-15-2）。

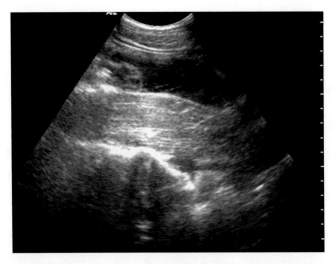

图 3-15-2　腹膜后血肿

三、肾上腺疾病

■【病理及临床】

位于肾脏上极,肾上腺肿瘤分为皮质和髓质。皮质肿瘤包括肾皮质腺瘤、皮质腺癌、无功能腺瘤等;髓质肿瘤包括嗜铬细胞瘤、髓样脂肪瘤等。

■【超声表现及专家共识】

（一）检查方法

经肋间斜切、经侧腰部冠状切面或经背部肾区纵切面等。

（二）超声表现

皮质腺瘤体积较小,直径约 2~4cm,圆形或椭圆形,内部呈均匀低回声（图 3-15-3）;超声造影多为"慢进慢退"乏血供表现;嗜铬细胞瘤呈圆形或椭圆形,直径多数在 3~5cm,边界清晰,肿物较小时呈中等或低回声;当肿物增大,发生囊性变或出血时,内可见无回声区。超声造影多为"快进快退"富血供不均匀增强表现。

（三）鉴别诊断

1. 肾肿瘤　易误认为肾上腺肿瘤,但肾上腺肿瘤具有边界。
2. 胰尾肿瘤　胰尾肿瘤位于脾静脉前方,使之向后受压,肾上腺肿瘤位于脾静脉下方,使之前移。

■【疑难解析】

嗜铬细胞瘤大多为良性,血压增高是本病的主要临床表现。

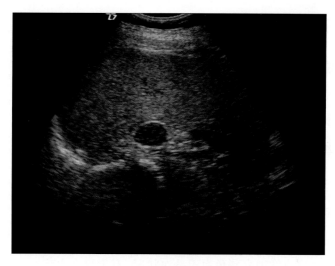

图 3-15-3　肾上腺皮质腺瘤

思考题

肾上腺皮质腺瘤与嗜铬细胞瘤的超声特点如何？

第十六节　四肢血管的超声诊断

一、四肢血管的解剖

（一）上肢血管的解剖

上肢动脉包括：腋动脉，肱动脉，桡动脉及尺动脉。上肢静脉由深、浅静脉组成。上肢自手掌至腋窝均与同名动脉伴行，多为两条；成对的桡、尺静脉于前臂近端汇入肱静脉成对上行于上臂肱二头肌的下缘移行为腋静脉；头静脉和贵要静脉组成上肢的浅静脉系统；头静脉走行于前臂外侧，汇入腋静脉；贵要静脉走行于上臂的内侧近正中，汇入肱静脉。

（二）下肢血管解剖基础

下肢动脉自腹股沟韧带逐次向远侧：股总动脉，股浅动脉及股深动脉，腘动脉，胫前动脉，胫后动脉，腓动脉及足背动脉。

静脉血流缓慢，压力较低，故管壁薄，收缩力弱，管径较相应的动脉略大；壁内具有静脉瓣，瓣膜顺血流开放，逆血流闭锁，防止血液逆流。下肢静脉分为深静脉与浅静脉，两者之间有交通支；自足到小腿的深静脉都与同名动脉伴行，每条动脉有两条静脉伴行→腘静脉→股静脉。下肢浅静脉包括大隐静脉和小隐静脉；大隐静脉由下肢内侧上行注入股静脉；小隐静脉由下肢外侧上行注入腘静脉。

二、四肢血管的检查方法

（一）检查体位

上肢血管：取平卧位，上肢外展。
下肢血管：取仰卧位、下肢轻度外展外旋；取俯卧位、足抬高 20°~30°。

（二）彩色多普勒调节

探头频率 7~14MHz，探测深度 6~12cm，声束与血流夹角 <60°，取样容积 1~2mm。

（三）观测数据

1. 二维超声观察血管壁有无增厚及斑块、管腔内有无血栓。
2. 彩色多普勒血流成像观察彩色血流分布状况、有无异常血流。
3. 脉冲多普勒观察血流流速曲线形态及血流动力学参数。

（四）彩色多普勒检查注意事项

对比检查，近心端向远心端，取样容积置于血管中央，多普勒增益适当，探头压力适当，患者肌肉放松，调节仪器条件及连续扫查。

三、正常四肢动脉的超声特征

（一）二维超声表现（图 3-16-1）

两侧对称，管径由近至远逐渐变小。管壁为三层结构：内膜、中膜、外膜，连续性好，呈两明一暗三条平行回声带，探头加压不易变形，腔内血液为无回声，有规律地搏动，收缩期内径大于舒张期内径。

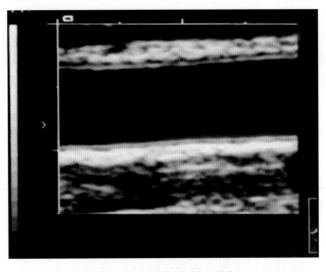

图 3-16-1　正常动脉（二维）

（二）彩色多普勒表现（图 3-16-2）

彩色血流充盈良好，边缘整齐；色彩呈单一色，于血管轴心处较明亮。

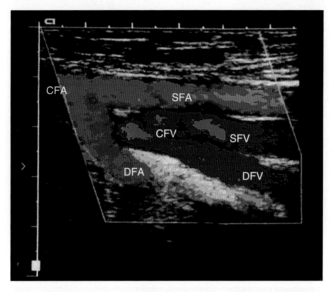

CFA. 股总动脉；SFA. 股浅动脉；DFA. 股深动脉；CFV. 股总静脉；
SFV. 股浅静脉；DFV. 股深静脉。

图 3-16-2　正常动、静脉（彩色多普勒）

（三）脉冲多普勒表现（图 3-16-3）

高搏动性波形，表现为三相波：

第一相：心脏收缩期迅速流向肢体远端的血流波。

第二相：主动脉瓣关闭及外周血管弹性回缩血液反流的波形。

第三相：舒张期大动脉弹性回缩，血液再次流向肢体远端的血流波形。

（四）彩色多普勒表现

影响因素包括肢体坏疽、水肿、肢体破溃、动脉闭塞后的部分再通，肥胖，彩色分辨率等。

四、正常四肢静脉的超声表现

（一）二维超声表现（图 3-16-4）

管腔显示清晰，内壁光滑，连续性好，壁薄，管腔为无回声，探头加压后管腔被压瘪或消失，下肢静脉深吸气后屏气或做 Valsalva 动作后管径增大。

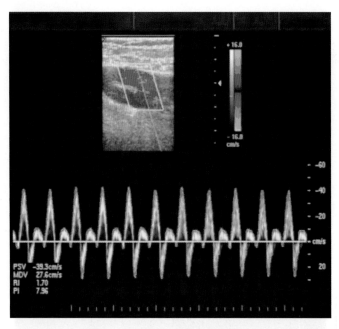

图 3-16-3 正常动脉（频谱多普勒）

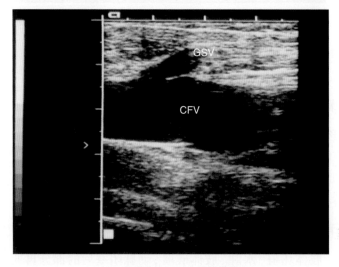

CFV. 股总静脉；GSV. 大隐静脉。

图 3-16-4 正常静脉（二维）

（二）彩色多普勒表现

与伴行动脉血流方向相反。深吸气或做 Valsalva 试验时，大、中静脉内无血流信号显示；远心端肢体加压，近心端血流加速，甚至出现混叠现象；挤压小腿放松后或做 Valsalva 试验时，无反向血流，说明深静脉瓣关闭良好（图 3-16-2）。

（三）脉冲多普勒表现（图 3-16-5）

随呼吸运动变化的单相、低速、向心的血流，曲线随呼吸有波浪起伏变化。

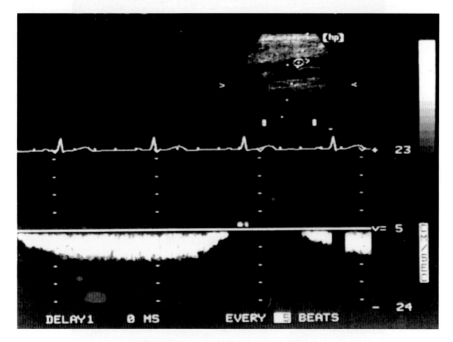

图 3-16-5 正常静脉（频谱多普勒）

五、动脉硬化性闭塞症

■【病理及临床】

动脉管壁粥样硬化，管腔狭窄，继而血栓形成，以致血管慢性闭塞。好发于腹主动脉下段、髂动脉、股动脉。糖尿病患者多在膝关节以下中小型动脉。

■【基于指南及专家共识的超声影像学检查】

（一）超声表现（图 3-16-6）

1. 二维超声 管壁增厚，回声增高，内膜面粗糙，粥样硬化斑块形成，管腔不规则狭窄和局部扩张，管腔内血栓形成。

2. 彩色多普勒血流成像

（1）闭塞前段：彩色血流呈暗红色，彩色血流突然中断，阻断处出现小股蓝色血流（图 3-16-7）。

（2）闭塞段：血流信号消失（图 3-16-8）。

（3）闭塞后段：彩色血流减弱或消失（图 3-16-9）。

3. 脉冲多普勒（PW）

（1）闭塞前段：流速明显减慢；频谱形态失常，频带增宽，频窗消失；舒张期反向血流消失，出现正向血流；阻力增大，AT 延长（图 3-16-10）。

（2）闭塞后段：单向，低速，或无血流频谱（图 3-16-11）。

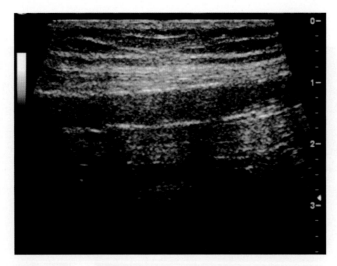

图 3-16-6　动脉硬化（二维）

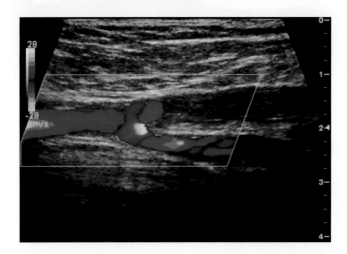

图 3-16-7　动脉硬化（CDFI：闭塞前段）

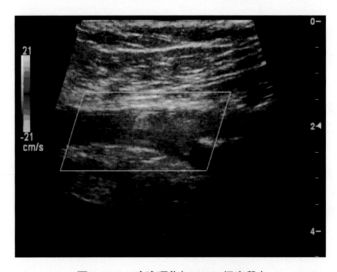

图 3-16-8　动脉硬化（CDFI：闭塞段）

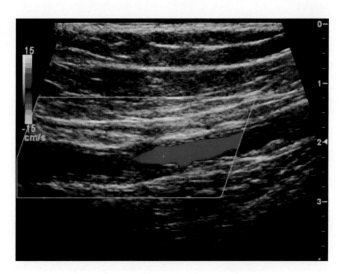

图 3-16-9 动脉硬化（CDFI: 闭塞后段）

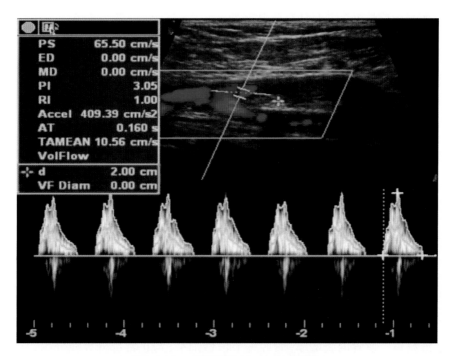

图 3-16-10 动脉硬化（PW: 闭塞前段）

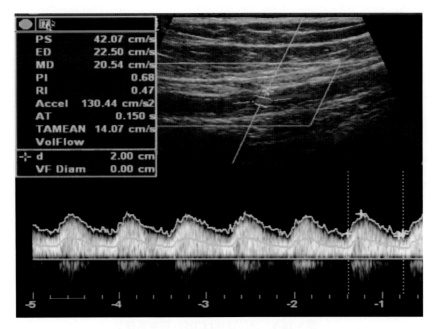

图 3-16-11　动脉硬化（PW：闭塞后段）

（二）鉴别诊断

血栓闭塞性脉管炎：多见于中青年男性，为慢性节段性动脉内膜炎和腔内血栓形成，超声显示，管腔呈节段性缩窄并有伴行静脉病变。

■【疑难解析】

管壁内 - 中膜增厚，管壁粥样硬化斑块形成，管腔可见狭窄甚至闭塞，狭窄段流速明显增高，闭塞段无血流信号。

六、血栓闭塞性脉管炎

■【病理及临床】

血栓闭塞性脉管炎主要发生在中小型动脉及其伴行静脉，早期为血管内膜增厚，继而血栓形成，以致完全闭塞，病变呈节段性，节段之间有正常部分存在，界线分明，青年男性居多，患者间歇性跛行，夜间静息痛。

■【基于指南及专家共识的超声影像学检查】

（一）超声表现（图 3-16-12）

1. 二维超声　血管内膜增厚，管腔呈节段性细窄，与正常部分界线分明，伴行静脉内膜炎症改变。

2. 彩色及脉冲多普勒（图 3-16-13）

彩色多普勒血流成像显示，阻塞部血流中断，阻塞部及其下段无血流信号，收缩期峰值流速减慢，舒张期反向血流消失。

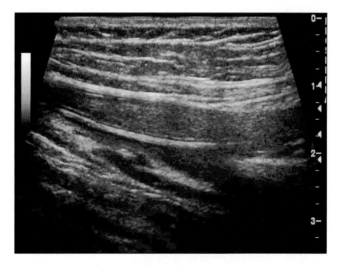

图 3-16-12　血栓闭塞性脉管炎(二维)

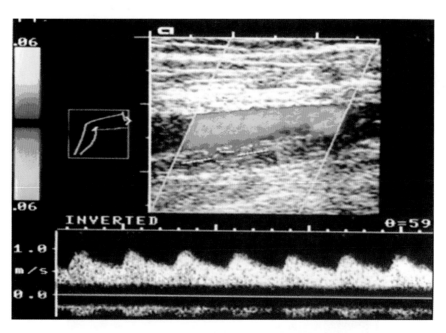

图 3-16-13　血栓闭塞性脉管炎(CDFI 及 PW)

（二）鉴别诊断

动脉硬化性闭塞症：多见于中老年，动脉内 - 中膜增厚，动脉管壁多发斑块形成，管腔不规则狭窄，部分管腔内血栓形成。

■【疑难解析】

青年男性多见，内膜呈节段性增厚，管腔节段性变细甚至闭塞，闭塞段无血流信号。

七、肢体动脉瘤

■【病理及临床】

肢体动脉瘤分为真性及假性两种。真性动脉瘤动脉壁中层退行性变，管壁薄弱部分不断扩大而形成动脉瘤。假性动脉瘤多因外伤引起，动脉壁受伤破裂，形成局限性血肿，并与动脉腔相通，血肿由纤维组织包绕。

■【基于指南及专家共识的超声影像学检查】

（一）超声表现

1. 二维超声 真性动脉瘤血管呈梭形或囊球形局限性扩张，管腔内膜粗糙，可见硬化斑块，管壁连续性尚好，瘤体内可见片状或团块状血栓回声附着于管壁（图 3-16-14，图 3-16-15）。

假性动脉瘤动脉旁出现无回声肿块，无明确囊壁；明显的搏动性；病灶与动脉之间有一狭窄的通道，部分病例瘤体内可见血栓（图 3-16-16）。

2. 彩色多普勒 真性动脉瘤于局部膨大部可见红蓝相间的血流（图 3-16-17，图 3-16-18）。

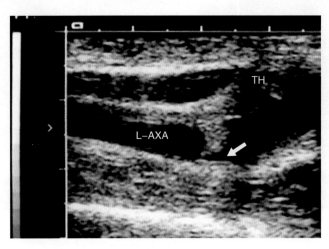

L-AXA. 左侧腋动脉；TH. 附壁血栓。

图 3-16-14 真性动脉瘤梭形扩张并附壁血栓

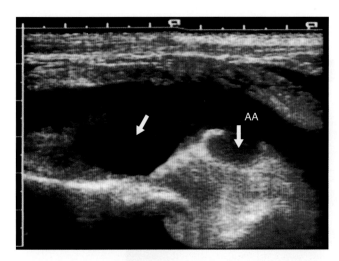

AA. 腹主动脉。

图 3-16-15　真性动脉瘤囊性扩张

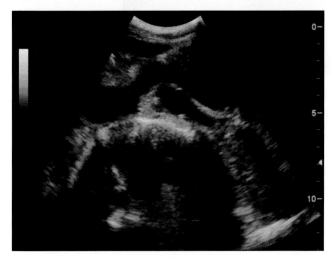

图 3-16-16　假性动脉瘤（二维）

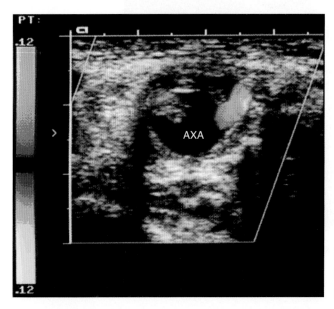

图 3-16-17　真性动脉瘤（CDFI）

腋动脉（AXA）管腔增宽，管壁可见附壁血栓形成，彩色多普勒（横切面）显示血栓与管壁间见红蓝相间的血流。

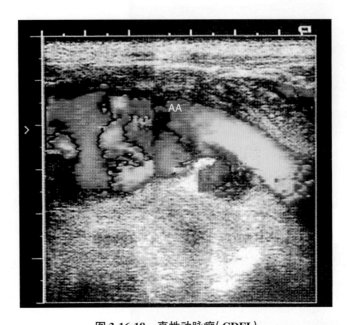

图 3-16-18 真性动脉瘤（CDFI）

腹主动脉（AA）局部管腔扩张，彩色多普勒（纵切面）显示内见红蓝相间的血流。

假性动脉瘤瘤体与动脉间的通道内可见五彩血流，瘤体内形成涡流（图 3-16-19）。

3. 脉冲多普勒表现 真性动脉瘤脉冲见杂乱无章的低速血流。假性动脉瘤脉冲多普勒通道内为高速低阻力、单向或双向的血流频谱，瘤体内为动脉血流频谱（图 3-16-20）。

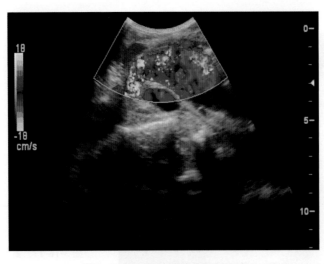

图 3-16-19 假性动脉瘤（CDFI）

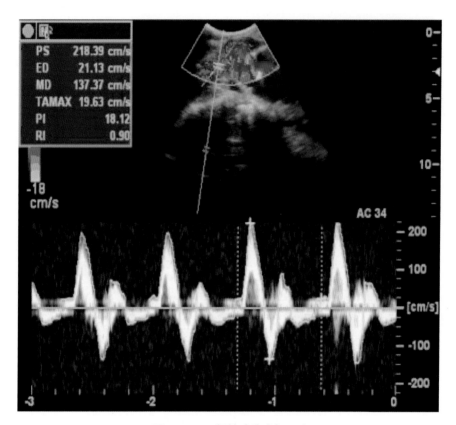

图 3-16-20　假性动脉瘤（PW）

（二）鉴别诊断

夹层动脉瘤：动脉内膜或中层撕裂，血流冲击使中层逐渐呈夹层分离，形成真假双腔结构，超声横切面呈"双环"征，假腔内径一般大于真腔，真腔内血流速度快，假腔内血流速度慢，可见内膜撕裂破口，部分假腔内可见低回声血栓。

■【疑难解析】

真性动脉瘤为动脉管壁局限性瘤样扩张，管壁无连续中断。假性动脉瘤为动脉管壁连续性中断，动脉旁出现无回声肿块与动脉相通。

八、深静脉血栓形成

■【病理及临床】

长期卧床及肢体挤压伤等易形成静脉血栓。多数在下肢深静脉。血流缓慢和血液凝固性增高而产生血栓，发生血栓远心端下肢肿胀、疼痛、发绀、浅静脉曲张。

■【基于指南及专家共识的超声影像学检查】

（一）超声表现（图3-16-21）

1. 二维超声　阻塞远侧端静脉扩大,随呼吸管径大小及血流速度改变不明显或消失,阻塞部位可见血栓回声,急性期(1~2周)呈均匀低回声,慢性期(数月至数年)呈不均质增强回声,表面不光滑,血栓处探头加压管腔不能压瘪。

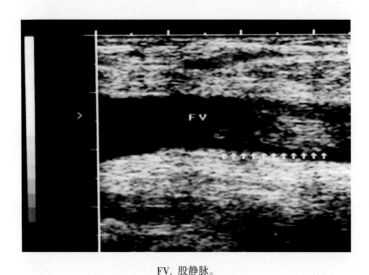

FV. 股静脉。

图3-16-21　深静脉血栓形成图（二维）

箭头所指为形成的血栓。

2. 彩色多普勒血流成像（图3-16-22）

部分阻塞者彩色血流绕过血栓向心走行,完全阻塞者显示血流中断,慢性者可见侧支循环形成。

3. 频谱多普勒　完全阻塞者,病变区或其近、远端均不能取到血流频谱信号。部分阻塞时,在非血栓区探及血流信号,但不随呼吸运动变化,变为连续性血流频谱。

（二）鉴别诊断

1. 下肢深静脉瓣功能不全　由于静脉瓣发育异常,长期咳嗽或肿瘤压迫等因素所致,病变静脉扩张,静脉瓣畸形及瓣膜缩短,开闭活动受限,部分可检出血栓。

2. 下肢急性动脉栓塞　多见于心房颤动的患者,表现为下肢突然剧痛、厥冷、苍白等,阻塞水平以下的动脉搏动消失,超声检查病变段动脉管腔内充满低回声血栓,管腔内无血流。

■【疑难解析】

下肢肿胀,病变段下肢深静脉内可见低回声血栓,管腔内无血流。

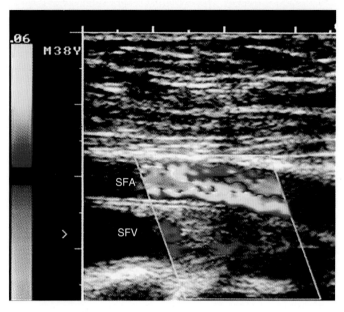

图 3-16-22　深静脉血栓形成（CDFI）

图中示股浅动脉（SFA）内血流充盈良好，股浅静脉（SFV）内管壁与血栓间可见血流信号通过。

九、深静脉瓣功能不全

■【病理及临床】

深静脉瓣功能不全由血栓性静脉炎和原发性下肢深静脉功能不全引起。下肢深静脉功能不全包括静脉瓣发育异常，长期咳嗽或肿瘤压迫等因素所致。

■【基于指南及专家共识的超声影像学检查】

（一）超声表现

1. 二维超声表现　病变血管扩张，有时可见静脉壁增厚、畸形及瓣膜缩短，内膜粗糙，开闭活动受限，并可检出血栓。

2. 彩色及频谱多普勒表现　取站立位做 Valsalva 动作或加压小腿后出现彩色倒转血流束及反向血流频谱曲线（图 3-16-23）。

（二）鉴别诊断

深静脉血栓形成　患者下肢肿胀，深静脉扩张，管腔内可见血栓低回声，病变段无血流信号，慢性期血栓回声增高。

■【疑难解析】

病变段下肢深静脉扩张，静脉瓣关闭不全，Valsalva 试验出现反向血流并持续时间大于1秒，常继发于深静脉血栓形成之后。

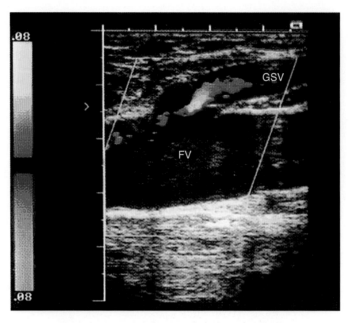

图 3-16-23　大隐 - 股静脉瓣关闭不全所致反流

Valsalva 试验后可见因大隐静脉（GSV）扩展导致瓣膜关闭不全出现向股静脉（FV）的反流。

十、动静脉瘘

■【病理及临床】

由于先天性或后天性因素如外伤、医源性血管损伤、细菌感染等引起。先天性动静脉瘘常累及无数细小动静脉分支血管，呈干状和瘤样多发性动静脉交通。后天性动静脉瘘常见于中等大小的动静脉，瘘口一般是单发型。

■【基于指南及专家共识的超声影像学检查】

（一）超声表现

1. 二维超声表现　动脉主干内径增宽，瘘管近端静脉内径相对增宽，瘘口远端动脉内径相对变细。

2. 彩色及频谱多普勒表现　瘘管处呈五彩镶嵌色血流，瘘管近端动脉血流色彩明亮，远端血流色彩黯淡，瘘管处取样为收缩期＞舒张期；连续性频窗消失；低阻高速单相血流频谱；瘘管近端动脉血流加速，远端减慢；近端静脉出现动脉化频谱，流速加快（图 3-16-24）。

（二）鉴别诊断

肢体动脉瘤：肢体动脉局限性扩张或动脉旁局限性无回声，有搏动性，动静脉之间无异常通道，不累及静脉。

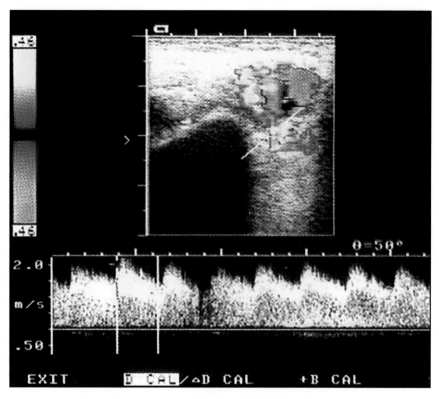

图 3-16-24　动静脉瘘，静脉内动脉化频谱

■【疑难解析】

动静脉瘘口处五彩镶嵌血流信号及瘘口近端静脉出现动脉样血流频谱是其特征性表现。

十一、血管超声检查新技术

（一）动态向量血流成像（V Flow）

动态向量血流通过彩色编码的向量箭头来追踪血流速度的大小和方向，生动准确地显示外周血管的血流动力学特征。

1. 特点　超高帧频血流成像；无多普勒角度依赖；精准地血流动力学定量分析。直观精准获得血管腔内任何点的血流方向和瞬时速度，轻松捕捉在血管分叉处的分流与涡流（图 3-16-25），很容易评估同一条血管在狭窄前，狭窄处和狭窄后的血流速度的变化，也可比较邻近血管血流速度（图 3-16-26~ 图 3-16-28）。

2. 应用　脑卒中筛查（包括颈动静脉，椎动、静脉）及四肢动静脉。

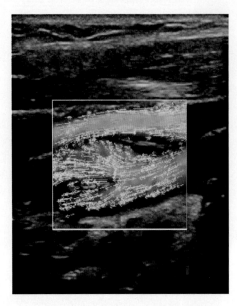

图 3-16-25 下肢动脉 V FLOW 显像

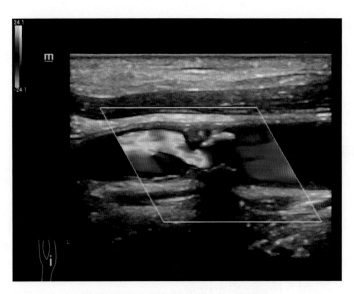

图 3-16-26 下肢动脉狭窄 CDFI 图像

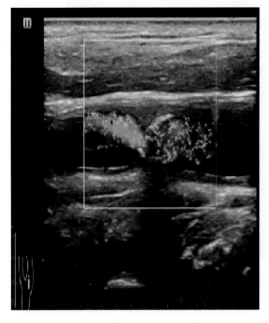

图 3-16-27　下肢动脉狭窄处 V FLOW 图像

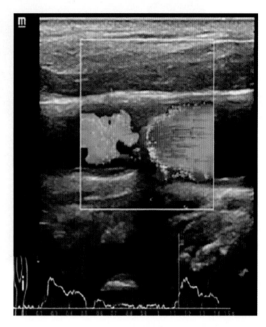

图 3-16-28　下肢动脉狭窄处 V FLOW 图像

（二）超声弹性成像技术在血管应用

根据换能器放置方式不同，血管超声弹性成像可分为血管内超声弹性成像（intravascular ultrasound strain imaging，IVUSE）和无创血管超声弹性成像（noninvasivevascular ultrasound strain imaging）2 类。

1. 血管内超声成像技术（intravascular ultrasound imaging，IVUS） 将血管成像技术和心导管技术相结合的成像技术用于评估动脉粥样斑块形态、动脉粥样硬化药物治疗和非药物性干预进程、动脉粥样硬化易损程度有重要的应用，被认为是诊断冠心病新的"金标准"。

IVUS 一般采用内置高频微型超声探头，在心导管检查过程中，经导丝将超声探头送至心血管腔内进行探测，继而回撤超声导管，在冠状动脉及周围动脉血管内成像，获得动脉管壁的环式 B 超图像。

2. 无创血管超声弹性成像 基于体表的超声成像技术，由于其方便、快捷和安全的特点得到了快速的发展。可判别血管动脉硬化程度、动脉血管狭窄程度及血管硬化斑块类型。

在血管植入支架治疗中，掌握血管壁的弹性将避免支架撑破动脉壁造成的严重后果，并可对植入后支架对血管壁弹性的影响进行评价（图 3-16-29）。

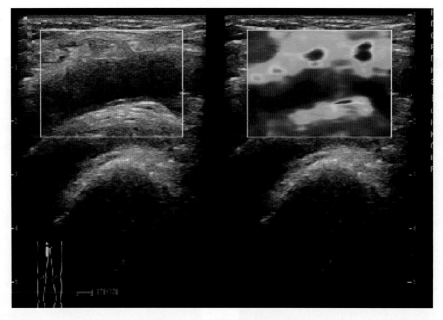

图 3-16-29　血管无创弹性成像

思考题

1. 超声检查四肢血管应观察哪些血管?

2. 常见四肢血管疾病的超声特征是什么?

3. 四肢血管超声新技术有哪些?

参考文献

[1] 中国医师协会超声医师分会.血管超声检查指南[J].中华超声影像学杂志,2009,18(10):911-920.

[2] 中国医师协会超声医师分会.中国腹部超声检查指南[M].北京:人民卫生出版社,2022.

[3] 中国医师协会超声医师分会.中国介入超声临床应用指南[M].北京:人民卫生出版社,2017.

[4] 中华人民共和国国家卫生健康委员会医政司.原发性肝癌诊疗指南(2022年版)[J].肝癌电子杂志,2022,9(1):1-22.

[5] 中国医师协会超声医师分会.中国超声造影临床应用指南[M].北京:人民卫生出版社,2017.

[6] 周永昌,郭万学.超声医学[M].6版.北京:人民军医出版社,2011:798-800.

[7] 中华医学会放射学分会传染病学组,中国医师协会放射医师分会感染影像专业委员会.肝包虫病影像学诊断专家共识[J].临床肝胆病杂志,2021,37(4):794.

[8] 中华医学会超声医学分会,中国研究型医院学会肿瘤介入专业委员会,国家卫生健康委员会能力建设和继续教育中心超声专家委员会.肝病超声诊断指南[J].中华肝脏病杂志,2021,29(5):393.

[9] 徐辉雄,刘琳娜,郑曙光,等.胆囊超声造影临床应用指南(2012)解读[J].中华医学超声杂志(电子版),2014(2):102-104.

[10] 中华医学会外科学分会胰腺外科学组.中国急性胰腺炎诊治指南(2021)[J].浙江实用医学,2021,26(6):512.

［11］中华医学会肿瘤学分会早诊早治学组．中华医学会肿瘤学分会胰腺癌早诊早治专家共识［J］．中华肿瘤杂志，2020，42（9）：2677.

［12］任卫东．超声诊断学［M］．4版．北京：人民卫生出版社，2022.

［13］Wein AJ，Kavoussi LR，Novick AC，等．坎贝尔 - 沃尔什泌尿外科学：第9版［M］．郭应禄，周利群，译．北京：北京大学医学出版社，2009.

［14］张元芳，孙颖浩，王忠．实用泌尿外科学和男科学［M］．北京：科学出版社，2013.

［15］周永昌，陈亚青．男性生殖系疾病超声诊断与介入治疗［M］．上海：科学文献出版社，2013：120-178.

［16］徐辉雄，郭乐杭．前列腺超声造影临床应用指南（2012）解读［J］．中华医学超声杂志（电子版），2014，11（2）：105-107.

［17］国家癌症中心，国家肿瘤质控中心前列腺癌质控专家委员会．中国前列腺癌规范诊疗质量控制指标（2022版）［J］．中华肿瘤杂志，2022，44（10）：1011-1016.

［18］赫捷，陈万青，李霓，等．中国前列腺癌筛查与早诊早治指南（2022，北京）［J］．中华肿瘤杂志，2022，44（1）：29-53.

［19］罗渝昆，罗葆明．浅表器官超声造影图鉴［M］．北京：人民卫生出版社，2022.

［20］American College of Radiology. Illustrated breast imaging and reporting in date system：BI-RADS［M］. 4th ed. Reston VA：American College of Radiology，2003.

［21］中国医师协会超声医师分会．中国浅表器官超声检查指南［M］．北京：人民卫生出版社，2019.

［22］中华医学会超声医学分会浅表器官和血管学组，中国甲状腺与乳腺超声人工智能联盟．2020甲状腺结节超声恶性危险分层中国指南：C-TIRADS［J］．中华超声影像学杂志，2021，30（3）：185-200.

［23］中华医学会男科学分会精索静脉曲张诊断与治疗指南编写组．精索静脉曲张诊断与治疗指南［J］．中华男科学杂志，2022，28（8）：12.

第四章　妇产超声诊断

超声在产科的应用极为广泛,其诊断准确、安全、方便、价廉。三维、四维、人工智能、水晶成像等新技术的应用更能准确诊断胎儿宫内发育情况,生理功能及观测胎盘发育、胎盘分级、脐带、脐血流、脐绕颈、羊水等是否异常。

第一节　正常妊娠的生理解剖概要

一、妊娠期子宫、输卵管、卵巢等的变化

(一)子宫

子宫非孕时呈扁平梨形,长约 7~8cm,横径 4~5cm,厚 2~3cm,重量约 30~60g。而妊娠子宫在短短的几个月内,其大小、容积、重量的增长极为迅速,足月妊娠者子宫重量平均为 1 100g(675~1 500g),为非妊娠子宫的 15~20 倍,其容量约为 5 000mL。

(二)输卵管

妊娠期输卵管由于其肌细胞和结缔组织的肥大,血流量增多及组织水肿而增粗延长。于孕 16 周可超越骨盆入口,附着于子宫体中部稍上方,呈垂直位。

(三)卵巢

妊娠早期两侧卵巢可稍有增大,至妊娠后半期则由于功能停止而缩小。妊娠卵泡发育及排卵功能均暂时停止,一般在一侧卵巢发现一个大妊娠黄体,孕 6~7 周时黄体可达 2.5~3.0cm,孕 10 周时妊娠黄体开始萎缩。

二、正常胚胎发育与胎儿

卵子与精子结合后,2 周内称受精卵或孕卵。妊娠 10 周前称胚胎,妊娠 10 周起称胎儿。

(一)受精卵着床前的发育(即孕卵期)

卵子在受精后 24 小时开始有丝分裂,72 小时发育成一个实心的细胞团形如桑葚,称桑葚胚。约第 5 日达子宫腔,孕卵进入宫腔后细胞继续分裂,体积增大,桑葚胚中间出现一个囊腔,内有少量液体,此时称为囊胚。其中的腔称为囊胚腔或胚外体腔。囊胚腔周围的一

层细胞称为滋养层，是胎盘的前身。囊胚在宫腔游离 3~4 日开始植入子宫壁称着床。此期超声成像尚不能显示。

（二）胚胎

受精后 3~8 周（孕 5~10 周）为胚胎，即受精卵着床后称为胚胎。卵子受精 2 周后，胚外体腔附在滋养层上的内细胞群不断分裂增生及分化，形成两个囊腔，其内充满液体，一个为羊膜腔，一个为卵黄囊，两囊壁相贴附的细胞层叫胚盘，是胚体发生的始基，以后分化为胎体。此期羊膜腔、卵黄囊、胚盘等图像上可显示。此后卵黄囊逐渐进入胎体内部，囊腔萎缩，而羊膜腔随着孕周的增加而扩大。第 6 周末，胚胎长约 2~4cm。在胚胎发育过程中，一部分中胚层细胞在胚盘尾部与滋养层内的胚外中胚层相接，逐渐变窄变细，称为体蒂，此即脐带发生的始基。由于各种因素的影响，在胚胎期易发生畸形。

（三）胎儿

卵子受精后 8 周（孕 10 周）胎头等已出现钙化，完全具备人形，直至分娩称胎儿。胎儿各个器官系统随着孕周的增长逐渐发育成熟。

三、胎盘、羊膜、脐带、羊水

（一）胎盘

当受精卵植入子宫内膜后，附着于子宫壁的绒毛逐渐发育为叶状绒毛膜，与子宫底蜕膜相结合，发育成胎盘。胎盘是介于母体和胎儿之间的重要特殊器官，早期妊娠时超声显示为半月状附着于子宫壁上，妊娠足月时呈圆形或椭圆形盘状，重约 500~600g，直径为 18~20cm，厚约 1.5~3cm。随着妊娠月份的增加，胚盘内可见纤维化和钙化斑点。

（二）脐带

胚胎发育中的体蒂是脐带的始基，脐带的一端与胎儿的脐部相连接，另一端附着于胎盘的胎儿面，位于胎盘中央或偏于一侧。脐带中央有一根管腔大，壁薄的脐静脉，两侧各有一条较细的脐动脉。足月时脐带的平均长度约为 50cm（30~70cm 之间）。

（三）羊膜腔及羊水

羊膜是胎膜的一部分。一般认为羊膜是在正常受精卵发育至 7~8 天从细胞滋养层衍生而来。也有人认为羊膜是胎儿外胚层向外延伸而成。正常羊膜厚约 0.02~0.5mm。羊膜最初贴近胚胎，孕 4~5 周时有液体存于其间，随着妊娠的增长羊水量也逐渐增多，孕 8 周时羊水仅为 5~10mL，12 周时 50mL，孕 11~15 周，每周平均增加 25mL，孕 15~28 周时每周增加 50mL。妊娠 26~28 周时羊水达最大量，约 1 000~1 500mL，以后逐渐减少，孕 40 周时羊水量约为 500~1 000mL。

思考题

妊娠多少周时羊水量达到最高？

第二节　妊娠子宫、胎儿及附属物的正常超声图像

一、正常妊娠子宫的声像图

实时超声成像,正常子宫周边回声轮廓清晰、完整,呈一稍亮的弧形线条状,此为子宫浆膜层的反射,其内部正中可见一线状回声,为宫腔回声,在月经前期可见子宫内膜回声增强增厚;子宫肌层呈一均匀、细小、密集的点状回声,在中等灵敏度时为实质性低回声区;子宫体横切面为圆锥形,纵切面为椭圆形或梨形,随着妊娠期的增加,子宫逐渐增大,中晚期妊娠时呈倒三角状,子宫的前壁与腹壁紧靠,图像上不易分开,子宫壁的厚度不易测量(图4-2-1)。

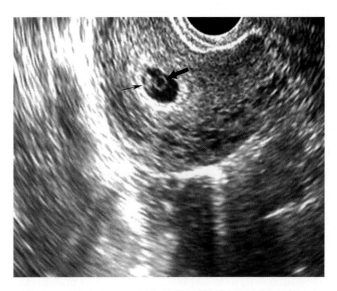

图4-2-1　宫内早孕,可见卵黄囊(粗箭头)及胚芽(细箭头)

中度充盈膀胱后宫颈显示清晰,在宫颈中间出现一条较强回声,即为宫颈管回声,宫颈长度在妊娠12周至足月为2.0~6.0cm。

二、胎儿正常的超声解剖图像

产前超声对胎儿的检查是以了解胎儿内部脏器的形态、结构大小及发育状况为主。正确识别胎儿主要器官的解剖结构图像是诊断胎儿正常与否的基础。

(一)胎头

孕7周时胚胎出现胎头;孕8周时开始钙化;孕10~11周时可显示清晰的颅骨环状回声;随着妊娠周期的增加,胎头的显示率逐渐增加,孕13~15周时胎头的显示率为100%。在胎头横切面可观察完整的胎头图像,颅骨常呈圆形光环。中、晚期妊娠时,因个体或地区的不同,颅骨光环的形态稍有差异,呈圆形或椭圆形。

在胎头的横切面上，显示颅骨光环及脑中线后，稍微移动探头，使丘脑完全显示，在此切面上，方可测量胎头的双顶径（图4-2-2~图4-2-4）。用电子标尺垂直于脑中线测量其双顶径大小，可由颅骨光环的一外侧缘至另一侧内缘。由于胎儿头径线在不同民族、不同地区可存在差异，所以目前尚无统一的正常值。

（二）脊柱

胎儿脊柱在妊娠10周以前表现为弱回声平行线，10周以后脊柱开始骨化，表现为串珠状平行强回声线，但骶尾部的骨化要到16~18周才明显（图4-2-5）。

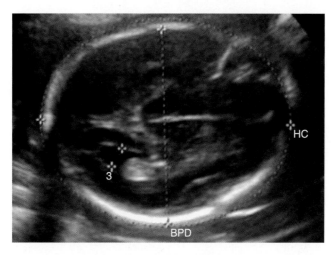

BPD. 双顶径；HC. 头围。

图4-2-2　胎头丘脑平面

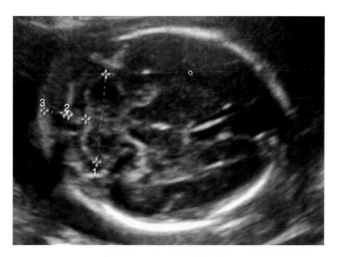

图4-2-3　胎头小脑横切面

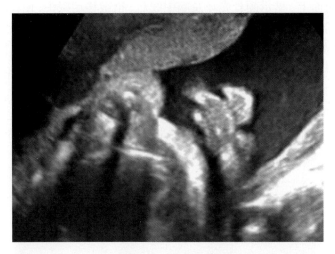

图 4-2-4 胎儿嘴唇

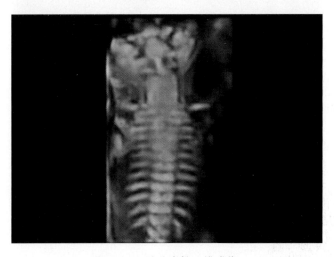

图 4-2-5 胎儿脊柱三维成像

(三)心脏

心脏首先为单一的管状结构,8 周后心脏分隔形成,与动脉及静脉连接发育完成。经阴道超声检查时,在第 10 周时就有可能显示四腔心结构,但大部分胎儿要在 12 周后才能显示四腔心结构(图 4-2-6)。早孕期经阴道超声对胎儿心脏进行完全评价很困难。

(四)腹部

胎儿胃在早孕期表现为上腹部左侧的小无回声结构,肝为右上腹部均匀低回声。在胎儿腹部可见多个液性暗区,其径线在 0.5~1.0cm 之间,且有动态变化,此为胎儿肠腔回声。胎儿膀胱最早出现于孕 14 周,于孕 18 周后可看到胎儿膀胱,呈椭圆形或圆形的液性暗区,胎儿膀胱容积一般为 40mL,正常情况下膀胱可因排空不显示。胎儿脊柱两旁可显示胎儿两个肾脏图像。纵切面时呈椭圆形,横切面一般呈圆形,胎儿肾脏一般可在孕 15 周后显示(图 4-2-7,图 4-2-8,图 4-2-9)。

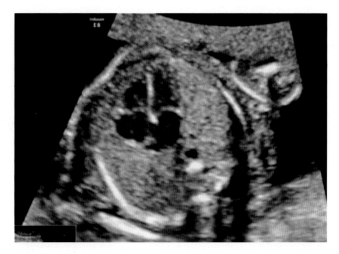

图 4-2-6 胎儿四腔心

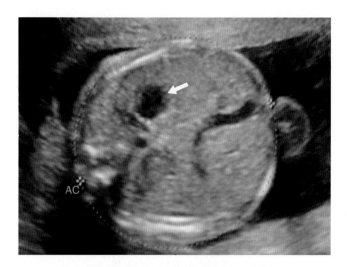

图 4-2-7 胎儿腹部横切面（箭头所指为胃泡）

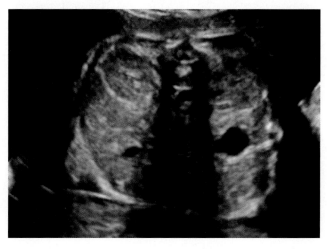

图 4-2-8 胎儿双肾

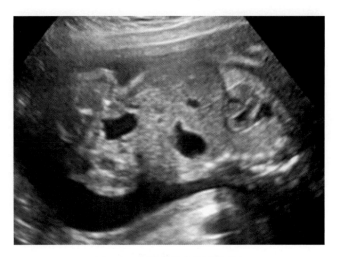

图 4-2-9　胎儿腹部冠状切面

（五）动脉

胎儿的胸主动脉与腹主动脉可显示清晰，实时超声扫描时在胎儿的纵切面上由胎儿胸部至腹部呈现一较强的含液的管状结构，随胎儿的心脏搏动而搏动。

（六）肢体

孕 8~12 周时，超声检查可显示胎儿躯干、四肢模糊形态，孕 16 周后胎儿的肢体可清晰显示（图 4-2-10）。中期妊娠由于羊水较多，胎儿的指（趾）可分辨清，肢体横断面呈圆形或椭圆形，其中有强回声，后伴声影。

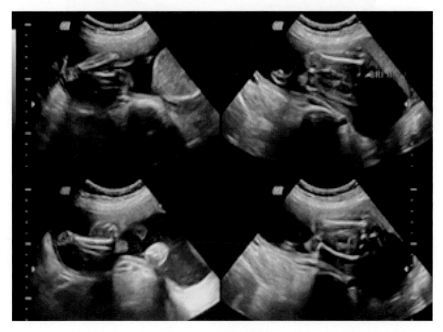

图 4-2-10　胎儿四肢

（七）性别

孕 12 周后胎儿生殖器官逐渐分化，观察孕 20~24 周胎儿用高分辨力的超声可以区分胎儿性别，沿着不同方向扫查时，在胎儿两大腿分叉处，男性呈现短直的阴茎回声及其两侧对称的、如花瓣状的阴囊回声，阴囊内可见分布均匀的细小点状睾丸回声（图 4-2-11）；女性则仅见中间有较强的线状及大阴唇回声。

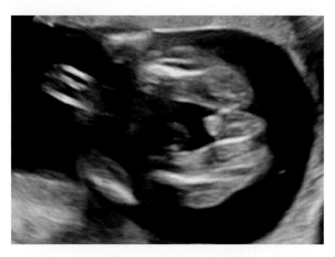

图 4-2-11　胎儿外阴部呈"茶壶状"，男婴可能性大

三、胎儿附属物的声像图

（一）胎盘

胎盘在孕 6~7 周开始形成；孕 8 周时呈密集点状回声，较子宫壁的回声稍强，此时约占宫腔面积的 1/3；孕 9~10 周胎盘呈半月形密集回声，胎盘的胎儿面可见一线条状强回声，称为绒毛膜板，胎盘的位置随宫腔的增大而变化。孕 16 周后胎盘占宫腔面积的 1/2（图 4-2-12）。

（二）脐带

脐带在中期妊娠时超声显示，呈现一较长而弯曲的链条状较强回声，在羊水中浮动，可见血管的搏动（图 4-2-13）。在长轴切面上脐带中间可见的条状暗区为脐静脉。两侧小的无回声区为两条脐动脉图像，脐带长度平均为 50cm，一般为 50~55cm，但在超声成像上很难测量其精确长度。>100cm 为脐带过长，≤35cm 为脐带过短。

（三）脐动脉

血流在孕 13 周前仅有收缩期波峰，舒张末期血流缺损。孕 13~18 周妊娠逐渐出现舒张期血流，孕 18 周以后出现全期血流。脐动脉 S/D 比值是目前反映胎盘循环功能状态较直

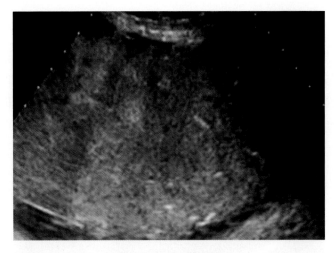

图 4-2-12 胎盘Ⅱ级

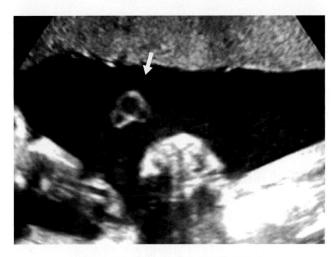

图 4-2-13 脐带，呈"品"字形（箭头）

接、准确的衡量标志，符合率显著高于二维超声成像对胎盘功能的推断。孕 24~28 周，S/D 值可达到 4 或大于 4 而小于 5，晚期妊娠 S/D 值 <3。晚期妊娠如果 S/D 值 >3 表示胎儿宫内缺氧，同时可测阻力指数（RI）和搏动指数（PI）（图 4-2-14）。

（四）羊水

在孕 4~5 周时，在羊膜腔内可见少许无回声暗区为羊水，随着妊娠的进展，羊水量亦有相应的变化，妊娠中期羊水量较多，孕 28~32 周时，羊水量达到高峰。羊水池深度在 2~8cm 之间；羊水指数正常范围在 5~25cm 之间。

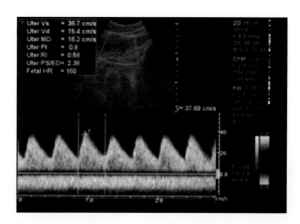

图 4-2-14　脐血流 *S/D* 值

胎儿心脏四腔心结构在多少周可以显示？

第三节　早期妊娠超声检查（妊娠 13^{+6} 周以内）

整个妊娠过程可分为三期：13^{+6} 周之前为早期妊娠，14~27^{+6} 周为中期妊娠，28 周之后称为晚期妊娠，42 周以后为过期妊娠。

一、普通早孕期

■【病理及临床】

生育期年龄妇女平时月经规律一旦月经过期伴恶心呕吐疑为早孕，人绒毛膜促性腺激素（HCG）阳性可协助确认。

■【基于指南及专家共识的超声影像学检查】

（一）检查方法

经腹部或经阴道超声对子宫进行连续纵切面和横切面的扫查，观察宫腔内妊娠囊位置、大小、卵黄囊、胎芽及心管搏动。在胎芽或胎儿矢状切面测量胎芽长度或胎儿头臀长（CRL）。

（二）超声表现

1. 妊娠囊　通常位于宫腔中上部，为周边呈环状强回声环的圆形无回声，称为双环征。当妊娠囊内未见胚芽及卵黄囊时，可通过此征象与假妊娠囊鉴别。

2. 卵黄囊 妊娠囊内直径 3~4mm 的圆形无回声，直径不超过 5~6mm，通常在妊娠 12 周后逐渐消失。

3. 胚芽 经阴道超声检查，胚芽长度 2mm 以上时，即能观察到胚芽及心管搏动，但也有 5%~10% 的胚芽长度在 2~4mm 时心管搏动不明显。胚芽长度 ≥7mm 仍未见心管搏动时，提示胚胎停止发育。在胚芽长约 12mm 时可以辨别胚胎头部及尾部。

4. 羊膜囊 妊娠早期，羊膜囊菲薄，胚胎位于羊膜囊内，卵黄囊位于羊膜囊外的胚外体腔内（图 4-3-1）。妊娠 14 周左右羊膜囊与绒毛膜融合，胚外体腔消失。

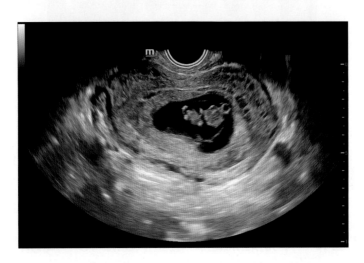

图 4-3-1 早孕可见胚外体腔、羊膜囊、胚芽及卵黄囊

二、妊娠 11~13^{+6} 周

■【病理及临床】

从妊娠 10 周开始，胎儿各器官系统的发育逐渐趋于完善。妊娠 11~13^{+6} 周超声筛查的目的是确定孕龄、双胎绒毛膜性及羊膜性的判断、测量胎儿颈后透明层厚度（nuchal translucency，NT），评估胎儿染色体异常的风险，了解胎儿有无极其严重的结构畸形。

■【基于指南及专家共识的超声影像学检查】

（一）检查方法

经腹部或经阴道超声，扫查胎儿正中矢状切面、从头部开始到骶尾部多个横切面、四肢纵切面。

（二）超声表现

1. 孕龄的评价 取胎儿正中矢状切面，胎儿呈水平自然仰卧位，在此切面测量 CRL（图 4-3-2）。在妊娠 8~13^{+6} 周期间根据 CRL 估计孕龄比较准确。孕周 = 头臀长度（cm）+ 6.5cm（本公式适用于 CRL≤6.5cm 时）。CRL>8.4cm 时，采用头围估计孕龄。

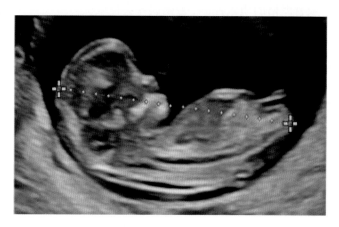

图 4-3-2　CRL 标准切面

2. NT 测量　取胎儿正中矢状切面,图像显示鼻尖、上腭、下颌骨、间脑、颈背部后方的透明层。放大图像,使胎儿头部与胸腔上部面积占屏幕的 2/3 左右,达到测量精确度为 0.1mm。测量键放置在透明层双侧强回声线的内侧边缘,测量颈部透明层筋膜至皮肤之间的最大距离,测量多次取最大值(图 4-3-3)。NT 厚度超过第 95 百分位,可认为 NT 增厚,需评估胎儿染色体异常的风险。

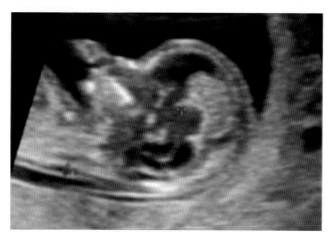

图 4-3-3　NT 标准切面

3. 早孕期胎儿严重结构畸形的筛查　①头颅无缺损,大脑镰居中,左右大脑半球对称,侧脑室腔内 2/3 充满高回声的脉络丛;②颈部有无水囊瘤;③肺呈等回声,无明显胸腔积液及占位,心脏位于左侧胸腔,心脏搏动存在;④腹腔及腹壁、脐带插入正常,胃泡位于左上腹腔;⑤四肢:每个肢体存在三节段。

■【疑难解析】

1. 由于早孕期胎儿结构很小,仅能筛查几种严重的结构畸形,很多明显的胎儿结构畸形到中、晚孕期才出现,不能在早孕期超声检查时发现。系统性的胎儿结构畸形的筛查在中孕期进行,早孕期筛查不能取代中孕期筛查。

2. NT 的测量必须有严格的质量控制，否则误差会比较大。

3. 早孕期不诊断胎盘前置或低置。

思考题

1. NT 测量时应注意哪些要点？

2. 早孕期时应排除哪些胎儿畸形？

第四节 中、晚孕期超声检查

一、Ⅰ级超声检查

1. 一般情况 胎儿数目、方位、胎心搏动及胎动。

2. 胎儿生物学测量 双顶径、头围、腹围、股骨长度、妊娠附属物。不进行胎儿结构畸形的筛查。

二、Ⅱ级超声检查

在妊娠 20~24 周期间进行，检查内容包括Ⅰ级超声检查的内容及原国家卫生部要求查出的胎儿六大畸形：无脑畸形、严重的脑膜脑膨出、开放性脊柱裂、单腔心、胸腹壁缺损内脏外翻、致死性短肢畸形。

三、Ⅲ级超声检查（系统筛查）

（一）检查方法

胎儿数目、胎心搏动、胎儿大小、胎儿结构畸形的筛查、胎盘羊水。具体检查内容如下：①头颅大小、形状、颅内结构、颅骨完整性和骨化程度，标准切面有——经侧脑室横切面、经丘脑横切面、经小脑横切面；②上唇、双侧眼眶、鼻和鼻孔；③胸廓形态、双肺；④腹部横切面、四腔心切面、左心室流出道切面、右心室流出道切面、三血管气管切面；⑤腹壁、胃泡、肠管、双肾和膀胱；⑥脊柱；⑦四肢；⑧胎盘。

（二）超声表现

根据目前超声技术发展水平，原则上在妊娠 20~24 周筛查的主要常见严重胎儿结构畸形如下：①无脑畸形；②无叶型前脑无裂畸形（简称无叶全前脑）；③严重脑膜脑膨出；④严重开放性脊柱裂伴脊髓脊膜膨出；⑤单心室；⑥单一大动脉；⑦双肾缺如；⑧严重胸腹壁缺损并内脏外翻；⑨四肢严重短小的致死性骨发育不良。

四、Ⅳ级超声检查（超声诊断）

针对胎儿或孕妇存在的高危因素，进行有目的、详细地超声检查及诊断，如胎儿心脏超声检查，及针对胎儿各系统的详尽检查。

思考题

> 1. Ⅲ级超声检查包括哪些检查内容？
> 2. 20~24 周筛查应排除哪几大胎儿畸形？

第五节　异常妊娠的超声诊断

一、流产

■【病理及临床】

妊娠于孕 28 周前终止，胎儿体重 <1 000g，称为流产；流产发生于孕 12 周前者，称为早期流产；发生于 12 周后者，称为晚期流产。其主要症状为出血与腹痛。流产的原因较复杂，大致分为：染色体异常、母体因素、胎盘内分泌功能不足、免疫因素和外界不良因素。早期流产时胚胎多数先胚死亡，随后发生底蜕膜出血，造成胚胎的绒毛与蜕膜层分离，已分离的胚胎组织如同异物，引起子宫收缩而被排出。有时也可能蜕膜海绵层先出血、坏死或有血栓形成，使胎儿死亡，然后排出。孕 8 周内时，胎盘绒毛发育尚不成熟，与子宫蜕膜联系还不牢固，此时流产妊娠产物多数可以完整地从子宫壁分离而排出，出血不多。孕 8~12 周时，胎盘绒毛发育茂盛，与蜕膜联系较牢固，此时若发生流产，妊娠产物往往不易完整排出，常有部分组织残留宫腔内影响子宫收缩，致使出血较多。孕 12 周后，胎盘已完全形成，流产时往往先有腹痛，然后排出胎儿、胎盘。有时由于底蜕膜反复出血，凝固的血块包绕胎块，形成血样胎块稽留于宫腔内，血红蛋白逐渐被吸收形成肉样胎块，或纤维化与子宫壁粘连。偶有胎儿被挤压，形成纸样胎儿，或钙化后形成石胎。

■【基于指南及专家共识的超声影像学检查】

（一）检查方法

经腹部或经阴道超声对子宫进行连续纵切面和横切面的扫查，观察宫腔内妊娠囊位置、大小、卵黄囊、胎芽及心管搏动。

（二）超声表现

1. 先兆流产　宫颈内口闭合，子宫大小与孕周相符，妊娠囊位置、形状正常，胚芽、胎心搏动、卵黄囊可见。妊娠囊周围可见低回声暗区，其形态不一，范围大小与出血量的多少有关（图 4-5-1）。

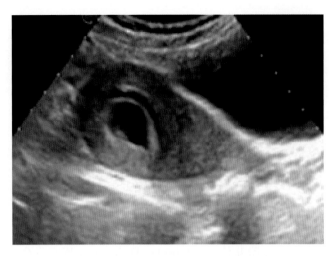

图 4-5-1 先兆流产,孕囊周边可见液性暗区

2. 难免流产 子宫大小与孕周相符,子宫内妊娠囊变形、皱缩,边缘缺损。妊娠囊内胎心搏动消失,胚胎肢体活动消失。妊娠囊位置可下移,移向宫颈内口方向(图 4-5-2)。若孕囊下移至宫颈管内,需与宫颈妊娠鉴别。

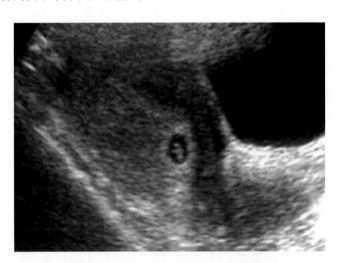

图 4-5-2 难免流产,宫腔下段近宫颈内口可见椭圆形孕囊暗区

3. 稽留流产 子宫小于相应停经孕周,宫腔内可见孕囊变形、不规则,囊内无正常胚胎,残存的胚胎呈高回声团,位于囊内一侧(图 4-5-3),有时妊娠囊不清,仅残存胎盘绒毛,并宫腔积液。部分胎盘可出现水泡样变,呈大小不等的蜂窝状液性暗区,可根据血、尿 HCG 水平与葡萄胎鉴别。

4. 不全流产 子宫小于相应停经孕周,宫腔分离,宫内回声紊乱,可看到液性暗区,并混有回声增强的不规则形的团状回声,无胎儿结构,宫腔内血块及部分组织滞留宫腔内,堵塞宫腔出口。CDFI 无血流信号。

5. 完全流产 子宫大小接近正常,宫腔内膜已呈线状,宫腔内可有少许积血声像。

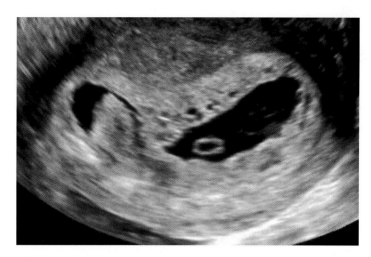

图 4-5-3 稽留流产, 孕囊变形, 胎盘水泡样变

(三) 鉴别诊断

临床分型: 先兆流产、难免流产、稽留流产、不全流产和完全流产。临床表现与超声图像在各类型均有不同的特点。以下为诊断与鉴别诊断要点。

1. 先兆流产 妊娠后出现少量阴道流血, 血呈鲜红色, 早孕应仍存在, 有时伴有轻微下腹痛、腰痛及下坠感。妇科检查时子宫颈口未开, 羊膜囊未破裂, 子宫大小与停经月份相符, 尿妊娠试验阳性。

2. 难免流产 流产已不可避免, 阴道流血量增多或出现阴道流水, 腹痛加剧。宫颈口已开, 孕囊下移。

3. 稽留流产 胚胎或胎儿已死亡, 滞留在宫腔内尚未自然排出的为稽留流产。多数胚胎已枯萎, 有先兆流产症状, 如少量阴道流血。子宫颈口关闭, 子宫小于相应孕周。

4. 不全流产 妊娠囊已排出, 宫腔内仍残留部分组织物及血块, 阴道流血较多, 宫颈口可见活动性出血或组织物阻塞, 子宫小于相应孕周。组织物残留少时出血不会太多。如果组织物残留时间过长, 可合并感染, 临床上多有发热、白细胞增多等表现, 为感染性流产。

5. 完全流产 妊娠组织物已完全排出, 阴道流血减少, 宫颈口闭合, 子宫恢复正常大小。

■ **【疑难解析】**

要注意的是, 超声诊断与临床诊断不同, 大多数情况下, 超声只能提示宫腔内有无孕囊、孕囊内有无胚胎、胚胎有无存活, 描述孕囊有无变形, 绒毛膜有无剥离等。一般不作为流产的临床诊断。

二、异位妊娠

■【病理及临床】

受精卵在子宫腔以外着床称异位妊娠，又称宫外孕。受精卵在子宫腔外着床部位不同分为输卵管妊娠、卵巢妊娠、腹腔妊娠、阔韧带妊娠、宫颈妊娠。异位妊娠是妇产科常见的急腹症，发病率约 1%，是孕产妇的主要死亡原因之一。

异位妊娠的病因有以下几点：

1. 输卵管炎症是异位妊娠的主要病因。

2. 输卵管手术史、输卵管绝育史及手术史。

3. 输卵管发育不良或功能异常。

4. 辅助生殖技术的应用使输卵管妊娠发生率增加。

5. 宫内节育器避孕失败，发生异位妊娠的机会增大。

6. 随着剖宫产率的增加，剖宫产切口妊娠发生率也逐渐上升。

输卵管妊娠合体滋养细胞产生 HCG 维持黄体生长。使甾体激素分泌增加，致使月经停止来潮，子宫增大变软，子宫内膜出现蜕膜反应。若此胚胎受损或死亡，滋养细胞活力消失，蜕膜自宫壁剥离而发生阴道流血。有时蜕膜可完整剥离，随阴道流血排出三角形蜕膜管型，有时呈碎片排出。排出的组织见不到绒毛，组织学检查无滋养细胞，此时血 β-HCG 下降。子宫内膜形态学改变呈多样性。输卵管妊娠会导致输卵管妊娠流产及破裂。临床表现与受精卵着床部位、有无流产或破裂，以及出血量多少、时间长短等有关。典型症状为停经后腹痛与阴道流血。在腹腔内出血及剧烈腹痛时可出现晕厥与休克，与阴道流血量不成正比。凡是血 β-HCG 阳性，超声检查宫内妊娠证据不足者，均需用各种检查方法来寻找异位妊娠的证据，必要时需短期内密切随访。

■【基于指南及专家共识的超声影像学检查】

（一）检查方法

经腹部或经阴道超声对子宫进行连续纵切面和横切面的扫查，观察宫腔内有无孕囊、积液，双侧附件区有无异常回声，盆腔有无积液。

（二）超声表现

宫腔内未见孕囊是异位妊娠的主要超声声像图表现。

1. 输卵管妊娠超声诊断要点

（1）孕囊型：一侧卵巢旁可见类妊娠囊的环状高回声结构，内为小液性暗区，称 Donut 征，其特征是较厚的高回声环围绕着一个小液性暗区，部分囊内可见存活胚胎及卵黄囊回声；直肠子宫陷凹无明显积液。CDFI 显示妊娠囊周边见半环状血流信号，频谱多普勒可记录到中 - 低阻力的动脉性血流频谱。

（2）流产型：一侧卵巢旁见边界不清混合回声团块，实性部分呈不均质低回声，形态不规则，有时团块内仍可见 Donut 征，直肠子宫陷凹内少许积液。CDFI 显示病灶内见局限性血流信号，频谱多普勒显示低阻力型血流频谱。

（3）破裂型：因病灶破裂出血，宫旁血块聚集形成较大肿块，无边界，内部回声杂乱，Donut 征结构模糊，盆、腹腔内大量液性暗区。CDFI 表现为不规则肿块内散在点状血流信号，偶尔可记录到类滋养层周围血流频谱。

（4）陈旧型：宫旁可见边界不清的不规则实性肿块，肿块内部呈不均质中等或高回声，可有少量盆腔积液。CDFI 显示包块内血流信号不丰富，肿块边缘可见少许血流信号，可记录到怪异型血流频谱。

2. 不同类型异位妊娠声像图表现

（1）输卵管间质部妊娠：输卵管间质部肌层较厚，妊娠可维持 4~5 个月才发生破裂。输卵管间质部妊娠有以下超声声像图特点：宫腔内未探及孕囊回声，间质部妊娠包块明显突出于子宫底部一侧轮廓之外；间质部妊娠包块周围肌层较薄，或不完整（孕囊或不均质包块周围的肌层厚度小于 5mm）；间质部妊娠包块不与宫腔相连接，存在"间质线特征"。"间质线特征"是输卵管间质部妊娠的特异超声表现，指在宫底横切面宫角区域，自子宫体腔外侧与孕囊或妊娠包块之间的线状高回声。"间质线特征"对于输卵管间质部妊娠诊断的特异度为 98%，敏感度为 80%（图 4-5-4）。

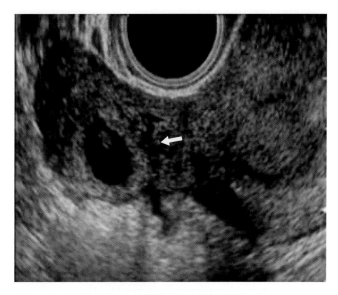

图 4-5-4 输卵管间质部妊娠（箭头）

（2）宫颈妊娠：子宫体正常大或略大，内有较厚蜕膜。宫颈膨大，内口关闭，与宫体相连呈葫芦状，宫颈内见回声紊乱区或内见胚囊，可突向宫颈管内。胚囊着床处宫颈肌层内彩色血流丰富，RI 在 0.4 左右。宫颈旁未见异常肿块，见正常卵巢及妊娠黄体（图 4-5-5）。与宫内妊娠流产于宫颈管鉴别，后者宫颈内口扩张，胚囊位于宫颈管内，无彩色血流显示。

（3）子宫峡部瘢痕处妊娠：子宫峡部瘢痕处妊娠一般发生于剖宫产后，胚胎种植于子宫剖宫产瘢痕处。妇科检查往往不能扪及正常宫体，会把膨大的子宫峡部误为妊娠之宫体，而误诊为宫内妊娠。

超声声像图表现为，子宫呈两端小、中间大的纺锤形。子宫体与子宫颈位于纺锤形的两端，其中间膨大部分为子宫峡部，内可见胚囊，或见回声紊乱结构（图 4-5-6，图 4-5-7）。

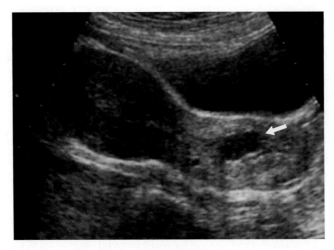

图 4-5-5　宫颈妊娠(箭头)

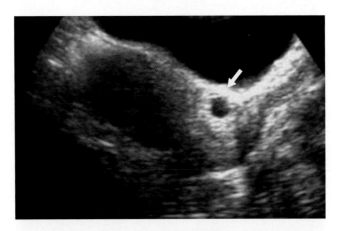

图 4-5-6　经腹超声探查,子宫瘢痕妊娠(箭头)

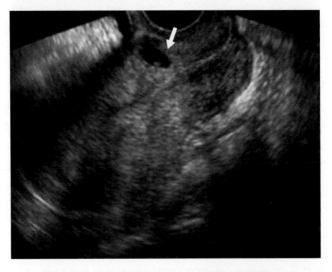

图 4-5-7　经阴道超声探查,子宫瘢痕妊娠(箭头)

（4）腹腔妊娠：文献报道最早病例为孕 14~15 周。超声声像图表现为，胎儿与孕妇腹壁甚近，胎儿与胎盘周围未见子宫肌壁回声。胎盘母体面的基底层界线、轮廓不清，其后方找不到正常子宫肌层。孕妇充盈膀胱后与胎儿之间无子宫壁肌层回声。子宫往往不在正常位置，偏于一侧，以宫颈为起点追踪宫体呈中等回声，宫腔内见增厚的蜕膜回声，一般增大至孕 8~10 周大小，在子宫外见到胎儿（图 4-5-8）。

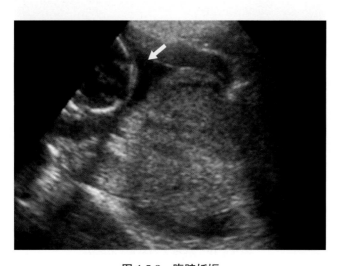

图 4-5-8 腹腔妊娠

胎儿在子宫（箭头所指为胎儿）外。

（5）卵巢妊娠：

1）卵巢妊娠未破裂型：声像图见妊娠一侧卵巢增大，内见一小光环，彩色血流明显，周围输卵管未见肿块（图 4-5-9，视频 4-5-1）。

2）卵巢妊娠破裂后与输卵管妊娠破裂形成的包块难以鉴别。

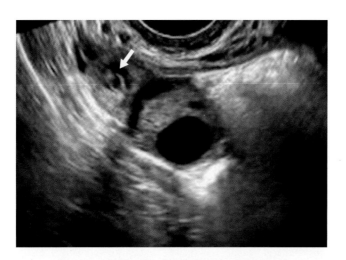

视频 4-5-1 卵巢妊娠，可见卵黄囊及胚芽

图 4-5-9 卵巢妊娠，可见卵黄囊及胚芽（箭头）

（6）残角子宫妊娠：

1）正常子宫增大呈中等回声，宫腔内见增厚的蜕膜回声。

2）在正常子宫上方见一包块，内有胚囊，见胎儿结构，胚囊外有肌层组织，且包块与子宫紧贴或有蒂相连（图 4-5-10）。

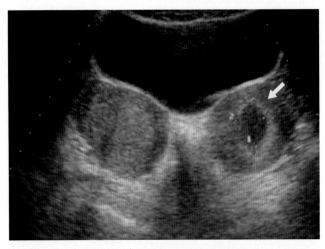

图 4-5-10　残角子宫妊娠（箭头）

以上两项有别于腹腔妊娠。残角子宫妊娠因肌层发育欠佳易于妊娠 4 个月左右发生破裂。

（7）宫内外复合妊娠、双侧输卵管妊娠：以前罕见，随着助孕技术的发展，其发生率增加。子宫内见胚囊。子宫外一侧同时见异位妊娠图像（图 4-5-11），或双侧均见异位妊娠图像。

（8）陈旧性异位妊娠：异位妊娠流产或破裂后形成的包块（血块、妊娠物及输卵管、卵巢）长期存在于盆腔内。

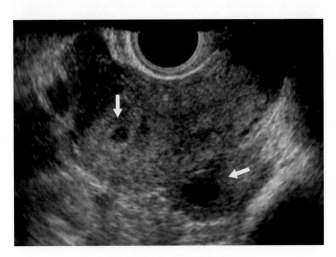

图 4-5-11　宫内外复合妊娠（箭头）

超声声像图表现为,盆腔内见边界不清、形态不规则之混合性包块,其内可见不规则低回声区为积血包裹于内。彩色多普勒显示肿块内部及边缘无明显彩色血流。子宫往往正常大小,位于肿块上方。

(三)鉴别诊断

异位妊娠应与黄体破裂、盆腔炎症、卵巢囊肿扭转、卵巢囊肿破裂等妇科急腹症相鉴别。

■【疑难解析】

临床怀疑异位妊娠,经腹部及阴道超声检查未发现宫内妊娠,但也未发现异位妊娠的直接或间接征象者,如血(尿)β-HCG 多次检测阳性者,绝不能轻易否定异位妊娠,须短期内密切随访。可能会出现宫内妊娠流产、早期异位妊娠流产"自愈"、出现异位妊娠征象。必要注意孕囊与假胚囊的区别,不全流产异位妊娠宫内增厚蜕膜相鉴别。

1. 宫内妊娠时,经腹部超声,孕 33~35 天可见胚囊;经阴道超声,停经 30~33 天可见直径为 2~4mm 的胚囊。

2. 假胚囊　异位妊娠少量阴道流血时,蜕膜中间有低回声区似胚囊,易与宫内妊娠混淆。真胚囊为离心圆,即偏于宫腔一侧,而假胚囊位于宫腔正中,环周边回声低,无绒毛光环及双环征,不随孕周增大甚至缩小或消失,彩色血流成像检查无彩色血流。

3. 不全流产时,宫腔内也未见明显胚囊,而仅见实质不均质回声增强区。如与异位妊娠宫内增厚蜕膜有出血积血时鉴别,两者在黑白超声图像上较难鉴别,此时如用彩色多普勒血流成像超声检查,当发生异位妊娠时子宫肌层内呈彩色星点状,分布于外侧肌层;而宫内妊娠或不全流产时宫腔内实质结构周围可显示彩色血流,其阻力指数(RI)常较低,一般在 0.4 左右。

思考题

1. 流产分为哪几种类型?各型之间的超声鉴别要点有哪些?
2. 异位妊娠最典型的超声表现是什么?

第六节　多 胎 妊 娠

■【病理及临床】

一次妊娠同时有两个或两个以上胎儿时称为多胎妊娠。多胎妊娠中以双胞胎妊娠多见,三胎少见,四胎以上罕见。多胎妊娠为高危妊娠,孕妇并发症多,围生儿死亡率高。根据病理可分为以下两类:

1. 双卵双胎　由两个卵子分别受精形成的双胎称为双卵双胎。两个受精卵各自着床在宫腔不同部位,形成两个独立的胎盘和胎囊,两者血液循环互不相通,两个胎囊之间由两层羊膜和两层绒毛膜组成。

2. 单卵双胎 由单一受精卵分裂而成的双胎称为单卵双胎。由于两个胎儿的基因完全相同，故其性别相同，外貌相似。胎盘和胎囊根据受精卵复制时间的不同而不相同，在桑椹胚期复制者与双卵双胎相同；在囊胚期复制者，两个胎儿有共同胎盘及绒毛膜，但有各自的羊膜囊，两个胎囊间为两层羊膜，此种约占 2/3；如在羊膜形成后胚胎才复制者，两个胎儿共有一个胎盘，共存于一个胎囊内，此种极少，仅占 1%。

多胎妊娠较正常妊娠具有以下特点：①早孕反应常较严重；②子宫增大迅速，明显大于妊娠月份；③妊娠晚期出现压迫症状，如呼吸困难、下肢水肿、下肢静脉曲张；④并发症多，如妊娠高血压综合征（妊高征）、贫血、羊水过多、胎儿畸形及前置胎盘发生率高；⑤胎位异常多见（胎儿小，羊水多，胎位易变）；⑥因子宫过度膨胀，肌纤维过度延伸，分娩期易发生宫缩乏力、产程延长、产后出血；⑦因常伴羊水过多，胎儿较小或胎位异常，易发生胎膜早破、脐带脱垂；⑧第一胎娩出后，因宫腔骤然缩小，可发生胎盘早剥；⑨第一胎为臀先露，第二胎为头先露，可发生"胎头交锁"难产；⑩产褥感染机会多。

【基于指南及专家共识的超声影像学检查】

（一）检查方法

双胎中每个胎儿检查切面与单胎相同，增加显示双胎间分隔及羊膜与胎盘连接处的切面。

（二）超声表现

1. 判断绒毛膜性 在妊娠 6~10 周，通过宫腔内妊娠囊数目判断绒毛膜性，如宫腔内有 2 个妊娠囊，为双绒毛膜双胎，如仅见 1 个妊娠囊，则为单绒毛膜双胎。在妊娠 10~14 周，通过胎盘数目及羊膜在胎盘插入点处的超声声像确定绒毛膜性。双绒毛膜双胎的胎盘插入位置呈"λ"征，即双胎峰，尖端指向羊膜腔（图 4-6-1）；而单绒毛膜双羊膜囊双胎两个胎儿间的隔膜与胎盘交接处呈"T"征（图 4-6-2）。如为 2 个完全分开的胎盘，则双绒毛膜双羊膜囊双胎可能性大。

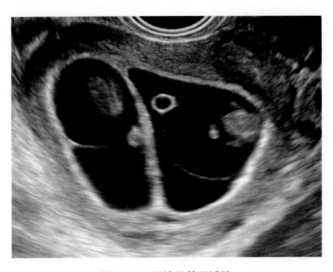

图 4-6-1 双绒双羊双活胎

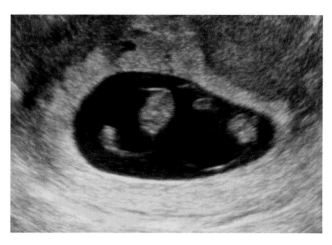

图 4-6-2　单绒双羊双活胎

2. 直接看羊膜囊判断羊膜性　最佳时间为孕 11 周之后，若孕周过小，羊膜纤细，超声难以显示。

3. 孕 14 周后绒毛膜性及羊膜性的判定　孕 14 周后，双绒毛膜双胎的双胎峰逐渐消失，若出现双胎峰，则为双绒毛膜双胎；若无双胎峰，两者皆有可能。另外，如为 2 个完全分开的胎盘或 2 个胎儿性别不同，则提示双绒毛膜双羊膜囊双胎。

4. 中晚期多胎妊娠超声检查　子宫各个径线均大于孕龄，自孕中期后，可见两羊膜囊之间的隔膜，表现为一亮带，随胎儿活动而浮动于羊水中。妊娠晚期胎儿长大拥挤，羊水又逐渐减少，故此隔不易暴露。应注意双（多）胎中有无连体双胎、畸形、死胎等现象。胎盘的数量、级别亦是检查的内容。

■【疑难解析】

单卵双胎对胎儿造成的独特损害有以下几类。

（一）双胎间输血综合征

此症主要发生在单卵双胎，两胎儿共用胎盘中血管有吻合，使胎儿间血液循环相互沟通，转移灌注。其发生率约为 15%~30%。胎儿死亡率高达 40%~87%。此综合征在双卵双胎中罕见。检查要点如下：

1. 首先鉴别双胎的类型

2. 受血胎儿声像图　此胎儿羊膜腔内羊水过多、胎儿大，约 1/4 胎儿发生水肿，多数胎儿肌张力低，约 10%~25% 胎儿发生胸水、腹水或心包积液。

3. 供血胎儿声像图　胎儿甚小，羊水很少，心脏小，其形态尚属正常，两胎儿体重相差在 25%~78% 范围，如能查见囊间隔膜，多很薄。

4. 脐带常见仅两条血管

（二）连体双胎

连体双胎为单卵双胎单羊膜囊独具畸胎，是胚胎期双胎未能完全分裂所致，约占妊娠的 1/5 200。超声可见连胸、连腹、连头胸腹等各种畸形。

（三）无心畸形

这种畸形在单卵双胎中多见，因共用的胎盘内血液循环互相吻合，由于血液流向的紊乱使受害胎儿供血不足并严重影响患儿的心脏发育，致使形成无心畸形。其发病率约为1/35 000，超声可见双胎之一为无心儿。

（四）胎儿先天畸形

单卵双胎发生的胎儿畸形为双卵双胎的3~7倍，双胎妊娠亦比单胎发病率高。在双胎中畸形较多见，如神经管缺陷、消化系统畸形、无心畸形、泌尿系统畸形。

（五）脐带缠绕

单羊膜囊双胎，两胎儿处于一个羊膜囊内，胎儿活动使脐带互相缠绕在一起，在羊水衬托下可见脐带成团，使胎儿处于高危中。

（六）"双胎之一流失"

在妊娠早期如果双胎之一死亡，则形成毁损卵而致胎囊塌陷逐渐缩小而被吸收消失，此即为"双胎之一流失"。如胎儿死亡较晚而胎儿又未骨化，胎儿组织中水分与羊水被吸收，受另一活胎儿挤压即可形成"纸样儿"。"双胎之一流失"后，一般孕妇无明显症状，少数患者感觉腹痛或少量阴道流血，经治疗后症状即消失，未被损害胎儿预后良好。据报道双胎之一流失率较高，约占20%~70%。

"双胎之一流失"的超声检查可见子宫内见一正常胎囊光环，其旁附有一个变形的胎囊（图4-6-3）。

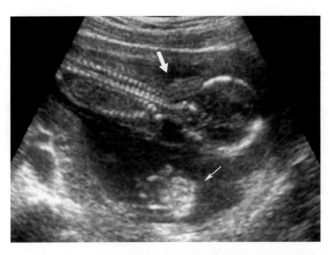

图4-6-3 宫内双胎，一个活胎（符合孕14周，粗箭头），一个死胎（细箭头）

（七）双胎妊娠中的胎儿宫内生长迟缓

一般足月双胎的胎儿出生体重较单胎出生胎儿体重低10%左右。双胎儿拥挤在宫内，胎盘血液循环供给不如单胎妊娠，可引起双胎之一发生宫内生长迟缓，称为"双胎间生长不协调"。两个胎儿体重差别 >25% 时可考虑双胎之一发生宫内生长迟缓,其围生期死亡率较高。诊断时应与双胎间输血综合征相鉴别。双卵双胎患双胎间输血综合征的很少。

思考题

1. 如何判断双胎的绒毛膜性及羊膜囊性?
2. 如何诊断双胎输血综合征?

第七节　死　　胎

■【病理及临床】

妊娠 20 周后,胎儿在宫腔内死亡,称为死胎。引起死胎的常见原因有脐带病变、胎儿畸形、胎盘早剥、宫内感染、胎儿地中海贫血、母体病变导致胎盘功能不全供氧不足,使胎儿缺氧死亡。胎儿死亡后,孕妇自觉胎动停止,乳房胀感消失,检查子宫不再继续增大,体重下降,胎心消失,则可考虑死胎可能。死胎多数能自行排出,若死后 3 周未排出,退变的胎盘和羊水释放凝血活酶进入母体血液循环,可引起弥散性血管内凝血(DIC)。

■【基于指南及专家共识的超声影像学检查】

胎儿死亡时间不同,其超声成像亦不同。

死亡时间较短,仅见胎心搏动消失,胎儿体内各器官血流,脐带血流停止。身体张力及骨骼、皮下组织回声正常,羊水无回声区无异常改变。

死亡时间较长,超声反映胎儿浸软现象,显示胎儿颅骨强回声环形变颅骨重叠变形;胎儿皮下液体积聚造成头皮水肿和全身水肿表现;液体积聚在浆膜腔如胸腔、腹腔;腹腔内肠管扩张并可见不规则的强回声显示;少量气体积聚也可能不产生声像阴影。如果死胎稽留宫内,进一步浸软变形,其轮廓变得模糊,可能会难以辨认,此时须谨防孕妇弥散性血管内凝血(DIC)的发生。偶尔超声检查也可发现胎儿的死因,如多发畸形等(图 4-7-1)。

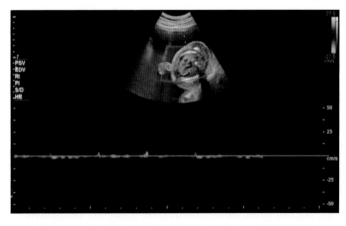

图 4-7-1　宫内妊娠,死胎(符合孕 23 周 +),无胎心搏动

思考题

死胎若未及时排出可引起什么并发症？

第八节　胎儿生长受限

■【病理及临床】

胎儿生长受限（FGR）是产科的重要并发症，占围生儿死亡的第二位，其围生儿病死率为正常发育的 6~10 倍，在死胎死产中约占 30%，产时宫内缺氧中 50% 为 FGR。

通常将 FGR 的病因分为母体因素、胎儿因素、胎盘脐带因素。

1. 内因性匀称型胎儿官内发育迟缓　特点：①体重、头围、身高相称，但比孕周小；②各器官细胞数少、脑重量轻；③半数新生儿有畸形，危及生存；④主要病因为先天性或染色体病变。

2. 外因性不匀称型胎儿官内发育迟缓　早期妊娠胎儿发育正常，危害因素在妊娠中晚期发生作用，常见原因有高龄初产、胎盘附着异常、妊高征等。基本原因是胎盘功能不足，特点：①外表有营养不良或过熟表现；②头围身高不受影响，但体重明显轻、发育不均，不成比例；③常有胎儿缺氧，代谢不良表现；④病理性胎盘，但体积不小，DNA 含量正常；⑤各器官细胞数正常，但体积小，肝脏中细胞团数量少；⑥出生后易发生低血糖；⑦围生期缺氧，常有神经损伤；⑧分娩后新生儿躯体发育正常。

3. 外因性匀称型胎儿官内发育迟缓　为上述两类的混合型。主要原因有缺乏营养物质，如叶酸、氨基酸等引起。致病因素是外因，但整个妊娠期都发生影响，其后果类似内因性宫内发育迟缓。特点：①头围、身材、体重均减少，有营养不良现象；②缺氧不常见，但代谢不良常见；③胎盘小，DNA 减少，但外表无异常；④各器官体积均小，细胞数减少，肝脾更严重，如出生后还受营养不良影响，脑细胞可减少达 60%。

■【基于指南及专家共识的超声影像学检查】

小于胎龄（small for gestational age，SGA）胎儿是指超声估测体重或腹围低于同胎龄应有体重或腹围第 10 百分位数以下的胎儿。并非所有 SGA 胎儿均为病理性的生长受限。SGA 胎儿还包含了部分健康小样儿。建立种族特异性生长标准，能够提高产前筛查 SGA 的敏感性。FGR 是指受母体、胎儿、胎盘等病理因素影响，胎儿生长未达到其应有的遗传潜能，多表现为胎儿超声估测体重或腹围低于相应胎龄第 10 百分位。

1. 核对孕周　早孕期据头臀长评估孕周，中孕期根据头围估算孕龄。

2. 中晚孕期对胎儿生长进行监测　结合胎儿双顶径、头围、腹围、股骨长度测量指标根据超声仪器内的软件得出 EFW（估计胎儿体重），参考相应孕周正常值范围，小于 10 百分位数可考虑有 FGR 的可能。观察胎儿的生长速度，同时了解有无羊水过少。

3. 多普勒指标　是了解胎儿、胎盘功能的重要手段，常用的指标有：脐动脉、大脑中动脉、静脉导管等。脐动脉血流异常（搏动指数 > 第 95 百分位、舒张末期血流缺失 / 反向）和

EFW<第3百分位与FGR胎儿的不良结局密切相关,对于超声EFW或腹围低于相应胎龄第3百分位以下,或伴有血流异常的胎儿,可定义为严重FGR。严重FGR预示不良的妊娠结局,是孕期筛查、诊断及管理的重点。

■【疑难解析】

要注意的是,超声判断胎儿宫内发育迟缓时,不能仅根据一次测量的结果,至少应动态观察2~3周后才下结论。一旦诊断FGR,建议每2~3周行超声监测胎儿生长情况,同时进行脐动脉血流和羊水监测。

思考题

1. 胎儿生长受限可分为哪几种类型?
2. 生长受限胎儿超声检查时应注意哪些方面?

第九节 巨 大 胎 儿

■【病理及临床】

胎儿体重≥4 000g称为巨大胎儿。通过正常产道常发生困难,发生肩难产机会多,需手术助产,处理不当可发生软产道损伤或子宫破裂。

■【基于指南及专家共识的超声影像学检查】

BPD(胎儿双顶径)≥9.5cm,股骨长径≥7.5cm,具备其中两项指标以上者可拟诊巨大胎儿。以同胎龄正常体重分布指数为标准,当新生儿或胎儿体重≥同胎龄儿对应体重的第90百分位数定义为"大于孕龄儿"。"巨大胎儿"指不考虑胎龄因素,当胎儿体重绝对值>4 000g或4 500g,则为"巨大胎儿"。测量股骨皮下组织厚度(FSTT)预测胎儿体重,该测量法简便且准确率高。当(FSTT)为20mm时,诊断巨大胎儿的敏感性为91%,特异性为94%。此时需进一步测量胎儿肩径及胸径,当肩径及胸径大于头径时,发生肩难产的概率升高。

■【疑难解析】

巨大胎儿的超声表现有两个方面:一是胎儿生长指标超过正常范围;二是常合并羊水过多。

思考题

符合哪些超声表现者可诊断为巨大胎儿?

第十节　宫颈功能不全

【病理及临床】

宫颈功能不全亦称子宫颈内口闭锁不全、子宫颈口松弛症，是指各种原因导致宫颈纤维组织含量的减少或者纤维组织的断裂，峡部括约肌能力降低，使宫颈呈病理性扩张和松弛。主要病因有：

1. 分娩损伤　分娩尤其是手术产时扩张宫颈均可引起子宫颈口损伤，如急产、巨大胎儿、臀位牵引术、产钳术、胎吸术等。

2. 宫腔手术时扩张宫颈过快过猛

3. 宫颈楔形切除术后

4. 子宫颈发育不良

患者在妊娠期，特别是中期妊娠以后，胎囊可自宫颈内口突出，子宫颈管逐渐缩短扩张，当宫腔内压增大至一定程度，子宫颈更加扩张以致引起宫缩或破膜而流产。所以常表现为反复发生活胎晚期流产及早产，多发生于相同妊娠月份甚至后一次妊娠比前一次妊娠提前发生，而且无明显流产的先兆，胚胎突然完整娩出。

【基于指南及专家共识的超声影像学检查】

1. ≥3次的无产兆出现无痛性晚期流产或极早产史。

2. ≤2次的无产兆出现无痛性晚期流产或极早产史，伴下列条件之一：妊娠期24周前阴道超声测量子宫颈长度≤25mm，伴进行性子宫颈扩张，子宫颈管缩短；或非妊娠期时，阴道超声测量子宫颈长度≤25mm；或非妊娠期时，8号子宫颈扩张棒无阻力通过子宫颈内口。

【疑难解析】

子宫颈的长度是因人而异的，应结合临床表现和病史，不能仅依靠超声测量值来判断。经阴道扫查时，探头不必进入阴道很深，在阴道外1/3处即可。

> **思考题**
>
> 宫颈机能不全有哪些超声表现？

第十一节　盆腔病变合并妊娠

【病理及临床】

妊娠合并盆腔肿块中，最常见的是妊娠合并子宫肌瘤、卵巢肿瘤。在妊娠早、中、晚期均可合并。早、中期妊娠所合并肿瘤尚可发现，超声检查可初步作出诊断，在妊娠晚期常因子宫增大遮盖肿瘤而无法显示。妊娠合并恶性肿瘤时,常合并腹水,病情也容易加重。子宫肌瘤合并妊娠占肌瘤患者的 0.5%~1%,占妊娠的 0.3%~0.5%。肌瘤小又无症状时在妊娠分娩过程中易被忽略。妊娠合并子宫肌瘤对妊娠、分娩均有影响。黏膜下肌瘤阻碍受精卵着床或致早期流产。较大肌壁间肌瘤合并妊娠时由于机械性阻碍或宫腔畸形也易流产。妊娠期肌瘤迅速增大可发生红色变,出现剧烈腹痛伴恶心、呕吐、发热、白细胞计数升高。

■【基于指南及专家共识的超声影像学检查】

妊娠后发现子宫肌瘤应该通过超声了解子宫肌瘤的性质、部位、血供的情况和胚胎情况后再做定论。超声检查为目前常用的辅助诊断方法,它可显示子宫增大,形状不规则,肌瘤数量、部位、大小及肌瘤内部是否均匀或液化、囊变等(图 4-11-1)。超声检查有助于诊断子宫肌瘤,为区别肌瘤是否有变性提供参考,同时有助于与卵巢肿瘤或其他盆腔肿块鉴别。

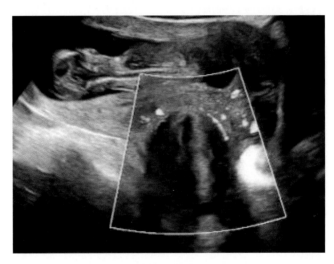

图 4-11-1 宫内妊娠合并子宫肌瘤

子宫腺肌病合并妊娠,早期超声检查可以发现整个子宫变大,子宫壁肥厚尤其是后壁,同时伴有回声增强的特性。如果肌层肥厚集成一团呈强回声的瘤状物,一般就称之为子宫腺肌瘤。妊娠晚期子宫肌层变薄,不易诊断。

妊娠合并卵巢肿瘤时,关键是扫查仔细,不要遗漏,需观察卵巢肿瘤大小、形态,有无包膜,是否光滑,其内容物性质,是否清亮,有无乳头,若为实质,其内光点是否均匀,有无液化、与周围组织粘连,腹腔内有无无回声暗区等。可用彩色多普勒检测血流及阻力指数。需结合临床,尽可能鉴别非赘生物性囊肿还是赘生物性肿瘤。

思考题

1. 简述流产的分类及先兆流产的超声诊断及临床表现。
2. 简述宫颈妊娠的超声诊断。
3. 异位妊娠需要与哪些疾病鉴别?

第十二节　胎 盘 异 常

一、前置胎盘

■【病理及临床】

前置胎盘指妊娠 28 周以后,胎盘附着于子宫下段,胎盘下缘低于胎儿先露部,达到或覆盖宫颈内口,是导致晚孕期阴道流血的常见原因。妊娠晚期或临产时,发生无诱因的无痛性反复阴道流血是前置胎盘的主要症状,偶有发生于妊娠 20 周左右者。

■【基于指南及专家共识的超声影像学检查】

1. 低置胎盘 胎盘下缘距离宫颈内口 <2cm(图 4-12-1)。

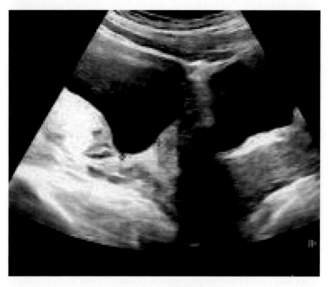

图 4-12-1　胎盘低置状态

2. 边缘性或部分性前置胎盘 显示胎盘下缘达到或覆盖部分宫颈内口,这两种情况超声常难以明确区分,尤其在无宫颈扩张的情况下(图 4-12-2)。

3. 完全性前置胎盘 宫颈内口完全被胎盘组织覆盖(图 4-12-3)。

■【疑难解析】

妊娠 28 周前一般不下前置胎盘的诊断,可提示胎盘前置状态。因为多数会发生胎盘迁移,至足月移至正常位置。

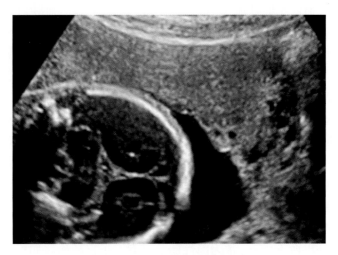

图 4-12-2 边缘性前置胎盘

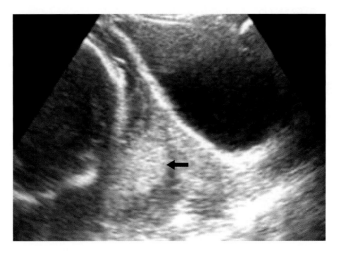

图 4-12-3 完全性前置胎盘（箭头）

二、胎盘早剥

■【病理及临床】

妊娠 20 周后或分娩期，正常位置胎盘在胎儿娩出前部分或全部从子宫壁剥离，称为胎盘早剥。胎盘早剥与高血压（包括妊娠高血压综合征、原发性高血压、肾性高血压）、创伤、胎膜早破、孕妇年龄、吸烟、使用可卡因等因素相关。

胎盘早剥的主要病理变化是底蜕膜出血形成血肿，使胎盘自附着处剥离。若剥离面积小，出血停止后血液很快凝固，临床多无症状。

若剥离面积大，此时因胎儿尚未娩出，子宫不能收缩，出血不断增多，可冲破胎盘边缘，沿胎膜与子宫壁之胎盘早剥间经宫颈管向外流出，即为显性剥离或外出血。若胎盘边缘仍附着于子宫壁上，或胎膜与子宫壁未分离，或胎头固定于骨盆入口都能使胎盘后血液不能外流，胎盘后血肿逐渐增大，胎盘剥离面也随之扩大，宫底不断升高，即为隐性剥离或内出血。隐性胎盘早剥,血液不能外流,出血逐渐增多而形成胎盘后血肿,因之压力增加,使血液浸入子宫肌层,甚至可达浆膜层,子宫表面呈现紫色瘀斑,严重时整个子宫呈紫铜色,尤以胎盘附着处为著,称子宫胎盘卒中。此时肌纤维受血液浸渍,收缩力减弱,有可能发生产后大出血。

胎盘早剥最常见的典型症状是伴有疼痛性的阴道流血。轻型胎盘早剥胎盘剥离面通常不超过胎盘面积的 1/3,在分娩期多见。主要症状为阴道流血量较多,色暗红,可伴有轻度腹痛或腹痛不明显贫血体征不显著。子宫软,宫缩有间歇,子宫大小与妊娠周数相符,胎位清楚,胎心率多正常,若出血量多胎心率可有改变。重型胎盘早剥以内出血和混合性出血为主,胎盘剥离面超过胎盘面积的 1/3,同时有较大的胎盘后血肿,多见于重度妊高征,主要症状是突然发生的持续性腹痛、腰酸、腰背痛,疼痛程度与胎盘后积血多少呈正相关。严重时可出现恶心、呕吐、面色苍白、出汗、脉弱、血压下降等休克征象。阴道不流血或少量流血,其贫血程度与外出血不相符,常为隐性胎盘早剥。子宫触诊硬如板状,处于高张状态,无间歇性放松,子宫有压痛且超过妊娠月份应有的大小并随病情发展宫底不断升高,胎位不清,若胎盘剥离面积超过 1/2,胎儿常因严重缺氧而死亡。

■【基于指南及专家共识的超声影像学检查】

（一）超声表现

1. 正常胎盘在声像图上紧贴子宫壁　当胎盘与子宫壁间形成血肿时,在胎盘后方出现较胎盘回声低或者强的包块或等回声包块(图 4-12-4)。急性血肿表现为强回声,随着时间推移,回声逐渐变低,甚至呈无回声区。

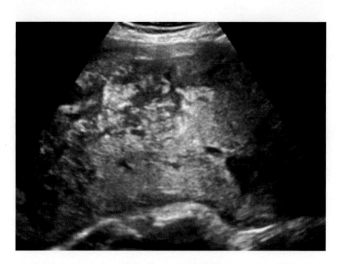

图 4-12-4　胎盘早剥

2. 当胎盘与血肿界限不清时,有血肿处的胎盘比正常者明显厚

3. 探头下局部压痛明显

4. 胎盘胎儿面向羊膜腔突出

5. 胎盘后血肿较大时,可影响胎儿位置,使之偏向对侧

6. 羊水中有血液渗出时, 羊水中回声增多

(二)鉴别诊断

超声诊断胎盘早剥的程度, 可给临床医生提供可靠的治疗依据。若剥离面大, 病情危重则需立即终止妊娠, 抢救孕妇及胎儿生命。特别对有不典型腹痛、腹部张力高、阴道流血、临床上怀疑有胎盘早剥的病例, 超声有极大的临床价值, 可协助产科医生及时作出判断, 迅速处理。

1. 胎盘后子宫肌瘤 团块形态呈圆形或类圆形, 边界清楚, 周边可探及环状或半环状血流信号。胎动及胎心率正常, 孕妇无下腹痛、阴道出血等表现。

2. 其他原因造成的胎盘增厚 胎儿有时合并腹腔积液、水肿等表现。孕妇亦无下腹痛等主诉。

■【疑难解析】

病史和体征是超声诊断胎盘早剥的关键, 症状体征不明显的患者, 有时容易漏诊。剥离面积小及后壁胎盘因远场分辨力较差, 不易诊断。仪器的分辨力及操作者的经验也是影响诊断的重要因素。

三、帆状胎盘

■【病理及临床】

帆状胎盘指脐带附着于胎膜, 脐血管经胎膜作扇形分布进入胎盘。

帆状胎盘在双胎中的发生率比单胎高 9 倍, 此胎盘对母体本身无影响, 主要是对胎儿的影响比较大, 容易造成胎儿死亡。如果脐带附着点正好在胎盘下缘近宫颈处, 可受胎儿先露部的压迫, 引起胎儿宫内窘迫甚至死亡。而当脐血管接近宫颈口或在宫颈口上方, 并位于先露部的前方时则会造成血管前置, 可致胎儿失血死亡。

■【基于指南及专家共识的超声影像学检查】

1. 扫查整个胎盘的胎儿面, 均未见脐带与胎盘的附着点。

2. 脐带入口周围无胎盘组织覆盖, 脐血管进入胎膜后分成数支。

3. 彩色多普勒超声较二维超声能更好地显示脐带入口, 直观显示血管自脐带入口走行一段距离后进入胎盘(图 4-12-5)。

4. 帆状胎盘合并血管前置时, 表现为宫颈内口上方带状无回声, CDFI 可见血流信号显示。

■【疑难解析】

超声检查要点: 脐带入口与胎盘相隔一定距离, 脐带入口处无胎盘组织。超声扫查时应注意围绕脐带入口进行 360°扫描非常重要, 彩色多普勒超声应显示脐血管深入胎盘实质, 而不是仅邻近胎盘实质。胎盘表面的血管可能类似脐带入口, 所以不仅应显示脐带入口在胎盘实质内的部分, 而且应追踪其进入羊水的部分。如果脐带显示不清时, 可扫查整

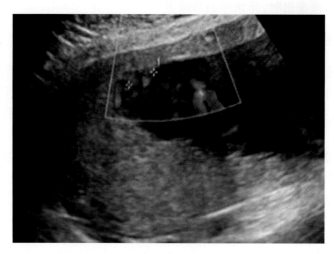

图 4-12-5 胎儿脐带附着点距离胎盘上缘 1cm 的羊膜上，考虑帆状胎盘

个子宫壁表面。脐带入口显示不清时，可改变患者体位后再扫查可能有帮助。此外，需排除合并血管前置，经彩色超声多普勒扫查子宫下段及宫颈口上方，跟踪血管走向，也可经阴道彩色多普勒检查。

四、胎盘植入

■【病理及临床】

正常胎盘绒毛侵蚀并植入子宫内膜，但不植入子宫肌层。如果因各种原因，如刮宫、剖宫产、宫腔操作等造成子宫内膜受损时，绒毛可侵蚀植入到子宫肌层，形成植入性胎盘。基本原因是蜕膜基底层的缺乏，蜕膜部分或全部由疏松结缔组织替代。易发生在子宫瘢痕、黏膜下肌瘤、子宫下段、残角子宫等部位。临床表现有以下几点：①产程延长，或部分胎盘残留，可造成产后大出血、感染。②人工剥离胎盘时找不到子宫壁与胎盘边缘可分离的界线，多为完全植入性胎盘，部分性植入胎盘则未植入部分剥离容易，但植入部分无法剥离，强行剥离时感子宫壁随胎盘剥离而移动，且感宫壁变薄，甚至可剥破宫壁。植入胎盘常见于前置胎盘，尤其前置胎盘但无产前出血时应警惕植入胎盘。③植入性胎盘是造成子宫内翻的一个高危因素，处理粘连及植入胎盘时可将子宫底牵出阴道口外。④植入性胎盘残留可成为胎盘息肉，是晚期产后出血原因之一。也有成绒毛膜上皮癌的可能。

■【基于指南及专家共识的超声影像学检查】

1. 胎盘增厚，内见较多不规则无回声腔隙，彩色多普勒超声显示内部丰富，呈旋涡状，常称作"胎盘陷窝"（图 4-12-6）。

2. 胎盘附着处子宫肌层变薄或消失，肌层内弓状动脉血流中断，不规则。胎盘后方低回声区部分或完全消失。

3. 胎盘穿透子宫浆膜层时，可见膀胱浆膜层强回声中断，有时可见回声不均的胎盘组织突向膀胱。

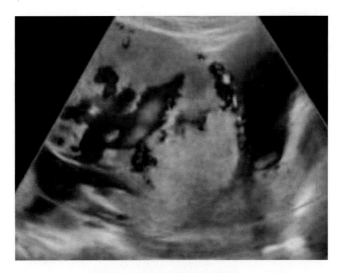

图 4-12-6 妊娠晚期胎盘植入

最新技术显示：正常人子宫肌层和膀胱黏膜的三维重建图像呈"双轨征"，比较轻的胎盘粘连轨道征可以存在，但个别地方有中断，比较重的胎盘植入轨道的破坏更严重，而最严重的胎盘穿透轨道就看不见了。

■【疑难解析】

临床上依据植入程度分三种类型：

1. 胎盘粘连 植入较浅，胎盘仅与子宫肌层接触。

2. 胎盘植入 植入较深，胎盘绒毛深达深部肌层。

3. 胎盘穿透 植入更深者，胎盘绒毛穿透宫壁肌层，常侵入膀胱或直肠。

产前超声难以区分这三种类型的胎盘植入。通常需要产后组织病理检查才能明确区分。

> 思考题
>
> 1. 胎盘异常有哪几种类型？
> 2. 胎盘早剥的超声诊断要点有哪些？

第十三节 脐 带 异 常

一、脐带绕颈

■【病理及临床】

脐带绕颈约占分娩人数的20%。脐带绕颈与脐带过长、胎动频繁、胎位变化有关系。

■【基于指南及专家共识的超声影像学检查】

1. 在胎儿颈背部长轴切面上,颈部软组织可见"U""W"形压迹(图 4-13-1,图 4-13-2)。

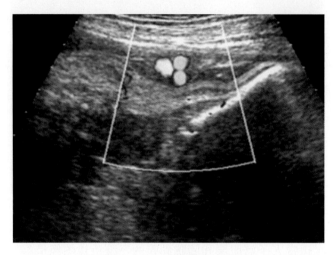

图 4-13-1 脐带绕颈 1 周

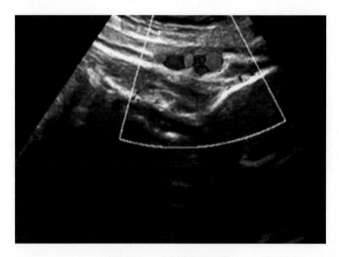

图 4-13-2 脐带绕颈 2 周

2. 在"U""W"形压迹特征前方可见脐带横断面,其内部脐血管呈"品"字形或者双"品"字形。

3. 在"U""W"形压迹前面出现红色或者蓝色血流信号。

二、单脐动脉

■【病理及临床】

单脐动脉发病率约为 1%,但在胎儿畸形中则占 7.4%~48%。

■【基于指南及专家共识的超声影像学检查】

1. 脐带血管仅有两条,一条为脐动脉,一条为脐静脉。

2. 脐带横断面显示一大一小两个圆形暗区,纵切面显示两条血管暗区互相缠绕(图4-13-3)。

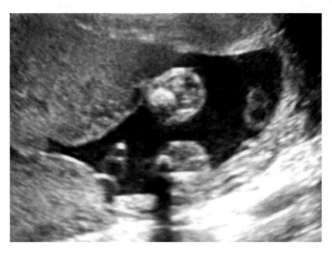

图 4-13-3 单脐动脉,脐血管横切面呈"吕"字形

思考题

超声诊断的哪个切面可以诊断单脐动脉?

第十四节 羊水异常

一、羊水过多

■【病理及临床】

凡在妊娠任何时期羊水量 >2 000mL 者,单一象限羊水最大深度 >8cm 或羊水指数 AFI>25cm,称为羊水过多。

羊水在胎儿与母体之间不断进行交换,维持动态平衡。胎儿通过吞咽、呼吸、排尿以及角化前皮肤、脐带等进行交换。当羊水交换失去平衡时,出现羊水过多或过少。羊水过多的确切原因还不十分清楚,与胎儿畸形、多胎妊娠、胎盘脐带病变、孕妇和胎儿的各种疾病等有关。羊水过多可分为急性和慢性两种。大多数患者的羊水量增加较缓慢,无明显的主诉,为慢性羊水过多;若羊水量在数天内迅速增加,出现腹部胀痛、憋气、端坐呼吸、发绀、不能平卧等症状,为急性羊水过多,易出现下肢及外阴静脉曲张。

■【基于指南及专家共识的超声影像学检查】

胎儿被大片液性暗区包围,胎盘受羊水压迫变薄。合并胎儿畸形时,有相应声像图特征。羊水量的测量在妊娠中期通常采用羊水最大深度,妊娠 28 周后采用羊水指数。

最大羊水池(AFV)垂直深度测量法,以单一羊水最大暗区垂直深度测定表示羊水量,显示胎儿与子宫壁间的距离增大,超过 8cm 即可考虑为羊水过多。也可采用羊水指数法(AFI),以脐水平线和腹白线为标志将子宫直角分成四个象限,测量各象限最大羊水池的垂直径线,四者之和即为羊水指数,AFI>25cm 方可诊断羊水过多。

二、羊水过少

■【病理及临床】

凡在妊娠任何时期羊水量 <300mL 者,单一象限羊水最大深度 <2cm 或 AFI<5cm,称为羊水过少。病因可分为以下几类:

(一)胎儿畸形

许多先天畸形,特别是泌尿系统畸形与羊水过少有关,如先天性肾缺如、肾发育不良、多囊肾和尿道狭窄或闭锁等。

(二)胎盘功能不全

胎盘是胎儿和母体间物质交换的器官,胎盘功能降低可以导致胎儿血容量下降,胎儿肾脏血供下降最后导致胎尿生成减少。

(三)药物作用

许多药物可引起羊水过少,常见的有非甾体抗炎药和血管紧张素转化酶抑制药两类,非甾体抗炎药中研究最多的是吲哚美辛。

(四)妊娠 <24 周时的胎膜早破

妊娠期间,羊水的量和成分不是固定不变的,而是处在一个不断生成和吸收的、相对稳定的动态变化过程中。当羊水生成减少和 / 或羊水吸收增加,羊水的生成量小于羊水的吸收量时就会发生羊水过少。参与羊水生成和吸收的机制主要是胎尿、胎儿吞咽、胎儿呼吸运动、胎儿皮肤和胎膜(包括羊膜和绒毛膜),上述机制随孕周不同而各自作用不同。

■【基于指南及专家共识的超声影像学检查】

子宫缩小,子宫容量低于正常均值两个标准差以上。羊水与胎儿之间界面不清。胎儿卷曲,肢体聚集交叉,互相挤压。

最大羊水池垂直深度测量法,AFV≤3cm 为羊水过少,≤1cm 为严重羊水过少。现多采用羊水指数法诊断羊水过少,该方法比 AFV 准确可靠。AFI≤8cm 时为诊断羊水过少的临界值,若 AFI≤5cm 则诊断为羊水过少。

■【疑难解析】

测量羊水池深度时,不要把脐带的暗区当成羊水测量,尤其在无羊水的时候,超声检查可以帮助鉴别。中期妊娠羊水过少提示有胎儿泌尿系统发育不良。晚期妊娠羊水突然减少提示胎盘功能减退,胎儿宫内缺氧。

思考题

1. 简述前置胎盘的超声诊断标准。
2. 胎盘早剥的定义及超声诊断标准是什么?
3. 羊水过多及羊水过少的诊断标准是什么?

第十五节 先天性胎儿畸形

先天性胎儿畸形是指由于内在的异常发育而引起的器官或身体某部位的形态学缺陷,又称为出生缺陷。人类具有较高的出生缺陷率,国外发病率约 15‰,国内发病率约为13.7‰。尽早对胎儿畸形进行产前诊断并采取积极干预措施是提高我国围生期医疗质量及人口素质的重要措施和手段。2022 年版中华医学会超声医学分会《超声产前筛查指南》规定了孕 20~24 周超声应诊断的致命性畸形,包括无脑畸形、无叶全前脑、严重脑膜脑膨出、严重开放性脊柱裂伴脊髓脊膜膨出、严重胸腹壁缺损并内脏外翻、单腔心、单一大动脉、四肢严重短小的致死性骨发育不良、双肾缺如。

一、无脑畸形

■【病理及临床】

无脑畸形是由于露脑畸形无颅盖骨的保护,致使脑组织破碎脱落,导致大脑组织缺失而形成。胎儿头颅皮肤、颅骨、硬脑膜全部缺失。露脑畸形早期可有完整的大脑半球,表面覆盖软脑膜,脑内结构模糊。至无脑儿阶段,大脑结构消失,仅存小脑、脑干和脑神经。露脑畸形与无脑儿常合并脊柱裂脊膜膨出,以及全身其他器官系统畸形。

■【基于指南及专家共识的超声影像学检查】

胎儿头部任何切面均未见胎头圆形颅骨环,无大脑组织结构,仅见一头节,面部扫查眼眶上方无前额,双眼突出,呈"青蛙"面容(图 4-15-1)。孕 28 周后常合并羊水过多。胎儿常呈仰伸状态,活动较频繁。

■【疑难解析】

无脑畸形分类:完全性无脑畸形,颅骨缺损达枕骨大孔;不完全无脑畸形,颅骨缺损局限于枕骨大孔以上;颅脊柱裂畸形,为完全无脑畸形伴开放性脊柱裂畸形。妊娠晚期胎头入盆,容易误诊,应仔细鉴别。

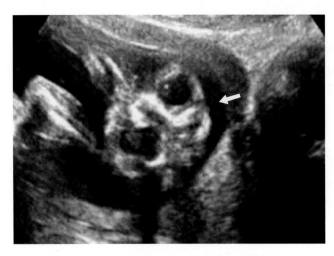

图 4-15-1　无脑儿,呈"青蛙"面容(箭头)

二、无叶全前脑

■【病理及临床】

前脑无裂畸形是由于前脑分裂失败导致,是一种遗传异质性疾病,包括三种主要类型:无叶型、半叶型、分叶型。无叶型即最严重的类型,大脑纵裂和大脑镰完全缺失,只有单一的原始脑室,丘脑在中线处融合,常伴有颜面异常。

该病病因不明,部分与遗传有关。原始前脑在胎儿期第 4~8 周经分裂与憩化形成端脑、前脑,并分化出脑室系统,此过程发生障碍时,使前脑大部分没有分开而出现一组颅面畸形。基本病理特点为侧脑室分离不全而呈单脑室,无大脑镰、胼胝体、透明隔及半球间裂,脑重量小于 100g,仅包括一个残留的原始中线脑沟,其沟回结构大而简单,基底核和丘脑神经核均未分化,且为单一大脑前动脉。按分化程度不同分成无叶型、半叶型和分叶型三类。

无脑叶型常造成流产、死产或 1 岁内死亡,临床罕见。半脑叶型较轻,头小,精神呆滞,脑瘫;全脑叶型和视隔发育不全可活至成年,常表现各种神经精神症状,如运动迟缓、智力低下等,后者癫痫发作常见。其他有视力障碍、视盘发育不良、粗大眼球震颤及下丘脑垂体功能障碍导致尿崩、侏儒等。各型均有不同程度面部中线结构畸形,如独眼、唇裂、胼胝体发育不良等。

■【基于指南及专家共识的超声影像学检查】

超声检查 12 周前即可作出诊断。超声表现如下:

1. 单一、镰刀样或马蹄样的脑室,共同脑室引流入背囊。
2. 半球裂、胼胝体、透明隔缺如,中线回声缺如。
3. 皮质缘薄。
4. 单一、融合的丘脑。
5. 小头畸形。

6. 脑室扩大，脑积水。

7. 相关颜面部畸形：眼距过短；独眼畸形；象鼻或异常鼻骨形成；中央面裂，唇裂，腭裂。

三、严重脑膜脑膨出

■【病理及临床】

脑膨出是一种开放型神经管缺陷。中胚层缺陷导致颅盖和硬脑膜缺陷合并脑积液、脑组织、脑膜从缺损处疝出。75% 发生在枕部。枕部脑膨出可以高位，在正中孔之上，也可累及上位颈椎和枕骨。13%~15% 发生在前额，10%~12% 发生在顶部，前顶脑膨出是东南亚地区最常见的类型。合并颅面部闭合不全。小部分发生在蝶窦，蝶鼻脑膨出临床上常是隐性的，常在青少年期发病。疝囊内不含脑组织，预后最佳。超声诊断准确率很高，严重的脑脊膜膨出和脑膨出一旦确诊，应终止妊娠。

■【基于指南及专家共识的超声影像学检查】

超声诊断要点是胎儿颅骨高回声环的延续性中断，局部向外突出囊性物，使头部变形，根据囊内外回声特征可判断膨出物来源。若囊内为液性暗区则为脑膜膨出，内为实性的脑组织结构则为脑膜脑膨出，颅骨严重缺损时，整个大脑均突出颅外，脑组织外无颅骨结构（图 4-15-2）。

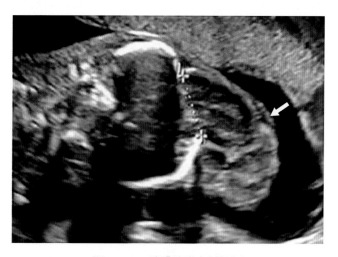

图 4-15-2 脑膜脑膨出（箭头）

■【疑难解析】

超声诊断要点是胎儿颅骨高回声环的延续性中断，局部向外突出囊性物，使头部变形。胎儿枕后小的脑脊膜膨出以及顶部的脑脊膜膨出容易漏诊，应仔细检查。

四、严重开放性脊柱裂伴脊髓脊膜膨出

■【病理及临床】

胎儿脊柱在骨化过程中若不融合,或仅部分融合,则形成脊柱裂,常合并脊膜膨出、无脑等其他中枢神经系统畸形。绝大多数脊柱裂为背侧裂,发生在腰椎或骶椎,其发生与染色体异常、环境因素有关,大部分脊柱裂为开放性,小部分为隐性脊柱裂,后者因无脊膜膨出,皮肤和皮下软组织正常,超声容易漏诊。

开放性脊柱裂分为脊髓裂、脊髓脊膜膨出、半侧脊髓脊膜膨出、积水性脊髓脊膜膨出和脊膜膨出。由于这些畸形常是开放性的或有造成开放的危险,故称为开放性脊柱裂。致畸形因子越早,产生神经畸形的部位越高,范围越广,程度也越复杂,越严重。

(一)脊髓裂

脊髓裂为胚胎发育第 28 天以前发生的畸形。椎管、脊膜和脊髓均裂开,部位以胸腰段为多,畸形处可看到原始神经板、神经沟及上端闭合的神经管,常有脑脊液溢出,故出生后即有脑膜炎和脑室炎的潜在危险。神经障碍严重,病变节段以下常完全瘫痪。

(二)脊髓脊膜膨出

脊髓脊膜膨出为胚胎发育 28 天以后产生的畸形,较多见于腰或腰骶段,常有囊形成。脊髓和神经根或裸露或突入囊内。囊壁可破裂,产生脑脊液漏。神经功能障碍有轻有重,取决于畸形的程度。

(三)半侧脊髓脊膜膨出

半侧脊髓脊膜膨出表现为稍偏离中线的脊髓脊膜膨出,往往仅一侧的半脊髓畸变,而另侧半脊髓比较完好。

(四)积水性脊髓脊膜膨出

这种畸形罕见,膨出的内容物含扩大的中央管和发育不良的脊髓背索神经组织。常有较完整的囊,与脊膜膨出不易区别。

(五)脊膜膨出

胚胎后期产生的畸形,形成脊膜膨出。膨出囊内仅含 CSF。产生脑脊液漏和脑膜炎者少见。

■【基于指南及专家共识的超声影像学检查】

(一)椎骨变形、缺损

从胎儿脊柱的背面冠状扫查,脊柱背侧椎弓的两条平行串珠状强回声间距离局部变宽,横切面上在椎管外围由椎体和椎弓组成的闭合性三角形变成开放性,两椎弓分开,呈 V 形或 U 形,可以合并脊柱侧弯或后凸畸形(图 4-15-3,图 4-15-4)。

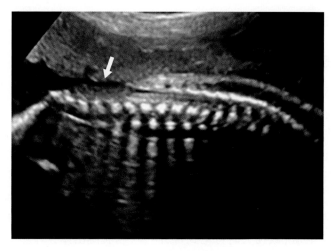

图 4-15-3 脊柱裂(箭头)

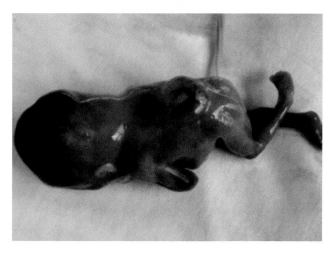

图 4-15-4 脊柱裂病理标本

(二)脊膜膨出

开放性脊柱裂在脊柱病变的部位,皮肤、皮下软组织也有缺损,皮肤延续性中断,局部见大小不等、边界清晰、有薄壁的囊性膨出物,常随胎动在羊水中浮动,局部可见脊柱裂声像。轻度脊膜膨出尤其是位于骶尾部时,容易漏诊。

(三)合并异常

常合并颅内积液,由于脊膜膨出、枕骨大孔疝形成,造成颅内负压,小脑受挤压变形,反折呈"香蕉形"小脑,两侧顶骨内陷形成"柠檬头"征。另外常合并马蹄内翻足、羊水过多等。

■【疑难解析】

脊椎裂脊膜膨出应与骶尾部畸胎瘤鉴别。后者囊肿内为不均质混合回声,表面有皮肤覆盖、脊椎骨无异常,借此声像可以鉴别。

五、严重胸腹壁缺损并内脏外翻

■【病理及临床】

脐旁腹壁及部分胸腔全层缺损,包括部分胸骨缺如,伴有心脏及腹腔脏器脱出体腔,为胸腹壁缺损并内脏外翻。

胸腹壁缺损并内脏外翻又称 Centrell 五联征,包括脐以上腹中线缺陷引起的脐膨出、异位心、胸骨缺损、心包和前纵隔缺陷。其合并的先天性心脏病有心内膜垫缺损、法洛四联症。侧襞发育缺陷可发生脐膨出、腹裂,尾襞发育缺陷可发生脐膨出、膀胱外翻、小肠膀胱裂、肛门直肠闭锁。如果头、尾襞同时发育缺陷,将产生广泛的胸腹联合裂畸形,为严重致死性畸形。其表现为脐旁腹壁及部分胸壁全层缺损,伴有心脏及腹腔内脏脱出体腔。外翻的脏器主要有肠管、心脏,缺损大时可见到胃、胆囊、膀胱翻出体腔外。

■【基于指南及专家共识的超声影像学检查】

(一)超声表现

1. 胸壁强回声连续中断,前腹壁回声脱失。
2. 胸廓小、轮廓不清楚,胸腔内部结构异常。
3. 心脏位置异常或脱出于胸腔悬浮于羊水中。
4. 肠管、胃等腹腔脏器位于腹腔外,呈杂乱结构团块漂浮在羊水中,有时可见肠蠕动(图 4-15-5~ 图 4-15-8)。
5. 胎儿腹围变小。
6. 合并羊水过多或羊水过少。
7. 多合并胎儿宫内发育迟缓。
8. 可合并脊柱畸形。

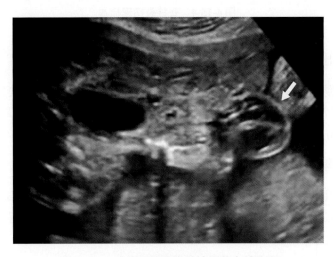

图 4-15-5 胎儿严重胸腹壁缺损并内脏外翻

胎儿心脏(箭头)完全膨出于胸外羊水中,腹部外形异常,胎儿腹壁回声消失,胎儿肝脏、胃、肾脏、肠管完全膨出于腹外羊水中,胎儿严重内脏外翻。

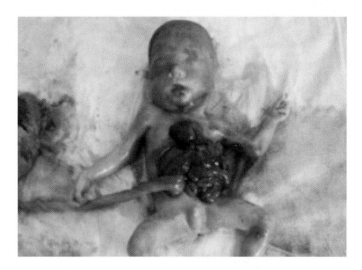

图 4-15-6 胎儿严重内脏外翻病理标本

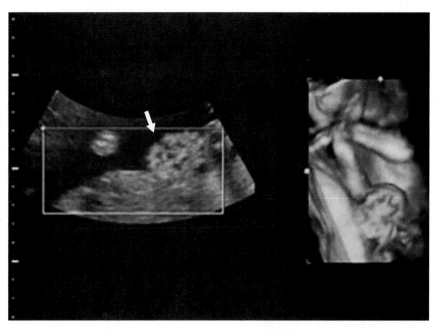

图 4-15-7 胎儿严重内脏外翻(箭头)

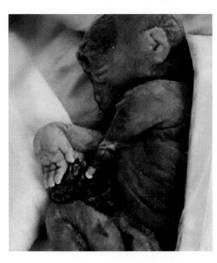

图 4-15-8　胎儿严重内脏外翻病理标本

（二）鉴别诊断

应与脐膨出相鉴别。脐膨出的表面有囊膜包被，无正常脐部结构，而腹裂病儿的脐、脐带的位置和形态均正常，在脐的一侧留有腹壁全层缺损，腹内脏器自脐旁腹壁裂缝突出腹外，特别是当脱出肠管水肿、增厚，表面有炎性渗出物覆盖时，易与囊膜破裂的脐膨出混淆。

■【疑难解析】

影响检出的因素：
1. 胎儿肢体屈曲环抱，腹壁的连续性显示不清楚。
2. 胎背朝上，腹壁朝下，胎儿前胸、腹壁显示不清楚。
3. 母体肥胖，超声衰减增加，超声界面不清楚，影响分辨力。
4. 羊水少，超声界面不清楚，难以分辨。
5. 如为胎儿单纯的腹壁缺损，当腹腔内外压力差距不大时，肠管可以不翻出，超声检查无法检出腹壁缺损。

六、单腔心

■【病理及临床】

单腔心是指房间隔和室间隔均未发育，心脏只有心房和心室两个心腔，心房通过共同房室瓣与单心室腔相连接。单腔心常伴或不伴有残余心室腔和心室与大动脉连接关系等异常情况，是严重而复杂的心脏畸形。

■【基于指南及专家共识的超声影像学检查】

四腔心切面上，显示只有一个共同心房和心室及连接两者的共同房室瓣。彩色多普勒血流成像显示一束由心房至心室的充盈血流信号。如同时显示两束血流充盈信号，则表示房室间存在两个瓣口，应仔细辨认是否为单心室。合并畸形可具有其相应的表现。

■【疑难解析】

1. 胎儿体位、孕妇肥胖、仪器分辨力低等影响结构图像显示。
2. 心室内若存在粗大的乳头肌，有可能与心室间隔难以区别，而影响正确诊断。
3. 合并畸形的诊断常有一定困难。

七、单一大动脉

■【病理及临床】

单一大动脉是指仅探测到一条大动脉主干，另一条大动脉主干缺如或不显示，是几类圆锥动脉干畸形的一个统称,主要包括共同动脉干、肺动脉闭锁和主动脉闭锁。

由于胚胎发育缺陷,未能将原始动脉干分隔成主动脉和肺动脉,而留下共同的动脉干,且只有一组半月瓣跨于两心室之上。常合并迪格奥尔格综合征。

临床表现有以下几点:

(1)早期发绀:单一大动脉患者多于出生后即有发绀,并伴心力衰竭和肺动脉高压。

(2)心脏杂音:心脏杂音常不明显,有时在胸骨左缘第3~4肋间可听到全收缩期吹风样杂音(室间隔缺损)和/或舒张期吹风样杂音(动脉干反流),而听诊类似动脉导管未闭。心底部第二心音呈单一音,无分裂。

(3)心脏扩大:心脏浊音界增大,心前区隆起抬举感。

■【基于指南及专家共识的超声影像学检查】

声像图上仅见一条粗大动脉干起自心室,多骑跨于室间隔上。其瓣下见较大室间隔缺损,缺损可位于干下、膜周,或为心内膜垫型。经典的共同动脉干近端可见肺动脉或其分支发出,肺动脉与心室无连接。严重的主动脉或肺动脉狭窄或闭锁,声像图上可能难以显示该血管,仅见另一粗大动脉与心室连接。

八、四肢严重短小的致死性骨发育不良

■【病理及临床】

致死性骨发育不良为常染色体隐性遗传疾病,表现为四肢极度短小,短躯大头,肋骨短,狭胸,发生率约万分之0.23。由于胸廓发育小,影响肺发育,造成出生后新生儿严重窒息、预后极差。

Ⅰ型:患者软骨内成骨和膜性成骨均受累,部分或全部颅骨及脊柱无骨化,长骨极其短小,常有肋骨骨折。

Ⅱ型:患者仅软骨内成骨受累,颅骨及脊柱钙化不全的表现,较Ⅰ型轻。长骨短较Ⅰ型稍轻,且无肋骨骨折。

■【基于指南及专家共识的超声影像学检查】

患儿严重肢体短缩,椎体骨化缺如和骨骺粗大,骨化迟滞,有典型声像图特征时,产前超声检查可初步判断胎儿骨发育异常。诊断应除外脑积水及其他颅内异常等。

1. 肢体异常短小 以近端长骨短为主要特征,所有长骨均低于正常妊娠4倍标准差,FL/AC比值<0.16。妊娠32周前BPD-FL>5cm,晚期妊娠BPD-FL>3.0cm;2~3周复查,生长曲线出现进行性生长迟缓。绝大多数为对称性肢根型肢体短缩(图4-15-9)。

2. 胸廓狭小 肋骨发育短小,胸廓短小,胸围明显小于同孕龄正常值。

3. 腹部膨隆 由于胸廓狭窄,胎体矢状切面上胸腹交界处形成明显角度。

4. 颅骨异常 头围及双顶径增大,枕、额隆凸;膜性颅骨极薄,颅骨光环加压变形,颅内结构异常清晰。也可见颅骨塌陷、两侧颞骨凸出、颅骨光环形态异常(三叶草征)等。

5. 肢体外形短粗 肢体异常短粗,有时难以显示骨骼影。有时长骨两端骨骺膨大增粗呈"电话筒"样改变。

6. 椎体骨化缺如 由于椎体骨化缺如,超声不显示脊柱声影或显影不良。

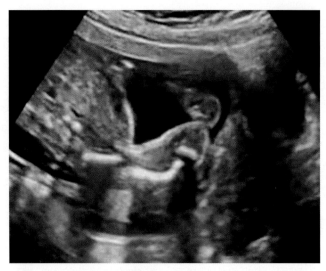

图 4-15-9　孕 36 周, 股骨明显弯曲缩短, 呈"电话接收器状"

7. 羊水过多　部分严重骨骼畸形可能由于胸廓狭小, 胸腔压力增加影响胎儿吞咽所致。

8. 其他畸形　可合并手足畸形、心血管畸形或唇、腭裂等。

■【疑难解析】

1. 孕早期难以确认; 中孕晚期或晚孕期未作超声筛查。
2. 计算孕周不准确, 未发现肢体长骨发育迟缓。
3. 孕妇腹壁水肿或过厚, 声衰减严重, 超声成像不清, 难以测量辨认。
4. 未及时进行复诊而影响检出。

九、双肾缺如

■【病理及临床】

双肾缺如是由于输尿管芽不发育, 不能诱导后肾原基使其分化为后肾。双侧肾脏先天性发育不全可导致双肾缺失。

正常肾的发育须有正常输尿管芽在人胚胎第 5~7 周时穿入后肾原基, 当有引起形态或序列变化的因素如缺乏生肾嵴或未形成输尿管芽将阻碍肾的发生。

■【基于指南及专家共识的超声影像学检查】

1. 排除胎膜早破后的羊水量明显少或无羊水。
2. 动态观察膀胱是否一直不充盈。
3. 观察双肾区有没有肾脏, 如果没有, 要观察盆腔及胸腔有没有肾脏。
4. CDFI 观察是否存在肾动脉。
5. 观察是否存在其他肾外畸形。

■【疑难解析】

胎儿单侧肾缺如者预后良好, 双侧肾缺如为致死性畸形。

思考题

　1. 简述脊柱裂的超声诊断。

　2. 影响胸腹壁缺损并内脏外翻的检查因素有哪些？

　3. 致死性软骨发育不良的超声诊断标准是什么？

第十六节　子宫发育异常

■【病理及临床】

在胚胎发育过程中，两侧副中肾管受某种因素的影响，在不同阶段停止发育，而形成不同类型的子宫畸形。包括先天性无子宫、始基子宫、幼稚子宫；弓形子宫、纵隔子宫、双体子宫；单角子宫或残角子宫；少见的 Robert 子宫、子宫附腔、先天性子宫阴道缺如综合征（Mayer-Rokitansky-Kuster-Hauser syndrome，MRKH syndrome）。子宫发育异常若不影响生理功能则无临床症状。常见的临床症状有无月经、不孕、习惯性流产、病理妊娠、难产等。

■【基于指南及专家共识的超声影像学检查】

（一）检查方法

可采用经腹壁及经阴道超声，三维超声可获得子宫冠状切面，对明确诊断很有帮助。当阴道发育异常时可借助经直肠超声。

（二）超声表现

1. 先天性无子宫、始基子宫、幼稚子宫

（1）先天性无子宫：膀胱后方、直肠前方未见子宫体及宫颈的声像，则为先天性无子宫。

（2）始基子宫：若子宫表现为一个很小的条索状低回声结构，无内膜回声，提示为始基子宫（图4-16-1）。

（3）幼稚子宫：若子宫宫体各径线均小于正常，宫颈相对较长，宫体与宫颈之比为2:3或1:2，可见宫腔线及菲薄内膜回声，提示为幼稚子宫。先天性子宫异常常合并先天性无阴道，卵巢可正常。

2. 弓形子宫、纵隔子宫、双体子宫

（1）弓形子宫：子宫外形基本正常，宫底外形无切迹，宫腔底部内膜呈弧形内凹，内凹深度一般 <1cm，两侧内膜夹角 >90°。

（2）纵隔子宫：子宫外形正常，自宫底至宫颈连续扫查，显示子宫中部低回声肌性结构纵贯整个宫腔，达宫颈内口处，形成两个宫腔内膜线，三维超声子宫呈 V 形，为完全性纵隔子宫（图4-16-2）；若纵隔一直延续到宫颈管，为双宫颈管完全纵隔畸形。若纵隔未纵贯宫腔，于宫腔下段见内膜融合，三维冠状切面呈 Y 形，则为不完全性纵隔子宫。

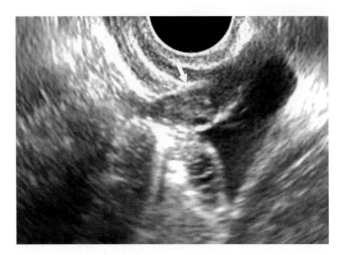

图 4-16-1 始基子宫

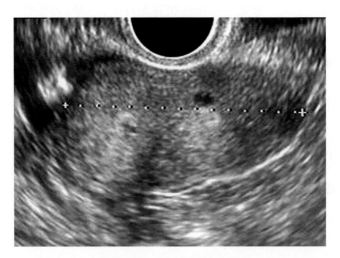

图 4-16-2 完全性纵隔子宫

（3）双体子宫：指宫底中线部凹陷的厚度超过子宫壁厚度的 50%。若宫底中线部的凹陷在宫颈水平以上，将两个子宫体部分分开，则提示部分性双体子宫。若宫底中线部的凹陷在宫颈水平以下，将两个子宫体完全分开，提示为完全性双体子宫（图 4-16-3）。若宫底中线部同时向宫腔内的凹陷超过子宫壁厚度的 150%，则提示双体纵隔子宫。

3. 单角子宫或残角子宫 一侧副中肾管发育成子宫体、子宫颈、阴道及输卵管，即单角子宫。三维超声子宫冠状切面呈管状，向一侧稍弯曲。另一侧副中肾管可完全不发育，也可仅有子宫体的发育，而无子宫颈及阴道结构，称作残角子宫。

4. Robert 子宫、子宫附腔、MRKH 综合征

（1）Robert 子宫：超声表现为子宫分隔从宫底至子宫颈内口上方，偏于宫腔一侧，将该侧宫腔完全封闭，使之成为与对侧宫腔及阴道不相通的盲腔；盲腔与该侧输卵管相通。但子宫外轮廓基本正常。

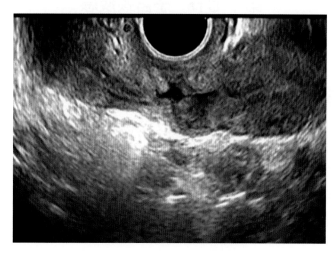

图 4-16-3 完全性双体子宫

（2）子宫附腔：超声表现为在圆韧带与子宫连接处下方外侧肌层内可见液性低回声，为包裹有积血的圆形空腔肿物，肿物的空腔内覆盖子宫内膜，目前被认为是胚胎发育中圆韧带附着区域的副中肾管组织的重复和持续存在。

（3）MRKH 综合征：超声表现为单侧或双侧实性始基子宫结节，极少数患者可有功能不良的子宫内膜，部分有内膜的子宫可因宫腔积血或合并子宫腺肌病而体积增大甚至接近或大于正常子宫体，但无子宫颈结构，阴道完全缺失或阴道上 2/3 缺失，阴道表现为深 2~3cm 的盲道，临床称阴道陷窝。

（三）鉴别诊断

不对称双子宫有时需与浆膜下子宫肌瘤鉴别，前者可探及中部有内膜回声与宫腔相通。三维超声技术既能显示子宫外形，又能清晰显示子宫内膜形态，对子宫发育异常的诊断及鉴别诊断优于二维超声。

■ **【疑难解析】**

子宫畸形的种类很多，应按照相关指南规范描述和统一分类。有些罕见的类型目前指南上尚未完全涉及，另外目前国际上关于子宫畸形的分类还未形成一致定义。

思考题

子宫发育异常包括哪几类？其超声表现如何？

第十七节　子宫颈疾患

一、宫颈肥大及宫颈腺体囊肿

■【病理及临床】

由于宫颈慢性炎症的长期刺激,宫颈组织反复充血、水肿、炎性细胞浸润及结缔组织增生,致使宫颈肥大。宫颈增大过程中,宫颈腺体管口被增生组织挤压,腺口堵塞,腺体内分泌物不能外流而造成腺体扩张,形成大小不等的小囊性肿物,称为宫颈腺囊肿或纳氏囊肿。一般无特征性临床表现。

■【基于指南及专家共识的超声影像学检查】

（一）检查方法

经腹部或经阴道常规超声扫查。

（二）超声表现

宫颈腺囊肿为类圆形无回声,后方回声增强,可单发或多发,多发者广泛分布于宫颈,分布在较高部位者称高位宫颈腺囊肿(图4-17-1)。

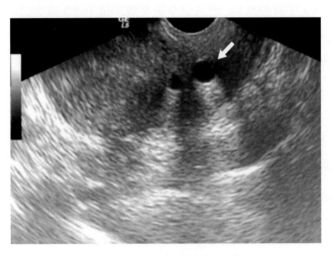

图4-17-1　多发性宫颈腺囊肿(箭头)

（三）鉴别诊断

宫颈肥大急性宫颈炎时需与宫颈癌鉴别,两者均可表现为宫颈肥大、血流信号丰富,但前者临床症状多不明显,后者多有接触性出血,细胞学检查是确诊手段。

二、宫颈息肉

■【病理及临床】

宫颈息肉一般认为是炎症刺激所致。极小的宫颈息肉常无自觉症状，大多在妇科检查时才被发现。息肉较大的，则容易出现血性白带或接触出血的症状或阴道口有肿物脱出。

■【基于指南及专家共识的超声影像学检查】

（一）检查方法

经腹部或经阴道常规超声扫查。

（二）超声表现

息肉较小者超声不易发现，较大者尤其宫颈管内有积液时易显示，较大者可显示蒂。

（三）鉴别诊断

息肉一般较小，较大的息肉需与带蒂的子宫黏膜下肌瘤鉴别，可通过追踪供血血管进行鉴别。

三、宫颈癌

■【病理及临床】

宫颈癌好发于子宫颈外口两种上皮交接处，后唇较多。癌变仅局限于子宫颈黏膜上皮层内，没有浸润，称为原位癌，原位癌的子宫颈大致正常。当癌侵入黏膜下间质时，称为浸润癌。宫颈癌初期没有任何症状，后期可出现不规则阴道流血，尤其是接触性出血；阴道分泌物增多；晚期由于癌肿的浸润、转移，可出现相应部位乃至全身的症状。目前治疗方案以手术和放射治疗为主，亦可采用中西医综合治疗，但中晚期患者治愈率很低。

■【基于指南及专家共识的超声影像学检查】

（一）检查方法

经腹部或经阴道常规超声扫查，超声造影有助于观察浸润深度。

（二）超声表现

1. 子宫体 正常或增大，近宫颈部可因肿瘤浸润而回声低且不均匀，宫腔积脓，为低回声区，内可见强回声斑点。

2. 子宫颈 整个子宫表现为烧瓶状或靴状，宫颈肥大，结节状或轻度肥大。回声减低，不均匀，血流丰富，内常含强回声斑及强回声带（图4-17-2）。

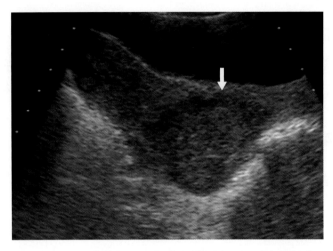

图 4-17-2　子宫颈癌, 子宫颈增大(箭头), 呈不均匀低回声

3. 宫旁组织　宫颈侧方增厚, 组织结构不清, 回声衰减, 血流较丰富。

4. 膀胱　膀胱受侵犯时, 黏膜凸起, 边界不规则。

5. 直肠　直肠受侵犯时呈低回声包块, 形状不规整, 与宫颈界限不清。

■【疑难解析】

超声检查对诊断宫颈癌的意义不大, 当癌肿增大造成宫颈形态学改变时, 超声有助于判断病灶的范围。

思考题

子宫颈疾患包括哪几类疾病? 其超声表现如何?

第十八节　子宫腔与子宫内膜病变

■【检查方法】

经腹部或经阴道常规超声扫查, 宫腔水造影有利于完全呈现宫腔病变的轮廓形态, 三维超声获得子宫腔冠状切面, 可直观观察病变位于宫腔的位置。

一、子宫内膜息肉

■【病理及临床】

子宫内膜息肉是由于子宫内膜腺体和纤维间质局限性增生隆起而形成的一种带蒂的瘤样病变, 表面被覆子宫内膜上皮。临床可表现为月经淋漓不尽, 白带增多, 经期延长。

■【基于指南及专家共识的超声影像学检查】

（一）超声表现

宫腔内高回声团块影像，形态类圆形或欠规则，内膜基底层高回声包绕，可见血管蒂征及串珠征（图4-18-1）。

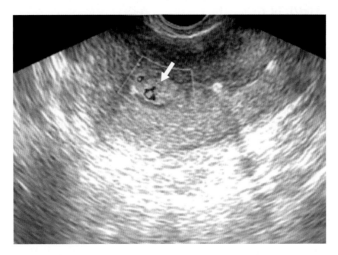

图4-18-1 子宫内膜息肉（箭头），节育器下移

（二）鉴别诊断

1. 黏膜下肌瘤 黏膜下肌瘤致内膜基底层变形或中断（图4-18-2），息肉内膜基底层完整无变形。

2. 子宫内膜增生过长 内膜表现为均匀增厚，双侧内膜对称，宫腔线居中。

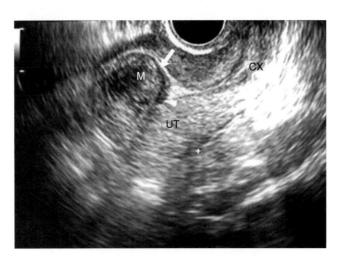

M. 黏膜下肌瘤；UT. 子宫；CX. 宫颈。

图4-18-2 子宫黏膜下肌瘤（箭头）

3. 子宫内膜癌　内膜厚度及回声不均,内膜基底层不清晰,肿物边界不清,CDFI:病变内血流较丰富,血流阻力指数低于 0.40。

■【疑难解析】

经阴道超声对本病的检出有较好的敏感性及可信度,确诊需靠宫腔镜检查和/或刮宫病理检查。

二、子宫内膜增生过长

■【病理及临床】

由于激素水平的紊乱导致子宫内膜过度增生的病理改变,子宫内膜增厚,厚度 3~25mm 不等,颜色呈灰白色或淡黄色,表面凹凸不平,可伴有水肿,切面有时可见扩张的腺体形成的囊隙。临床表现为不规则子宫出血,闭经后持续性子宫出血,月经过频或月经周期紊乱。

■【基于指南及专家共识的超声影像学检查】

（一）超声表现

子宫内膜局限性或弥漫性增厚,回声增强或伴有小的囊腔,主要包括子宫内膜囊腺样增生和子宫内膜腺瘤样增生,前者以宫腔中心最为显著,增厚内膜呈膨大性梭形生长,其内充满不规则细小结节状囊实性结构,有时为清晰网格状结构,网格间液区透声较好,内膜基底部受压呈波浪样起伏,与相邻肌层关系清楚(图 4-18-3);后者内膜不规则增厚,增生内膜局限时呈球形强回声团,内部散在分布低回声细小结节,结节间常出现点片状实性低回声区,内膜基底部与相邻肌层分界欠清晰,但无浸润表现。

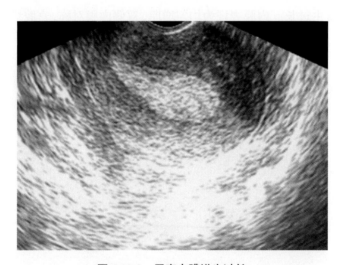

图 4-18-3　子宫内膜增生过长

（二）鉴别诊断

需与子宫内膜息肉及子宫内膜癌相鉴别。

三、子宫内膜癌

■【病理及临床】

多发生于子宫底部及后壁。根据生长方式可分为局部生长及弥漫生长，后者呈多灶性或累及整个宫腔。由于供血不足，表面可缺血、溃疡和坏死，一旦病灶累及肌层，可在肌层内形成结节状病灶。当累及浆膜层时，可以使子宫表面呈结节状突起。绝大多数为腺癌，占80%~90%，少数为腺角化癌、鳞腺癌、透明细胞癌及鳞癌。

临床最常见表现为阴道不规则流血。全身症状表现为疼痛、恶病质及远处转移症状。妇科检查早期可以无任何发现，随病情发展可有子宫增大、质软。宫旁转移可造成附件增厚。

■【基于指南及专家共识的超声影像学检查】

（一）超声表现

1. 子宫内膜回声特点　早期病灶细小，仅表现为内膜少许增厚，回声均匀，无法与内膜增生过长鉴别，需根据病史及诊断性刮宫诊断。随病情发展，内膜增厚，孕龄期妇女内膜厚度 >12mm，绝经后妇女 >5mm，回声为局限性或弥漫性不均匀混合回声，增厚内膜病灶区呈弱回声或强弱不均的杂乱回声（图 4-18-4），当病灶累及宫颈或癌肿脱入宫颈管引起阻塞时，可出现宫腔积液。

2. 子宫肌层回声　当病灶累及肌层时，局部内膜与肌层界限不清，局部肌层呈低而不均匀回声，与周围正常肌层界限不清。肌层受浸润范围较大时，肌层增厚肥大，回声普遍降低而不均匀。晚期子宫内膜癌肌层广泛受侵时，经腹部扫查易被误诊为子宫肌瘤变性。

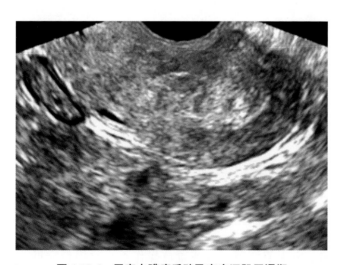

图 4-18-4　子宫内膜癌后壁及宫底深肌层浸润

（二）鉴别诊断

1. 局限型子宫内膜癌与子宫内膜息肉鉴别。
2. 弥漫型子宫内膜癌与子宫内膜增生过长鉴别。
3. 子宫内膜癌与子宫肉瘤鉴别。

多数情况下子宫肉瘤发生在肌层，子宫内膜间质肉瘤则可发生于内膜，此时鉴别诊断需依赖病理检查。

■【疑难解析】

内膜癌的超声诊断应密切结合病史，对于有不规则阴道流血病史的中老年妇女，在排除妊娠有关疾病后，发现内膜回声异常需高度警惕子宫内膜癌。

四、节育器异位

■【病理及临床】

宫内节育器不在宫腔内正常位置时称节育器异位，包括节育器下移、嵌顿、外移。多数无临床症状，偶可见腹痛及阴道不规则流血。

■【基于指南及专家共识的超声影像学检查】

（一）超声表现

1. 节育器下移　超声声像图特点为节育器不在宫腔内而向下移位，节育器下缘达宫颈内口或内口以下（图4-18-5），剖宫产处常形成憩室，也是节育器下移到达之处。

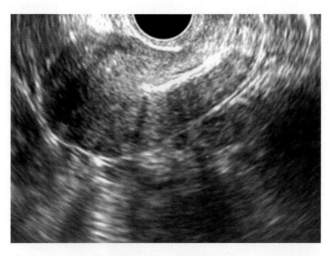

图4-18-5　节育器下移

2. 节育器嵌顿　由于节育器过大或置放操作不当时损伤宫壁，导致部分或全部节育器嵌入肌层内。超声声像图表现为节育器偏离宫腔中心部位，嵌入肌层或接近浆膜层

（图 4-18-6）。临床取环失败、可疑节育器嵌顿时，可经阴道超声探查，更清楚地显示节育器嵌顿的程度及部位，以便制定合适的取环手术途径。

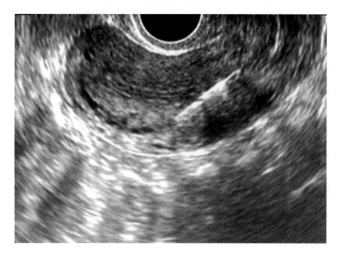

图 4-18-6 节育器嵌顿

3. 节育器外移 节育器穿透子宫壁、浆膜层造成穿孔而致节育器外移。超声扫查显示子宫内无节育器，在宫旁、直肠子宫陷凹或腹腔内见节育器强回声。

（二）鉴别诊断

节育器外移至肠间与肠道气体相混不易分辨时，需借助 X 线片检查。节育器外移至膀胱需与膀胱结石相鉴别，结石随患者体位不同而改变，位置变化较大，节育器多因炎性粘连而固定不动。

■【疑难解析】

带尾丝的 T 形和 V 形节育器正常位置时其下缘接近内口，尾丝为中强回声带伸到颈管内，因此判断这类环移位时应注意其上缘距宫底的距离，而不应将内口处的环下缘误认为移位。轻度部分性浅嵌顿，超声检出有一定的困难。超声图像表现似环非环时，下诊断结论需谨慎。

> **思考题**
>
> 简述子宫内膜息肉、子宫内膜增生过长、子宫内膜癌的超声鉴别诊断。

第十九节 卵巢肿瘤

正常卵巢呈椭圆形，卵巢的位置和方向可以改变，取决于患者的年龄、产次以及膀胱充盈的程度。在未生育的成年女性中，卵巢位于卵巢窝内，与骨盆侧壁相邻，其前方是闭锁的脐动脉,后方是输尿管和髂内动脉,上方是髂外静脉。卵巢组织结构复杂,随月经周期生理性变化较大,卵巢肿瘤是全身各脏器肿瘤类型最多的部位,组织学类型多,有良性、交界性及恶性之分,形态多复杂。其大多数病变的诊断和处理有赖于影像学检查,超声是诊断女性盆腔包块最常用的检查方法,为临床诊断和治疗提供了重要依据。

■【检查方法】

超声显示卵巢主要检查方法包括:经腹壁扫查、经阴道扫查及经直肠扫查。其中经阴道超声是已婚女性的主要检查手段;对于青春期前女童、未婚女性、阴道发育异常者,不适宜用经阴道扫查,经直肠探查是有效的替代方法。经肘静脉超声造影对于鉴别肿块的良恶性有较好的敏感度。

一、卵巢瘤样病变

卵巢瘤样病变,包括卵泡囊肿、黄体囊肿、黄体血肿、黄素囊肿、多囊卵巢、卵巢冠囊肿、子宫内膜异位囊肿。

(一)卵泡囊肿

■【病理及临床】

丘脑-垂体-卵巢轴功能紊乱或卵巢白膜增厚会导致成熟的卵泡不能破裂,卵泡液积聚,卵泡扩张而形成囊肿。≤3cm者称作卵泡,只有>3cm者称作卵泡囊肿。卵泡囊肿一般无自觉症状,行妇科检查或剖宫产时可偶然发现,偶有月经紊乱。囊肿4~6周后自然吸收、消退。

■【基于指南及专家共识的超声影像学检查】

病灶呈圆形或椭圆形,多为单侧,较大者常位于子宫与膀胱上方,壁薄光滑,囊液清亮,呈无回声;囊肿较大时卵巢组织可不显影(图4-19-1)。

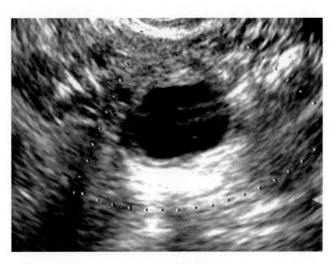

图4-19-1 卵泡囊肿

（二）黄体囊肿

■【病理及临床】

多见于月经分泌期及妊娠早期。优势卵泡排卵后卵泡液流出，泡壁塌陷，卵泡壁的卵泡颗粒细胞及卵泡内膜细胞向内入侵，周围由结缔组织的卵泡外膜包围形成黄体。当黄体大于 5.0cm 称为黄体囊肿。黄体通常在月经前消失，黄体囊肿大多于 2 个月内消失。囊内可出血形成黄体血肿。

■【基于指南及专家共识的超声影像学检查】

常为单发，呈圆形，囊壁稍厚，一般直径 3.0~5.0cm，内部回声可为无回声或低回声，出现明显出血或囊皱缩可类似实性肿块，随访观察可见类似实性肿块逐渐缩小，黄体囊肿可自发性破裂，发生急腹症，酷似宫外孕破裂表现，CDFI 显示囊壁可有环状或半环状血流显示，囊内无血流信号，频谱为低阻血流。

（三）黄体血肿

卵巢黄体血肿属功能性良性卵巢囊肿，是由排卵后超生理量的出血进入腔内形成的黄体囊肿，在外力影响下或自发破裂所致。黄体血肿多发生于月经周期的后半期。

■【病理及临床】

正常黄体转变为白体，并在下一个周期的卵泡期自然消退。若黄体内出血进入腔内形成黄体血肿。黄体血肿多为单侧，一般直径为 40mm，偶可达 100mm，黄体血肿被吸收后可导致黄体囊肿。较大的血肿破裂时可出现腹腔内出血、剧烈腹痛、少量阴道流血和腹膜刺激征，需要与宫外孕区别。

■【基于指南及专家共识的超声影像学检查】

黄体血肿经历新鲜出血、凝血块形成和溶血三个阶段。新鲜出血期超声下表现为高回声，凝血块形成期表现为网格状回声和不均质高回声，溶血消散期表现为不均质低回声和无回声。黄体周边可见丰富或较丰富的环状或半环状血流信号。

1. 点状回声型 类圆形边界清楚的囊性灶，边壁毛糙，内为无回声，后方回声增强，其内透声欠佳，可见稀疏点状回声，易误诊为巧克力囊肿（图 4-19-2）。

2. 筛网状回声型 呈囊球状，充满网格状分隔回声，隔粗细不均，易误诊为多房囊腺瘤（图 4-19-3）。

3. 不均质高回声型 囊肿壁较厚，囊内有分隔及不均质中等回声团块，易误诊为畸胎瘤。

4. 不均质低回声型 低回声，其内见不均质回声，易误诊为卵巢实性肿瘤（图 4-19-4）。

■【疑难解析】

黄体血肿易被误诊为卵巢恶性肿瘤，前者超声声像显示早期该肿块内为不均质中低回声或呈网状，晚期逐渐转变为强回声，体积缩小，为血体特征，部分肿块转变为无回声，形成

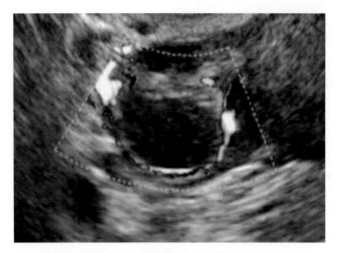

图 4-19-2　黄体血肿(点状回声型)

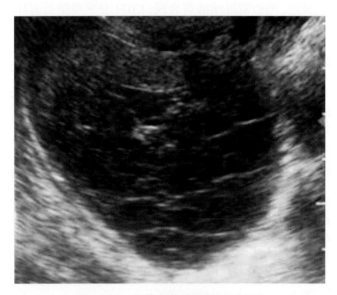

图 4-19-3　黄体血肿(筛网状回声型)

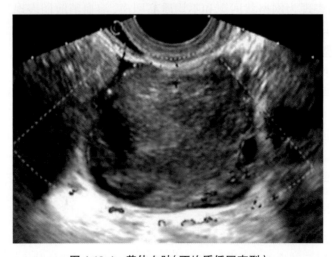

图 4-19-4　黄体血肿(不均质低回声型)

黄体囊肿,大多数 1~2 个月后消失。黄体血肿早期在卵巢髓质内可见一条呈放射状血管发出分支到囊壁上,囊壁显示环状或半环状低阻高速血流,而实质内多无血流,此特征亦为黄体囊肿性特征表现;后者短期内肿块内超声成像无明显改变,其 CDE 特征显示为实质内或乳头上可探及低阻丰富树枝状血流。

(四)黄素囊肿

■【病理及临床】

体内绒毛膜促性腺激素水平异常增高,刺激卵巢皮质的闭锁卵泡增大,导致卵泡内颗粒细胞和卵泡膜细胞发生黄素化,分泌多量液体形成囊肿即为黄素囊肿。多见于葡萄胎、绒癌、双胎妊娠、促排卵治疗者以及下丘脑 - 垂体 - 性腺轴的功能降低。常为双侧性,系多囊性囊肿,故表面呈分叶状,囊壁薄,内含清澈或琥珀色液体。大小差异极为显著,小型者仅稍大于正常卵巢,大型者可充满整个盆腔,一般为 8~10cm 直径大小,最大者可达 20~25cm。

■【基于指南及专家共识的超声影像学检查】

囊肿较大,呈不规则形、叶状,内部可有分隔,呈车轮状,壁薄而光滑,隔壁上可显示血流信号(图 4-19-5)。

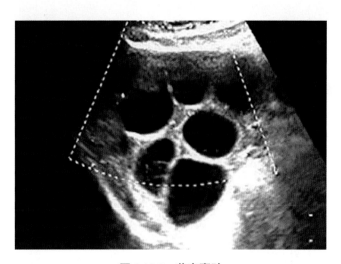

图 4-19-5 黄素囊肿

(五)多囊卵巢综合征(PCOS)

■【病理及临床】

多囊卵巢综合征的病因至今尚未定论,一些研究认为由于神经 - 体液调节功能紊乱,导致排卵及黄体生成均有不同程度的障碍。卵巢增大,白膜增厚,白膜下见许多大小不等的囊性卵泡。子宫内膜变化主要为无排卵型子宫内膜,可表现为增生期,囊腺型或腺型内膜增生过长,甚至合并子宫内膜癌。

典型的多囊卵巢综合征患者常伴有月经异常、不孕、多毛、肥胖及雄激素过多。

■【基于指南及专家共识的超声影像学检查】

双侧卵巢均匀增大,形态规整;壁厚光滑,回声增强;显示卵巢内有十多个甚至数十个直径约 0.2~0.6cm 的小囊泡,边界清晰;子宫较小;卵巢动脉血流阻力升高(图4-19-6)。

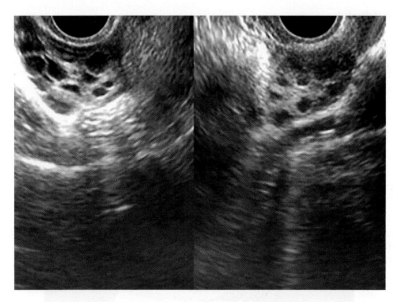

图4-19-6　卵巢呈多卵泡改变

(六)卵巢冠囊肿

■【病理及临床】

卵巢冠囊肿来源于胚胎期的残迹。卵巢冠囊肿又称卵巢旁囊肿、输卵管旁囊肿、阔韧带囊肿,为女性非生殖器官的囊性肿物中最常见的一种。囊肿位于卵巢与输卵管之间。囊肿较大时可见输卵管被拉长,紧密贴在囊肿壁上,卵巢被推移向下,阔韧带被分离。这类囊肿发生恶变极少,但可发展为交界性卵巢冠囊肿。

■【基于指南及专家共识的超声影像学检查】

病灶呈圆形或椭圆形,多为单侧,较大者常位于子宫与膀胱上方,壁薄光滑,囊液清亮,呈无回声,卵巢形态、大小正常(图4-19-7)。

(七)子宫内膜异位囊肿

■【病理及临床】

卵巢子宫内膜异位囊肿是子宫内膜异位症最常见的发生部位,80% 累及一侧卵巢,50% 双侧卵巢受累。因异位的子宫内膜周期性出血,在卵巢内即形成内膜出血性囊肿,并逐渐

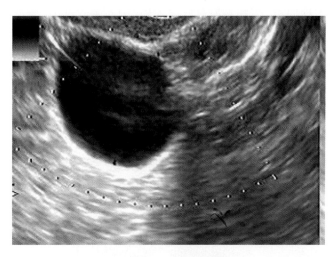

图 4-19-7 卵巢冠囊肿

胀大。囊肿表面可见增厚的纤维囊壁包裹,内含褐色黏稠的血液。囊肿多与周围组织器官,如子宫、阔韧带、乙状结肠、盆腔腹膜等紧密粘连。约 20% 的患者无明显症状,主要临床症状为经期下腹或腰骶部疼痛,合并子宫腺肌病或子宫肌瘤时出现月经量增多,约 40% 的患者发生不孕。

■【基于指南及专家共识的超声影像学检查】

1. 超声表现

（1）均匀稀疏低回声:常见于病程不长及月经前,囊肿壁薄,内壁尚光滑,囊内回声稀少,均匀分布(图 4-19-8）。

（2）均匀云雾状低回声:囊壁薄,内壁光滑,囊内回声较多,呈均匀的云雾状低回声,此类回声常为月经期或月经刚结束时。

（3）混合云雾状回声:囊壁厚薄不均,内壁毛糙,囊内高回声区域也呈云雾状,形成不规则团块,此类型病程较长。

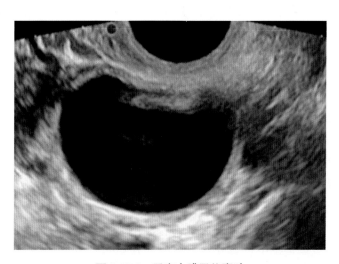

图 4-19-8 子宫内膜异位囊肿

（4）实性为主不均回声：囊壁较厚且厚薄不均，因与子宫粘连，囊壁的一部分由子宫壁形成，内壁更粗糙，囊壁上常黏附有块状、沉积状密集高回声，高低回声区界限较清；有时囊内可见粗细不等的分隔，呈树枝状。此类型病程很长，常为囊内反复出血、血块机化、纤维素沉积等造成的组织细胞局部堆积所致。

（5）CDFI 显示：囊肿囊壁上可见到少许血流信号，无论囊内回声如何，囊内均无血流信号（图4-19-9）。

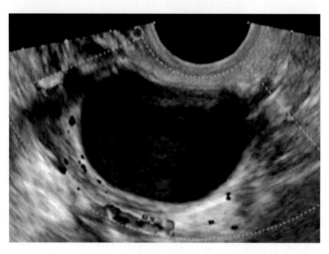

图4-19-9　子宫内膜异位囊肿，囊肿囊壁上可见到少许血流信号

2. 鉴别诊断

（1）卵巢囊肿：常见于黄体血肿，一般在月经后至2个月内可缩小。

（2）卵巢癌：超声声像图呈实性及囊实性不均肿块，杂乱低阻血流信号，有时伴大量腹水，有转移。重度内膜异位囊肿，也可有胸腔积液、腹水、CA125 水平提高，超声显示恶性，应慎重鉴别。

（3）畸胎瘤：以较均匀少量脂肪组织为主，瘤内有散在漂浮点，有毛发、牙齿回声。两者分层原理不同，在子宫内膜异位囊肿分层下面为密集光点，上方为清亮液，畸胎瘤所含脂肪成分比重低，表现为上方密集光点，而下方为清亮液。

（4）盆腔脓肿：根据病史、症状来鉴别。

■【疑难解析】

卵巢子宫内膜异位囊肿超声分型除均匀点状型外，实体型、混合型、多囊型均易误诊为卵巢恶性肿瘤，前者二维超声类型多样性的病理学基础是囊内反复出血、凝血、吸收或形成血块及机化，而这些组织一般无血管可与肿瘤组织相区别，后者存在大量的新生肿瘤血管，血流动力学特征为低阻力高速血流。

二、卵巢赘生性肿物

卵巢赘生性肿物包括浆液性囊腺瘤与浆液性囊腺癌、黏液性囊腺瘤与黏液性囊腺癌、良性畸胎瘤与恶性畸胎瘤、卵巢实性与偏实性肿瘤、卵巢转移性肿瘤。

（一）浆液性囊腺瘤与黏液性囊腺瘤

1. 浆液性囊腺瘤

■【病理及临床】

较常见，多中等大小，单侧，可分单纯性浆液性囊腺瘤和浆液性乳头状囊腺瘤。囊壁薄，囊内充满淡黄色清澈液体，单房者囊内壁光滑，多房者囊内见乳头，镜下见囊壁为纤维结缔组织，内衬单层立方或柱状上皮，间质内可见砂粒体。

■【基于指南及专家共识的超声影像学检查】

小或中等大，呈圆形或椭圆形，单侧，形态规整；囊壁较光滑；囊液稍混浊或清亮，乳头状浆液性囊腺瘤由内壁突出的小乳头似毛刷状或乳头较大并突向囊腔；囊内分隔较少见；腹水少见（图 4-19-10）。

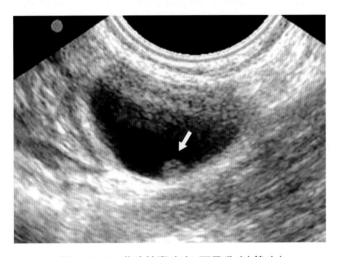

图 4-19-10　浆液性囊腺瘤，可见乳头（箭头）

2. 黏液性囊腺瘤

■【病理及临床】

黏液性囊腺瘤为较常见的卵巢良性肿瘤，约占卵巢肿瘤的 21.7%。肿瘤常为单侧发生，呈圆球形，表面光滑有血管，大多为多房性，体积较大，切面见大小不等的囊腔内含胶冻样黏液，也可含清液，囊内较少见乳头，镜下见囊壁为结缔组织，内衬排列整齐的单层高柱状黏液上皮。

■【基于指南及专家共识的超声影像学检查】

大小不等，大者可达足月妊娠子宫样大小；囊壁较厚，内壁光滑；多数可见分隔，分隔或多或少，光滑，囊内液体含中等回声颗粒，较大囊肿内有时可见梭状"胶冻体"，中等回声影像贴于囊肿内壁（蛋白颗粒凝集而成）；隔上可显示星点状血流信号（图 4-19-11）。

■【鉴别诊断】

单房囊腺瘤易被误诊为卵巢单纯性囊肿和巧克力囊肿，需病理检查诊断，含不规则分隔的囊腺瘤与粘连肿块有时不易鉴别，可根据彩色多普勒给予鉴别。

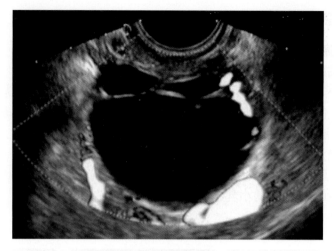

图 4-19-11 黏液性囊腺瘤

（二）浆液性囊腺癌与黏液性囊腺癌

1. 浆液性囊腺癌

■【病理及临床】

　　浆液性囊腺瘤是临床上最常见的卵巢恶性肿瘤，约占卵巢恶性肿瘤的 40%~60%，半数为双侧，乳头可穿过瘤壁向外生长。病变表面光滑或有乳头状物，灰白色，切面为多房，腔内充满乳头，常伴出血坏死，囊液混浊，镜下腺体细胞明显异型，分泌黏液可形成细胞外液，可分为高分化、中分化、低分化腺癌。

■【基于指南及专家共识的超声影像学检查】

　　中等或较大，呈圆形或椭圆形，表面光滑或不规则，囊壁较厚，多显示囊实性，囊液清亮或混浊，内壁有毛刷状小乳头、强回声粗大乳头、衬里状实性层或低回声实块，乳头突破囊壁向外蔓延，囊壁不清，隔变厚呈实块，血流较丰富，多伴有腹水。

2. 黏液性囊腺癌

■【病理及临床】

　　黏液性囊腺瘤生长缓慢，约 5% 衍变为黏液性囊腺癌，较浆液性囊腺瘤恶变率低。癌变可局限于囊肿某一部分或扩展至整个囊腔，癌变后为混合性或偏实性。病理同浆液性囊腺癌。

■【基于指南及专家共识的超声影像学检查】

　　肿瘤较大，可至足月妊娠子宫大小，壁厚，多光滑，表面凹凸不平，以隔为主，由隔构成各种各样的图像，如芦苇状、毛掸状、网状、车轮状等，另有特殊型为孤立大块状（隔聚集而成，较疏松），隔上可见丰富的低阻血流信号；常合并腹水。

（三）良性畸胎瘤与恶性畸胎瘤

1. 良性畸胎瘤

■【病理及临床】

　　较常见，占卵巢良性肿瘤的 16.4%。良性实性畸胎瘤较少见，单纯型良性畸胎瘤以脂类为主，复杂型良性畸胎瘤为大量多胚层分化组织，且排列混乱。发生于任何年龄，多见于

20~40岁,由于肿瘤成分特殊,活动度大,容易并发蒂扭转。

呈圆形或卵圆形,单房性,囊内充满皮脂和不等量毛发,囊内壁光滑,头节切面可见脂肪、软骨、牙齿、平滑肌和纤维脂肪组织,镜下可见不等量的三胚层起源的组织,囊壁外侧常为卵巢间质。

■【基于指南及专家共识的超声影像学检查】

多为单侧中等大小,圆形或椭圆形,壁较厚,清晰或不清,囊内显示漂浮光点,如面团征、发团征、脂液分层征,内可显示强回声光团、光带(图4-19-12)。

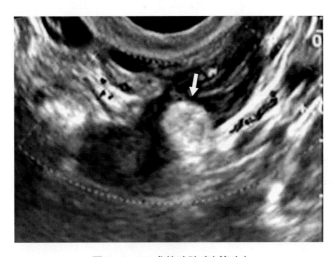

图4-19-12　成熟畸胎瘤(箭头)

2. 恶性畸胎瘤

■【病理及临床】

卵巢恶性畸胎瘤为恶性生殖细胞肿瘤,含有未成熟或胚胎性混合组织,AFP升高,多发生于年轻女性,占卵巢肿瘤的0.2%。瘤体较大,含有2~3个胚层,主要为原始神经组织。类癌也属于单胚层高度特异性畸胎瘤,为低度恶性。

■【基于指南及专家共识的超声影像学检查】

肿瘤较大,呈圆形、椭圆形或欠规则,瘤壁较厚,内部回声较复杂,可见较典型畸胎瘤特异征象,如发团征、脂液分层征等,并有分隔及低回声实性团块,内部血流较丰富(图4-19-13)。

(四)卵巢实性与偏实性肿瘤

卵巢实性与偏实性肿瘤种类很多,如纤维瘤、卵巢布伦纳瘤、子宫内膜样肿瘤、无性细胞瘤、卵巢颗粒细胞瘤、卵泡膜细胞瘤、卵黄囊瘤等。其中纤维瘤、卵巢布伦纳瘤及卵泡膜细胞瘤为良性肿瘤,其余均为恶性。

1. 纤维瘤

■【病理及临床】

卵巢纤维瘤较少见,占卵巢肿瘤的2%~3%,为良性。由梭形纤维细胞及纤维细胞组成,质硬。多见于绝经前后女性,如合并腹水及胸水则为梅格斯综合征,肿瘤切除后,胸水自然消失。

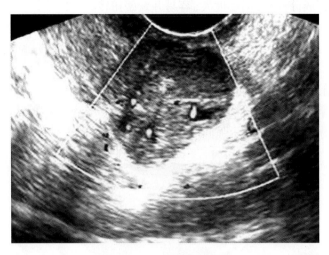

图4-19-13　未成熟畸胎瘤

■【基于指南及专家共识的超声影像学检查】

肿块中等大小,多呈圆形,边缘常较规则,内部回声较低,后方伴有衰减,肿瘤质地愈致密,声像图上回声愈低,有时易误诊为囊性,但后方回声衰减可鉴别,可伴胸、腹水(图4-19-14)。

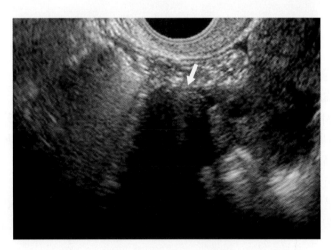

图4-19-14　卵巢纤维瘤(箭头),呈圆形,边缘规则,
内部回声较低,后方伴有衰减

2. 卵泡膜细胞瘤

■【病理及临床】

肿瘤表面光滑,有包膜,质硬,切面呈灰白色,镜下瘤细胞呈短梭形,胞质富含脂质呈空泡,细胞交错排列呈漩涡状,被结缔组织分隔。是一种具有内分泌功能的卵巢良性肿瘤,多为单侧,常与卵巢颗粒细胞瘤合并存在,可以分泌雌激素。

■【基于指南及专家共识的超声影像学检查】

呈圆形,轮廓清晰,有包膜,内部多呈均匀的低回声,往往伴有后方回声轻度增强,酷似囊性结构,但仔细分析无明确的囊壁回声形成(图4-19-15)。

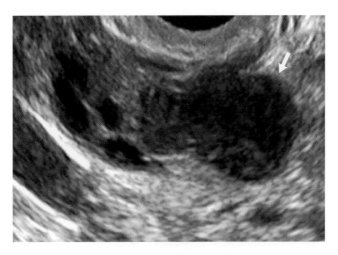

图 4-19-15　卵泡膜细胞瘤(箭头)

卵巢外凸,可见一大小约 4.2cm×2.5cm×3.4cm 的低回声区,其低回声灶
的包膜与卵巢白膜连续,与正常卵巢组织交界欠规整,内回声不均匀。

3. 卵巢颗粒细胞瘤

■【病理及临床】

约占卵巢肿瘤的 1%,多发生于绝经期前后的女性。单侧多见,多为实性,有包膜,属低
至中度恶性肿瘤。来源于卵巢性索间质细胞瘤,是功能性肿瘤,分泌雌激素,青春期前者可
出现性早熟;绝经期前者表现月经紊乱,如月经过多、月经过少或闭经;绝经后者常有子宫
出血。大约有 3% 的卵巢颗粒细胞瘤无明显症状,为偶然被发现。绝大部分患者均有临床
症状,主要为内分泌紊乱及腹部包块所引起。约 10% 病例出现腹水,偶见梅格斯综合征。

■【基于指南及专家共识的超声影像学检查】

较小或中等大,圆形或肾形,包膜光滑完整,较小时常在髂窝内见长圆形呈蜂窝状肿
物,较大时为实性,但较疏松,子宫增大,内膜增厚(图 4-19-16,图 4-19-17)。

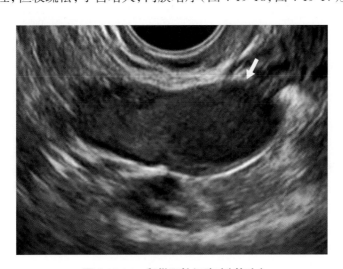

图 4-19-16　卵巢颗粒细胞瘤(箭头)

卵巢内可见大小约 2.5cm×1.5cm×2.4cm 的低回声占位灶,呈类圆形,
包膜光滑完整。

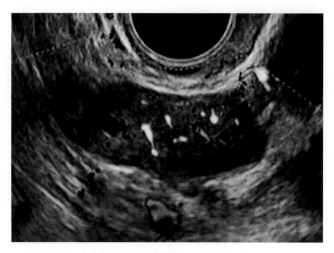

图 4-19-17　卵巢颗粒细胞瘤，其内部可见血流信号

4. 卵巢卵黄囊瘤（卵巢内胚窦瘤）

【病理及临床】

卵巢卵黄囊瘤好发于儿童和青年，平均发病年龄为 19 岁。多为单侧，中等大小，生长迅速，预后不佳。切面上大部分为实质性，实质部分中可见不规则大小不等的囊腔，含胶质囊液。由于肿瘤无内分泌功能，因此临床上极少有内分泌紊乱现象。

【基于指南及专家共识的超声影像学检查】

肿瘤中等或较大，不规则，包膜可不完整，边界欠清，回声不均，中央部多为实性中强回声，周边可见小囊围绕（图 4-19-18）。

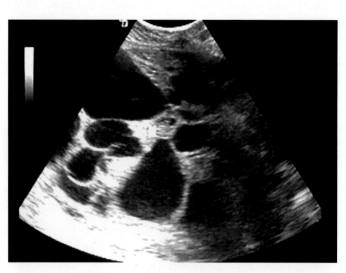

图 4-19-18　卵巢卵黄囊瘤，巨大偏实性包块，中央部为实性，周边含多个小囊

5. 卵巢转移性肿瘤

【病理及临床】

任何部位的原发性肿瘤均可转移至卵巢，来自胃肠道肿瘤的约占 80%，其次为来自生殖道肿瘤（如子宫内膜癌、宫颈癌等），少数来自乳腺癌和呼吸道癌。病灶表现为多发性结

节,镜下可见原发肿瘤特征。

■【基于指南及专家共识的超声影像学检查】

多为双侧性实质性肿块,一般两侧肿瘤大小、形态基本相似,呈肾形,切面上为实质性回声,可见多个小囊腔分布在实质性部分中,局部出血坏死可以形成相对较大的不规则的囊性结构,常伴有腹水征,肿瘤内部血管分布较原发性卵巢恶性肿瘤明显减少,血管阻力降低不明显(图 4-19-19)。

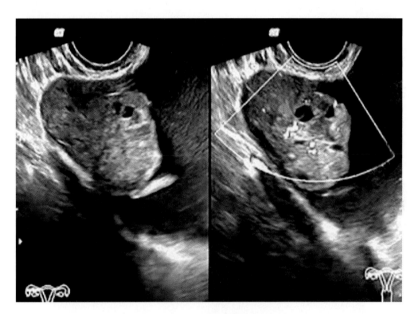

图 4-19-19　卵巢转移性腺癌

■【疑难解析】

卵巢非赘生性囊肿一般直径 <5cm,多能自行消退,此类囊肿形态学上的改变易与卵巢赘生性肿瘤混淆,如黄体血肿及巧克力囊肿因囊内为出血病变,因此超声表现为多样性,易误诊为卵巢恶性肿瘤;而直径 <5cm 的浆液性囊腺瘤易误诊为功能性囊肿,其鉴别关键因素在于短期内反复超声检查,严密观察肿块超声声像图变化特点及血流动力学改变,进而判断此肿块是赘生性还是非赘生性,是良性还是恶性肿块。若短期内卵巢肿块超声声像图发生改变以及在 4~8 周后自然消失,首先考虑卵巢非赘生性肿物。

思考题

1. 卵巢瘤样病变主要包括哪些?

2. 常见的卵巢实性与偏实性肿瘤有哪些?其中哪些为卵巢良性肿瘤,哪些为恶性肿瘤?

第二十节 滋养细胞疾病

滋养细胞疾病是一组来源于胎盘滋养细胞的疾病,由胚胎滋养细胞发生变化而来,为孕卵发育过程中的病变,可浸润母体组织。根据其病变性质分为良性葡萄胎、妊娠滋养细胞肿瘤;妊娠滋养细胞肿瘤包括侵蚀性葡萄胎、绒毛膜癌、胎盘部位滋养细胞肿瘤。

一、良性葡萄胎

■【病理及临床】

良性葡萄胎为胎盘的一种良性病变,又称为水泡状胎块,主要为构成胎盘的绒毛组织发生水肿变性。绒毛基质微血管消失,绒毛基质出现积液,形成大小不等的水泡状物,形似葡萄(图 4-20-1)。分为完全性和部分性,大多数为完全性葡萄胎。临床诊断葡萄胎皆系指完全性葡萄胎;部分葡萄胎伴有胎盘组织和/或胎儿者,则成为部分性葡萄胎。主要临床表现停经后阴道流血,子宫增大柔软,妊娠反应剧烈,血 HCG 异常升高。

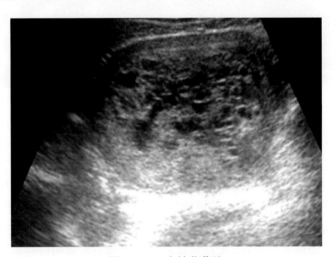

图 4-20-1 良性葡萄胎

■【基于指南及专家共识的超声影像学检查】

(一)超声表现

1. 子宫均匀增大,大小超过相应的停经周数。

2. 完全性葡萄胎,宫腔内充满大小不等的蜂窝状无回声,未见妊娠囊及胚胎组织回声。

3. 部分性葡萄胎,宫内可见妊娠囊结构,囊内可见存活或死亡的胎体,胎盘绒毛部分或全部呈大小不等的蜂窝状或囊泡状无回声(图 4-20-2)。

4. CDFI 显示宫腔内囊泡状结构内见散在血流信号,子宫肌壁内血流较丰富;频谱多普勒显示呈低阻力动脉血流频谱。

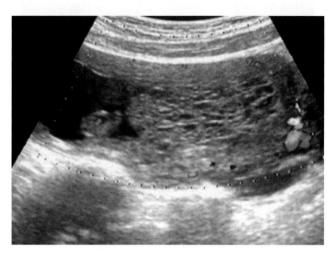

图 4-20-2　水泡状胎块与胎儿共存

5. 部分患者双侧卵巢呈多囊性表现,其内分隔均匀,囊腔内为无回声,CDFI 显示分隔上可见细条状血流信号,为滋养细胞疾病特有的卵巢黄素囊肿。

良性葡萄胎约有 15% 发展为恶性葡萄胎,5% 发展为绒毛膜癌。

（二）鉴别诊断

可与子宫肌瘤囊性变鉴别,结合临床病史,如无停经史、HCG 阴性可排除葡萄胎。

■【疑难解析】

超声诊断葡萄胎并不困难,但仍需结合临床病史,以避免误诊。

二、妊娠滋养细胞肿瘤

（一）侵蚀性葡萄胎

■【病理及临床】

侵蚀性葡萄胎来自良性葡萄胎,其多在葡萄胎清除后半年内发生。侵蚀性葡萄胎又称恶性葡萄胎,其病理特点为葡萄胎组织侵犯子宫肌层,甚至转移至近处或远处器官。

■【基于指南及专家共识的超声影像学检查】

超声表现为子宫增大,子宫肌层疏松,内可见裂隙状、空洞型、海绵型无回声区,病灶显示极为丰富的血流信号,可呈彩球状,可引出动静脉瘘性频谱,RI<0.4(图 4-20-3)。双侧卵巢常见黄素囊肿。

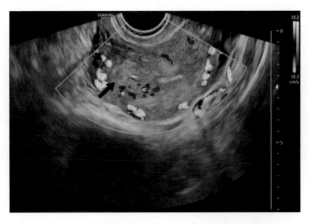

图 4-20-3　恶性葡萄胎(箭头),血流较丰富

(二)绒毛膜癌

■【病理及临床】

多继发于葡萄胎清除后一年以上,少数发生于流产、足月妊娠或异位妊娠后。绒毛膜癌为恶性滋养细胞肿瘤,早期经血行转移到全身。

■【基于指南及专家共识的超声影像学检查】

1. 超声表现　恶性葡萄胎与绒毛膜癌在超声声像图上不易区别,主要依靠组织学检查鉴别。

2. 鉴别诊断　良性葡萄胎需与稽留流产胎盘退行性变鉴别,两者均有闭经、阴道不规则流血病史,但稽留流产胎盘退行性变的早孕反应一般减弱或消失,血 HCG 逐渐降低,子宫多小于孕周,宫腔内回声杂乱,一部分呈小水泡状改变,无明显异常血流频谱,卵巢多正常。而侵蚀性葡萄胎及绒毛膜癌的血 HCG 异常增高。

■【疑难解析】

当病变范围较局限时,病灶内出现动静脉瘘性频谱有助于恶性滋养细胞疾病与其他疾病的鉴别。

思考题

1. 简述良性葡萄胎的声像图表现。
2. 概述侵蚀性葡萄胎与绒毛膜癌的鉴别诊断。
3. 侵蚀性葡萄胎的彩色多普勒超声诊断特点是什么?

第二十一节　输 卵 管 癌

■【病理及临床】

原发性输卵管癌(primary carcinoma of fallopian tube)是一种少见的女性生殖道恶性肿瘤。其发病率占女性生殖道恶性肿瘤的 0.5%~1.8%。多发病于 40~60 岁,2/3 病例发生在绝经后,1/3 发生在更年期。其病因迄今尚不清楚,多数学者认为输卵管癌发病可能与慢性炎症刺激有关。因为原发性输卵管癌早期诊断困难,故预后极差,5 年生存率在 21%~44%左右。

早期无症状,体征常不典型,易被忽视或延误诊断。临床上常表现为阴道排液、腹痛、盆腔肿块,称输卵管癌"三联征"

■【基于指南及专家共识的超声影像学检查】

(一)检查方法

建议采用经阴道超声扫查,若子宫和盆腔占位较大,需结合经腹扫查。注意观察子宫、卵巢与病变的关系。

(二)超声表现

一般情况下,超声检查不易显示输卵管,在输卵管周围积液和输卵管异常增粗时,超声可以较容易显示。

1. 混合性回声肿块　超声表现为混合性回声肿块,其内有无回声区。当管腔内充有肿瘤组织,输卵管表现为囊性肿物向内突出的中等回声,并可探及血流信号(图 4-21-1,图 4-21-2)。

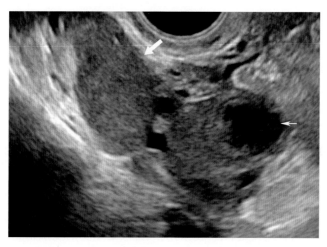

图 4-21-1　输卵管浆液性腺癌, Ⅱc 期(白粗箭头),其内侧可见卵巢组织(红箭头),卵巢内可见一黄体(白细箭头)

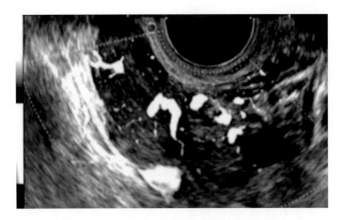

图 4-21-2 输卵管浆液性腺癌，血流较丰富

2. 宫腔积液征象 输卵管内液体进入宫腔，超声表现为宫腔分离，内部充满无回声（图 4-21-3）。

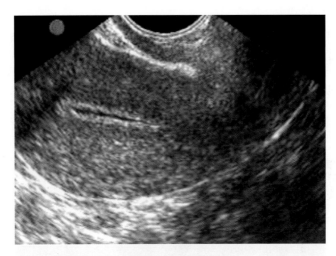

图 4-21-3 宫腔积液

3. 周围转移征象 原发性输卵管癌可以侵犯周围组织，表现为较大不规则囊实性肿物，肿块边界不清，与周围组织结构分辨不清，肿物内血流丰富，盆腔和 / 或宫腔游离无回声。彩色多普勒超声可以观察到原发性输卵管癌包块实性区及厚壁上血流情况，为低阻血流。

4. 频谱多普勒 CDFI 显示肿块囊壁或实性区内有散在血流信号，频谱多普勒可记录到低阻力动脉血流频谱。

（三）鉴别诊断

1. 卵巢囊腺瘤 病史是关键，不规则的阴道排液是重要的鉴别依据。

2. 输卵管卵巢脓肿 单纯从声像图上难以鉴别，对于绝经后阴道大量排液的患者应警惕输卵管癌。

3. 卵巢癌　原发性输卵管癌和卵巢均属于附件区,易直接转移,与卵巢癌在超声上鉴别较困难。输卵管增粗、增大后,长入卵巢组织,似表现为卵巢内异常回声,易提示卵巢肿瘤。经阴道超声比经腹更易显示卵巢、血流情况以及肿物周围的组织关系,对鉴别诊断有一定帮助。

■【疑难解析】

超声显示宫旁肿块囊壁上或实质部分内见散在血流信号,与卵巢恶性肿瘤相似,血流呈低阻力型,RI 值 <0.4。

思考题

原发性输卵管癌的临床表现有哪些?

第二十二节　其他盆腔病变

一、盆腔子宫内膜异位症

■【病理及临床】

具有周期性生长功能的子宫内膜组织出现在盆腔器官的腹膜面称为盆腔子宫内膜异位症。卵巢子宫内膜异位症最多见,本节主要描述其他盆腔子宫内膜异位症的超声表现。该病变虽为良性病变,但具有恶性肿瘤的转移和种植能力,其发病机制可能是子宫内膜随经血逆流种植于盆腹腔,也可能有经淋巴或静脉播散等可能。主要临床症状为经期下腹或腰骶部疼痛,月经干净后疼痛逐渐消失,疼痛程度与病灶大小无明显关系,呈进行性疼痛。

■【基于指南及专家共识的超声影像学检查】

（一）检查方法

盆腔子宫内膜异位症（endometriosis in pelvis cavity）应结合经腹、经会阴及经阴道超声扫查诊断,病灶较小时需应用高频探头扫查;扫查部位应根据相应症状针对性进行扫查。

（二）超声表现

1. 二维超声表现　盆腔内子宫内膜异位病灶较小、无临床症状时,往往无超声表现。采用经阴道探头扫查,直径小至 1cm 的异位灶可以检查出来,但位于盆腔较高部位的小病灶难以检出。直径在 2cm 以上的子宫内膜异位囊肿经腹超声可以检查出来,根据不同生长部位有各种表现。

（1）盆腔子宫内膜异位症:在子宫旁的陷凹内发生的异位病灶反复出血,有两种超声表现，一种为局限性出血，囊内血液较浓稠，表现为宫旁、卵巢外囊性低回声肿块，其内回声类似卵巢巧克力囊肿的云雾状低回声，囊肿形态不规则；另一种表现为宫旁不规则、多角形局限性液性暗区，其内有稀疏点状回声。

（2）宫颈子宫内膜异位囊肿：在宫颈组织内呈圆形、类圆形云雾状低回声区，边界较清晰，内壁粗糙，其囊壁由宫颈组织构成，囊内血液浓稠时呈等回声；彩超显示内无血流信号；经阴道扫查图像清晰，可与纳氏囊肿鉴别，后者囊壁光滑，囊内液体清亮，呈无回声。

（3）腹壁瘢痕子宫内膜异位囊肿：腹壁瘢痕上各层均可发生，局部腹壁增厚，病灶呈梭形或椭圆形，边界较模糊，内部为不均质低回声，扫查时腹壁局部有压痛。

（4）膀胱子宫内膜异位囊肿：子宫内膜异位在膀胱壁上形成低回声小囊性肿块。

（5）直肠壁子宫内膜异位囊肿：子宫内膜异位在直肠壁上，形成低回声囊性肿块。

2. 彩色多普勒超声表现　无论病灶在何处，异位囊肿的囊内均无血流信号，仅在囊壁上偶可记录到中等阻力低速血流。

（三）鉴别诊断

深部子宫内膜异位症需与相应部位占位性病变或转移性肿瘤鉴别，膀胱壁子宫内膜异位症与直肠壁子宫内膜异位症更应与膀胱内占位性病变及直肠肿瘤鉴别。子宫内膜异位病灶无论是囊性或实性回声，病灶内均极少或无血流信号，且其大小或囊内回声随月经周期变化可能发生改变，可根据周期性局部疼痛和随月经周期发生声像改变等特征辅助判断。

■【疑难解析】

盆腔内子宫内膜异位病灶较小、无临床症状时，往往无超声表现。直径在 2cm 以上的子宫内膜异位囊肿经腹超声可检查出来，根据不同生长部位有各种表现。

二、子宫切除术后盆腔

■【病理及临床】

妇科疾病或妇科肿瘤的主要手术方式包括：

1. 全子宫切除　即子宫和宫颈均切除，保留一侧或两侧卵巢。

2. 次全子宫切除　即只切除宫体，保留宫颈、一侧或两侧卵巢。

3. 广泛全子宫切除　即切除子宫、宫颈和两侧附件。另外，恶性肿瘤还根据病情需要行盆腔或腹腔淋巴结清扫。盆腔手术有一定的近期或远期并发症，如阴道残端血肿，盆腔内血肿、积液、感染积脓、盆腔腹膜囊肿以及恶性肿瘤残留或术后复发等，发生盆腔形态学改变，可以通过超声检查辅助诊断。手术后超声检查的指征，包括出现阴道流血不止、持续发热、下腹疼痛，恶性肿瘤术后定期观察盆腔内有无肿瘤残留或复发等。

■【基于指南及专家共识的超声影像学检查】

（一）检查方法

经阴道超声结合经腹超声扫查。经阴道扫查可以更清晰地观察残留的宫颈及双侧附件等结构。

（二）超声表现

1. 子宫切除术后盆腔 经腹超声扫查可见盆腔正中、膀胱后方无子宫结构，子宫全切除者可见阴道闭合气线，阴道线呈线状强回声，其上方无任何结构；次全子宫切除者在膀胱后方可以显示宫颈结构，因没有宫体作参照，手术余留宫颈形态各异，经腹扫查宫颈结构往往难以辨认，经阴道超声则可较清楚地观察到宫颈管结构。若保留卵巢，在附件区可以扫查到卵巢结构。

2. 子宫切除术后阴道残端血肿 阴道闭合气线上方或一侧可见低回声的肿块，形态不规则，边界欠清，内为云雾状低回声及絮状高回声，有时呈液性暗区，暗区内见细网状回声（图 4-22-1）。结合术后有阴道不规则流血、下腹疼痛病史可以确诊。易与肿瘤复发、残留宫颈等混淆，可根据血肿内无彩色血流信号鉴别。

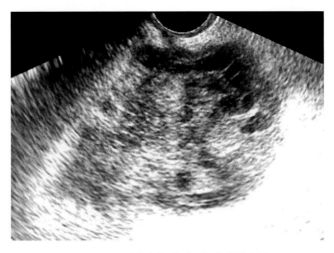

图 4-22-1 子宫全切术后，阴道残端血肿

3. 子宫切除术后盆腔积液、积脓 盆腔内无子宫声像，盆腔积液表现为阴道闭合气线上方不规则液性暗区（图 4-22-2，图 4-22-3）；若暗区内有云雾状回声，结合患者有腹痛、发热，说明有盆腔感染积脓。

4. 子宫切除术后盆腔腹膜囊肿 盆腔腹膜囊肿为子宫切除术后远期并发症。由于术后粘连，在盆腹腔的肠管、大网膜及内生殖器官之间形成包裹性积液，表现为盆腹腔内囊性肿块，壁薄，其内无回声，有多条细带分隔，根据手术病史、囊肿分布特点可与巨大卵巢囊肿、输卵管积水等鉴别。

5. 恶性肿瘤术后复发 在阴道闭合气线的上方可见实性肿块，边界不清，形状较规则，内部回声多为实性均匀或不均质低回声，超声检查在病灶较小时难以显示出瘤内血流，肿块较大时多数可以显示较丰富血流信号，并记录到低阻力动脉血流频谱（图 4-22-4）。

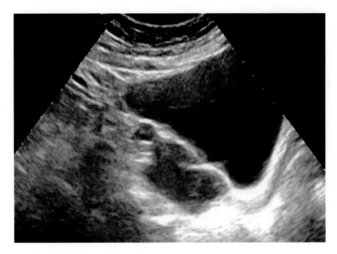

图 4-22-2　子宫全切术后，阴道残端局限性积液

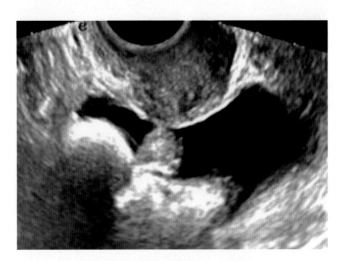

图 4-22-3　子宫全切术后，盆腔积液

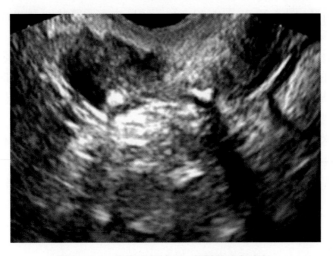

图 4-22-4　子宫全切术后，卵巢腺癌复发灶

（三）鉴别诊断

阴道残端血肿机化时，应与肿瘤复发、残留宫颈等鉴别，肿瘤复发病灶内血流信号较丰富，残留宫颈可辨宫颈管结构；盆腔腹膜囊肿应与巨大卵巢囊肿、输卵管积水等鉴别，仔细辨别卵巢结构及积液形态特征有助于鉴别。

思考题

子宫切除术后阴道残端血肿超声表现是什么？

第二十三节　盆腔炎性疾病

■【病理及临床】

女性盆腔生殖器官及其周围的结缔组织、盆腔腹膜发生炎症时，称为盆腔炎，包括子宫炎、输卵管卵巢炎、盆腔结缔组织炎及盆腔腹膜炎，可一处或几处同时发病，是妇女常见病之一。由于输卵管、卵巢统称附件，且输卵管发炎时常波及"近邻"的卵巢，因此又有附件炎之称。

急性盆腔炎根据病史、症状和体征可作出初步诊断。此外，还需作必要的化验，如血常规、尿常规、宫颈管分泌物及阴道后穹穿刺物检查。急性盆腔炎的临床诊断标准，需同时具备下列3项：①下腹压痛伴或不伴反跳痛；②宫颈、宫体举痛或摇摆痛；③附件区压痛。

下列标准可增加诊断的特异性：宫颈分泌物培养或革兰氏染色涂片淋病奈瑟菌阳性或沙眼衣原体阳性；体温超过38℃；白细胞计数 >10×10⁹/L；阴道后穹隆穿刺抽出脓性液体；双合诊或B超检查发现盆腔脓肿或炎性包块。

慢性盆腔炎症状主要有：

1. 全身症状多不明显，有时可有低热，易感疲劳。病程时间较长，部分患者可有神经衰弱症状。

2. 慢性炎症形成的瘢痕粘连以及盆腔充血，可引起下腹部坠胀、疼痛及腰骶部酸痛，常在劳累、性交、月经前后加剧。

3. 由于盆腔淤血，患者可有月经增多、卵巢功能损害、月经失调，输卵管粘连阻塞时可致不孕。如果出现着床位置错误，也会导致宫外孕。

■【基于指南及专家共识的超声影像学检查】

（一）检查方法

采用经阴道超声检查，检查时注意观察输卵管的管壁厚度、管腔内成分及其与卵巢及周围盆腔组织的结构关系。

（二）超声表现

1. 急慢性输卵管卵巢炎

（1）急性输卵管卵巢炎：输卵管卵巢炎急性期仅表现为卵管轻度增粗（直径 >0.5cm），卵巢增大、回声减低。随着炎症进展病灶与周围组织分界不清，炎症未得到控制时形成输管卵巢脓肿，表现为输卵管增粗，管壁增厚，输卵管内积液成不均质云雾状低回声，呈弯曲管道状相连。波及同侧卵巢时，同侧卵巢增大形成脓肿、形成圆形的囊性结构，内可见与输卵管腔内一样的不均质云雾状低回声（图 4-23-1），两者相连，但囊内液互不相通。多数病例在直肠子宫陷凹处可见云雾状，较丰富条状血流信号，可记录到中等阻力动脉血流频谱。

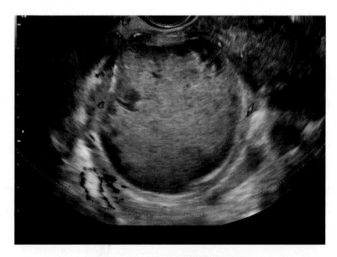

图 4-23-1 急性输卵管卵巢脓肿

（2）慢性输卵管炎症：急性盆腔炎过后，可遗留下输卵管积水、输卵管卵巢粘连或子宫、卵巢旁粘连包裹性积液等。

1）输卵管积水：输卵管增粗肿大，管壁薄、光滑，内透声好，囊内可见不完整分隔，呈弯曲管道状或囊袋状。其旁可见正常卵巢回声（图 4-23-2）。

2）输卵管卵巢囊肿：输卵管卵巢脓肿经吸收后可形成输卵管卵巢囊肿，可为多房性不规则囊性团块，内可见分隔，团块与周围组织因粘连而分界不清（图 4-23-3）。

3）附件慢性炎性包块：输卵管卵巢炎症后慢性纤维增生形成，可与肠管、网膜、子宫等粘连，表现为边界不清、不均质低回声的占位。

2. 子宫内膜炎

子宫内膜炎时可探及子宫内膜区回声增强增厚，有时厚度可占宫体前后径的 1/3~1/2，边界较毛糙。需与增殖期子宫内膜或非炎性子宫内膜增生相鉴别，故一般在月经干净后 3~5 天探查。

3. 子宫肌炎

宫体回声较低或增高，颗粒增粗，形态饱满，常伴盆腔积液。

4. 宫颈炎

宫颈部回声增强，欠均匀（图 4-23-4），可伴小囊肿，严重时呈宫颈肥厚，形态异常；常伴白带增多、带中有血丝等改变。

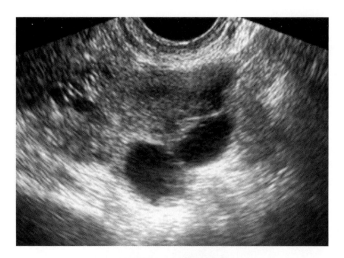

图 4-23-2 输卵管积液

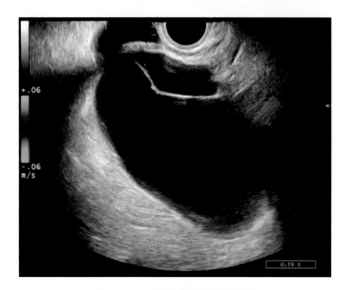

图 4-23-3 慢性输卵管卵巢囊肿

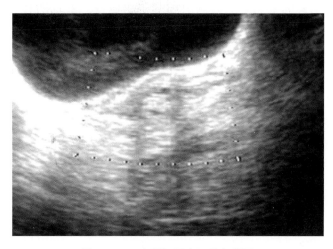

图 4-23-4 宫颈部回声不均匀增强

5. 盆腔积液 大多数盆腔炎均可有不同程度的盆腔积液。严重盆腔炎或盆腔脓肿时，盆腔见大片液性暗区，形态不规则，沿盆腔及子宫周围分布，无明显包膜，可见子宫卵巢悬浮于其中，囊肿时可见粗光点、光斑（图 4-23-5）。需与宫外孕破裂出血、腹腔积液等相鉴别。有时月经前亦可出现盆腔积液，需结合临床予以鉴别。

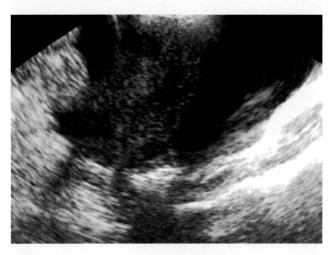

图 4-23-5　大量盆腔积液

（三）鉴别诊断

输卵管卵巢积水与卵巢多房性囊腺瘤相鉴别。两者均为多房囊状肿块，不注意时容易误诊。鉴别要点为前者包块的形状不规则，囊内分隔纤细，囊腔多为圆形或管道状，较规则，超声显示其分隔上难找到血流。而卵巢囊腺瘤外形较规则，瘤体有包膜反射，分隔和囊腔不规则，在其囊壁及分隔上常显示血流信号。

■【疑难解析】

亚急性的感染性肿块与恶性肿瘤难以区分。当附件肿块无法显示输卵管的特征性的管道状结构时，主要的鉴别要点为病史和双合诊检查。若近期有下腹疼痛、发热、脓性白带、附件包块触痛等，则提示有炎症的存在，必要时在短期抗感染治疗后复查再下诊断。

> **思考题**
>
> 1. 急慢性盆腔炎的病因有哪些？
> 2. 简述急、慢性盆腔炎的声像图特征。

第二十四节 超声造影妇产超声中的应用

一、子宫肌瘤

■【病理及临床】

子宫肌瘤是女性生殖器官中最常见的良性肿瘤,常规超声一般可诊断子宫肌瘤,但仍存在一定的误诊,而超声造影能连续实时观测肿瘤微循环灌注动态变化,大大提高了超声发现病变及定性诊断的能力,减少了常规超声的误诊。

■【基于指南及专家共识的超声影像学检查】

(一)检查方法

1. 检查步骤 静脉盆腔超声造影即将造影剂经静脉注入体内,随血流到达病灶内,增强病灶内血流的散射信号强度,借以增强病灶、组织靶器官的超声回声强度及多普勒信号强度,提高超声对组织靶器官及病灶的细微结构分辨能力和血流信号显示的敏感性,并反应组织血流灌注状况。

检查时先进行子宫及附件常规扫查,记录病灶数量、位置、大小、二维及 CDFI 表现,然后选择造影条件,设置探头频率和机械指数。患者取仰卧位,一般选择左侧上肢进行静脉穿刺,注射造影剂,同时开启计时器,嘱患者不说话,不活动,呼吸平稳,观察并实时记录病灶造影增强与消退情况。嘱患者坐位或平卧 30 分钟,观察有无不良反应。

2. 造影剂 常用的有 Levoist(利声显)和 SonoVue(六氟化硫微泡)。现在后者使用较多,其在阴道探查时一般标准剂量每次 2.4mL;若经腹部探查,根据病灶的位置及大小,所用仪器不同,每次可用 0.8~2.4mL。

3. 注意事项

(1)抽吸造影剂时应倒置小瓶后抽取,切忌回推空气入瓶内,以免破坏微泡。如不慎抽吸过量亦不应再注入瓶内。

(2)每次抽取前均需震荡小瓶 5 秒,以免药液分层。

(3)抽取药液后应尽快注射,故应提前做好仪器调节等准备工作。

(4)穿刺静脉最好选择肘部粗大静脉,采用20G 或 18G 静脉套管针。

(5)连接三通管时,应将含造影剂的注射器连接于平行血管的接口上,使药液通过直接通路进入血管,尽量减少微泡的破坏,而将含生理盐水的注射器连接于垂直血管的接口上。

(二)超声表现

子宫肌瘤为无包膜的实性肿瘤,与周围肌组织有明显的界线,虽无包膜,但肌瘤周围的子宫肌层受压形成假包膜,子宫动脉由外穿入假包膜供给肌瘤营养,围绕肌瘤呈弧形走形,形成肌瘤的外层血管网,并放射状分支供应瘤体内部;而带蒂的浆膜下及黏膜下肌瘤则由蒂部动脉供应。较大的肌瘤常发生不同类型的变性,如玻璃样变性、脂肪变性、囊性变及钙化,部分可发生恶性变即肉瘤样变性。

子宫肌瘤的超声造影表现与肌瘤类型、大小及内部是否合并变性或坏死有关。超声造影可观察到瘤体与肌层的血流灌注状态及其关系,瘤体供血动脉的显示及增强水平的变化可为鉴别诊断提供更多有用信息。

1. 较大的肌壁间肌瘤　在增强早期,造影剂首先灌注假包膜中的血管,呈细环状高增强,并分支进入瘤体内部,随后整个瘤体均匀高增强(与周围肌层相比);但是一些小的肌壁间肌瘤由于对周围组织挤压不明显,无典型外层血管网灌注,而表现为造影剂几乎同时进入,整个瘤体均匀增强。增强晚期,瘤体内部造影剂消退较正常肌层呈低增强,而较大瘤体的假包膜消退相对较慢,始终呈稍高增强。由于增强晚期肌瘤内部与假包膜造影剂消退时间的差异使瘤体有明显包膜感,可准确显示肌瘤的数量、大小、位置及边界(图 4-24-1,图 4-24-2,图 4-24-3,视频 4-24-1)。

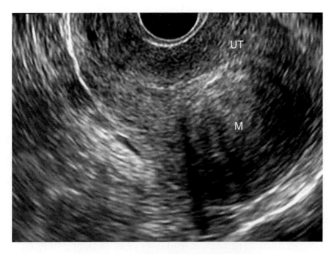

图 4-24-1　子宫肌瘤二维超声图像

M 为肌瘤,UT 为子宫

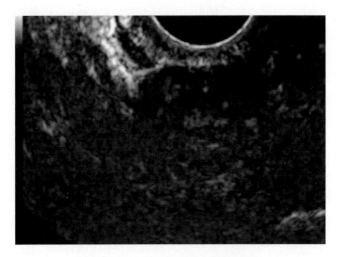

视频 4-24-1
子宫肌瘤超声
造影视频

图 4-24-2　子宫肌瘤超声造影图像

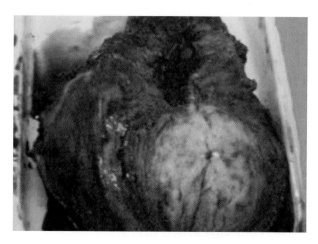

图 4-24-3　子宫肌瘤病理标本

2. 浆膜下、黏膜下、阔韧带肌瘤及较大的宫颈肌瘤　当蒂部血管较细小,血流流速低或位置较深时,CDFI 往往因无法显示蒂部血流,难以清晰显示瘤体与子宫间的血供关系,导致诊断信息不足而难以作出正确判断。超声造影可显示瘤体与肌层的血流灌注状态及其关系。增强早期带蒂的浆膜下及黏膜下肌瘤可观察到来源于子宫动脉的蒂部的供血动脉首先灌注,并分支进入瘤体内部,肌瘤呈均匀高增强,与子宫肌层增强时间及水平接近,即具有"同步灌注"的特点。增强晚期瘤体内部造影剂撤退早于肌层,呈稍低增强,边界清晰。瘤体较大难以显示蒂部的宫颈肌瘤及阔韧带肌瘤,仍具有与子宫肌层"同步灌注"的特点,借此可与卵巢来源的肿瘤鉴别。

3. 肌瘤变性坏死　坏死区域无造影剂灌注,显示为无增强。肌瘤肉瘤样变性时可见多条滋养血管同时灌注,瘤体内部造影剂分布明显不均匀,并见大片充盈缺损区。增强晚期包膜不明显,病灶区与肌层分界不清。

（三）鉴别诊断

1. 肌壁间子宫肌瘤和子宫腺肌瘤在临床表现及超声表现上有许多相似之处　子宫腺肌瘤误诊为子宫肌瘤多达 51.1%。但子宫腺肌瘤超声造影表现与子宫肌瘤明显不同,主要表现在前者瘤体内部回声强度与周围正常组织无明显差异,无包膜。

2. 子宫黏膜下肌瘤常需与子宫内膜息肉鉴别　当息肉回声较低,子宫内膜基底层显示欠清,蒂部血流显示不清时,常规超声常易误诊。超声造影除可显示蒂部血流外,还可显示典型子宫肌瘤灌注及消退特点,有利于与子宫内膜息肉鉴别。

3. 常规超声对肌瘤变性及肉瘤样变的诊断较困难　超声造影可动态显示瘤体内部的血流灌注情况,当肌瘤发生玻璃样变、囊性变及钙化等时,因变性及坏死组织处于无血供状态,超声造影时该部分组织无造影增强,其余部分则仍具有典型肌瘤的灌注及消退特征。当肌瘤发生肉瘤样变时,变性多从中心开始,向周围弥漫性播散,内部常有出血及坏死,与肌层分界不清,所以造影时无假包膜先灌注后,内部血管网再灌注的特征性表现,而是无变性区域表现为多血管呈不规则分支状同时灌注,变性坏死区表现为大片造影剂充盈缺损区,造影剂消退时亦无明显包膜感,与肌层界限不清,借此可与其他良性变性加以鉴别。

二、子宫腺肌病

■【病理及临床】

　　子宫腺肌病与子宫肌瘤均是妇科常见疾病，两者在临床表现和体征上均有许多相似之处，但治疗方法明显不同，因此治疗前对两者进行准确鉴别具有重要意义。然而两者声像图有重叠现象，鉴别诊断具有一定的困难，无论临床还是超声均有较高的误诊率及漏诊率。超声造影成像能实时、动态、连续地观察病灶微循环造影剂灌注全过程，为局灶性病变提供客观的鉴别诊断依据。

■【基于指南及专家共识的超声影像学检查】

（一）检查方法

　　同静脉盆腔造影检查。

（二）超声表现

　　子宫腺肌瘤是子宫腺肌病的一种特殊表现形式，由于异位的内膜腺体和间质浸润子宫肌层呈不均匀性或局限性分布，周围肌纤维增生肥大，组织剖面上增生的肌组织呈类似肌瘤的"漩涡样"结构，而非真性肿瘤。增强早期，子宫腺肌瘤表现为多条血管呈不规则分支状同时灌注，无包绕血管，病灶区内部造影剂分布明显不均呈不均匀高增强，有学者形容其造影表现呈"乱箭齐发"的同步灌注状态。增强晚期呈不均质稍低增强，边界不清，包膜不明显（图 4-24-4，视频 4-24-2）。

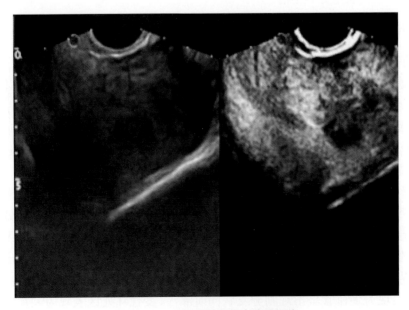

视频 4-24-2
子宫腺肌瘤超声造影视频

图 4-24-4　子宫腺肌瘤超声造影图像

三、子宫内膜良性病变

■【病理及临床】

生理盐水子宫腔造影,是指将生理盐水通过导管经宫颈管注入子宫腔,使宫腔扩张、内膜分离,从而在经阴道超声下更好地评价内膜、内膜下情况及宫腔内病变,包括内膜及宫腔内有无病变,病变为弥漫性或局灶性以及局灶性病变的位置、数量、大小、边界、形态、回声、基底部宽窄等,可使一些患者避免不必要的宫腔镜或诊断性刮宫等创伤性检查。该项检查操作简单、省时、安全,患者易接受,并发症少,价格相对低廉。

■【基于指南及专家共识的超声影像学检查】

(一)检查方法

1. 造影导管　常用的宫腔造影管为普通带水囊的 52F 导尿管,将其插入宫颈管时操作相对困难费时,但价格便宜。新出现的专用宫腔造影管,有一段较硬的部分供操作者把持,以便更好地将导管前端可弯曲部分通过宫颈管置入宫腔内;另有一种无水囊而用活塞堵住宫颈外口的 Goldstein 导管外径只有 8mm,患者不适感最轻。对宫颈管狭窄患者,可先适当扩张宫颈后插入导管。

2. 禁忌证　禁忌证包括妊娠及妊娠可能,盆腔感染,不明原因盆腔压痛。

3. 操作时间选择　绝经前妇女宜在月经周期前十天内,此阶段为内膜增殖期,内膜较薄,局部病变(如息肉)更易显示。另外,为避免妊娠及妊娠可能,也应选择于排卵之前的内膜增殖期行生理盐水子宫腔造影检查。对于绝经后阴道流血的妇女,最好选择在阴道流血干净后进行。阴道流血不是生理盐水子宫腔造影的禁忌证,但是宫腔内血块可能影响对检查结果的判断,导致假阳性。对于激素替代治疗的患者,也应选择于内膜增殖期进行。

4. 操作方法　患者在操作前半小时可酌情服用少量镇痛药物以缓解不适感,不常规使用抗生素,有盆腔炎病史及细菌性心内膜炎的患者除外。造影前常规阴道超声检查了解子宫及双侧附件区情况。患者排空膀胱后取截石位,无须麻醉,操作者先行双合诊检查子宫及宫颈位置,然后置入阴道窥器暴露宫颈,常规消毒宫颈及阴道。将导管内充以生理盐水,以排除宫腔内气体,导管内气体可造成回声伪像。用卵圆钳夹住造影剂导管尖端将导管通过宫颈管置入内膜腔,避免导管触及宫底。向水囊注入适量无菌生理盐水固定导管以防脱出,取出窥器后将阴道探头放置于阴道内导管旁。在超声直视下调整导管水囊大小及位置,使之堵住宫颈内口防止液体外溢,避免过大引起患者不适。然后于导管尾端接一个 10mL注射器,向宫腔内注入无菌温生理盐水约 5~10mL,完成全面矢状(从一侧到另一侧宫角)和冠状(从宫底到宫颈)切面超声扫查观察内膜、内膜下及宫腔内病变后,抽出水囊内液体,观察子宫下段和宫颈。若发现可疑血块,可直接用导管前端拨动可疑病变,观察其是否随水流移动以明确诊断。

5. 操作时注意事项

(1)插入导管时操作应缓慢轻柔,避免导管破坏内膜导致假阳性。

(2)拔除导管前先抽出水囊内液体,观察子宫下段及宫颈有无病变,避免漏诊。

（3）为获得清晰的子宫内膜图像，探头必须紧贴子宫颈与阴道穹，使子宫处于声场的近区。

（4）测量内膜厚度时，对宫腔内有液体者需分别测量，再相加。

（5）宫腔超声造影检查的时间应在月经干净后 3~7 日内，可提高宫腔超声造影的诊断准确率。

（6）当怀疑有阴道隔，常规经阴道超声又不能清晰显示隔时，可于阴道内插入较粗的导尿管，于阴道内注入适量无菌生理盐水，可使阴道内结构显示更清晰，行阴道造影时，可使患者适当抬高臀部。

（二）超声表现

1. 子宫内膜增生 子宫内膜增生在超声注水造影后，宫腔分开，内膜对称性、弥漫性、均匀性增厚，内膜与肌层的界面完整，偶尔内膜增生表现为内膜的局部增厚，多个隆起凸向宫腔呈花瓣形或不对称增厚，宫腔形态有时呈多角形，其与内膜息肉不易鉴别。此时诊断性刮宫可能漏诊，需要在宫腔镜下取活检以明确诊断。

2. 子宫内膜息肉 典型息肉一般为中强回声，内部回声均匀，形态较规则，边界清楚，基底窄，通常可见到蒂，部分可在蒂部或基底部探及滋养血管的血流信号。非典型息肉可表现为内部囊状结构，回声偏低，内部回声不均，宽基底等。

3. 黏膜下子宫肌瘤 宫腔造影诊断子宫黏膜下肌瘤时不仅能直接观察到宫腔内的情况，清楚显示肌瘤的个数、大小、部位、起源以及与输卵管口的关系，还能显示出其突入肌壁间的程度，具有临床指导价值，可以评价黏膜下肌瘤经宫腔镜完全切除的可能性。黏膜下肌瘤在生理盐水子宫腔造影检查下能清楚显示肌瘤的位置及其与内膜的关系，更重要的是能较准确判断黏膜下肌瘤突入宫腔内的部分所占整个肌瘤体积的百分比，从而指导临床治疗方式。若肌瘤突向宫腔内比例大于 50%，选择宫腔镜下切除，若小于 50% 则需开腹或腹腔镜下手术切除。部分中强回声黏膜下肌瘤与内膜息肉鉴别较困难，鉴别关键点为黏膜下肌瘤向宫腔突出部分的表面可见内膜强回声线包绕，基底处内膜强回声线中断；内膜息肉表面没有内膜强回声线包绕征象，基底处内膜强回声线无中断。

四、子宫内膜癌

■【病理及临床】

宫腔超声造影及静脉盆腔造影对子宫内膜癌均有一定的诊断价值，前者通过宫腔内造影剂的充盈，使扩张的宫腔形成一个良好的透声窗，内膜及病变情况在超声下可清晰显示其大小、形态、位置、边缘、回声、与肌层的关系；后者更有助于评价肌层浸润程度及鉴别诊断。

■【基于指南及专家共识的超声影像学检查】

（一）检查方法

检查方法同静脉盆腔造影或生理盐水子宫腔超声造影。

（二）超声表现

绝经妇女内膜明显增厚，伴有不规则出血或排液应考虑子宫内膜癌的可能。当癌浸润肌层时，除显示子宫增大外，宫腔注水后宫内可见较典型的强回声或低回声团块，内膜局部与肌层分界不清。子宫内膜癌在子宫腔造影下的表现多样，内膜不规则增厚或较大且形态不规则、宽基底、回声不均的病变均需警惕子宫内膜癌。内膜与肌层分界不清、分界线扭曲变形、宫腔扩张性差均可作为子宫内膜癌浸润子宫肌层的征象。

通过观察静脉造影后病变组织血管形态及血流灌注情况可明显提高肿瘤的定性诊断率。超声造影可以动态反映癌变内部的供血情况，使得影像学观察与肿物功能相结合。病变区早于子宫肌层灌注呈不均匀高增强，部分弥漫型内膜癌则表现为内膜与肌层同时灌注呈等增强，内膜与肌层分界不清；在增强晚期病灶呈稍低增强，与周围肌层有一定的分界，如肿瘤浸润肌层则局部肌层变薄（图 4-24-5，视频 4-24-3 ）。

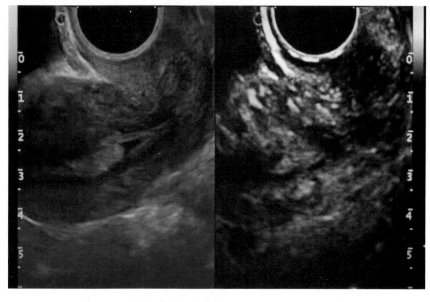

视频 4-24-3
子宫内膜癌超
声造影视频

图 4-24-5　子宫内膜癌超声造影图像，病灶呈不均匀的高增强

（三）鉴别诊断

子宫内膜癌与正常内膜及内膜增生症的增强模式不同，主要表现为增强顺序的改变，子宫内膜癌病灶增强早于肌层，与正常内膜及内膜增生症相反，超声造影检查有助于内膜癌与内膜增生症的鉴别。部分短蒂的内膜息肉与肌层常无明显的灌注时相差而难以与内膜癌鉴别，此时需结合宫腔造影检查。

五、宫颈癌

■【病理及临床】

超声造影检查可显示宫颈癌组织中微循环的改变，为临床诊断和分期提供更多有用的信息,有助于宫颈癌治疗方式的选择和疗效的提高。

■【基于指南及专家共识的超声影像学检查】

(一)检查方法

同静脉盆腔超声造影检查。

(二)超声表现

病理生理学研究显示,宫颈癌组织为适应肿瘤快速生长的需要而促使大量新生血管形成,这种新生血管管壁薄,缺乏弹力纤维,常存在动静脉分流,血流速度快且阻力较低,与周围组织的灌注不同,超声造影可实时显示该部分组织微循环的改变。在宫颈浸润癌的诊断方面,超声造影具有高的准确率,即使对于 IB 期宫颈无明显形态变化的患者,超声造影仍可明确提示局部血流灌注与正常宫颈的不同,对其作出明确诊断。宫颈癌的超声造影特点是动脉期病灶区域内的血管早于肌层,快速灌注呈均匀或不均匀高增强,与周围正常组织明显不同,静脉期因内部血流速度较快故造影剂快速消退呈低增强,但周边部造影剂滞留时间较长呈稍高增强,可较清楚地显示出病灶区的范围及邻近组织浸润情况,可对浸润癌作出较明确诊断并能较清晰显示病灶边界。

六、卵巢肿瘤

■【病理及临床】

卵巢肿瘤是妇科常见病,而卵巢恶性肿瘤在妇科恶性肿瘤的死亡率中占第一位,其种类之繁多,组织类型之复杂居各肿瘤之首,近年来发病率呈上升趋势。卵巢良、恶性肿瘤的鉴别一直是现代医学的一个难点,因可疑卵巢癌而行手术治疗的病例 1/3 为良性。1994 年 Suren 等首次通过静脉注射造影剂 Levovist 对 30 例卵巢小肿物进行观察,结果表明超声造影使小血管内的低速血流得以显示,因而观察者可以获得较传统超声更丰富的血流信息,在此基础上多普勒频谱也得以测出或增强。他们认为超声造影有助于卵巢良、恶性肿瘤的鉴别,并可弥补由于超声检查仪器灵敏度有限而造成的误诊。

■【基于指南及专家共识的超声影像学检查】

(一)检查方法

1. 检查方法　同静脉超声造影检查。

2. 注意事项　卵巢肿瘤的超声造影可以通过经阴道途径减少呼吸的影响,但对于超过 10cm 的较大卵巢肿瘤和位置较高的肿瘤,仍然受高频探头穿透力低的影响,需要选用经腹探头进行超声造影检查。确定取样范围时要尽量包括整个病灶,才能有效地反映造影剂在病灶中的灌注方式,所以造影选取的卵巢肿物不应过大。

（二）超声表现

肿瘤的生长和转移有赖于血管生成。不同肿瘤的血管组成和血供有其自身的特点，良性肿瘤血管形成较慢，而恶性肿瘤由于其高代谢和肿瘤组织的快速生长，血管形成较多，其新生血管管壁薄，血管平滑肌含量少。卵巢良性与恶性肿瘤在造影后其血管数量、形态及分布区别更明显。因此，了解肿瘤组织的新生血管生成情况对于判断肿瘤的良恶性极为重要。

1. 卵巢良性肿瘤

卵巢良性肿瘤常表现为形态规则、包膜完整、肿物内无乳头或少乳头、多数为囊性或以囊性为主的混合性包块，而多房性囊肿的囊壁和分隔较薄，其血管多位于肿瘤包膜和分隔上，光滑、直或轻度扭曲，见稀疏分支，血管间无分流，造影剂灌注多晚于正常子宫肌层。

（1）卵巢囊性肿瘤超声造影表现：

1）单纯性卵巢囊肿：仅表现为囊壁或囊内分隔上呈稍高增强或等增强（与子宫肌层相比），囊肿内部造影剂灌注缺失呈无增强（图4-24-6，视频4-24-4）。

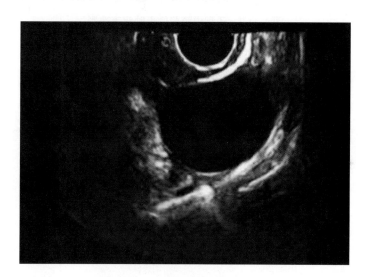

视频 4-24-4
单纯性卵巢囊肿
超声造影视频

图 4-24-6 单纯性卵巢囊肿超声造影

2）子宫内膜异位囊肿及黄体血肿：如病灶呈混合性回声或低回声，造影后可使囊壁形态勾画清晰，囊内无组织活性部分无造影剂灌注，有助于不典型子宫内膜异位囊肿（图4-24-7）及黄体血肿（图4-24-8，视频4-24-5，视频4-24-6）的诊断。

3）浆液性囊腺瘤、黏液性囊腺瘤等囊性病变：如果发现囊壁上小的乳头状凸起，CDFI常难以确定凸起内有无血流信号，难以与血凝块或组织碎屑鉴别，超声造影后，依据病灶内有无造影剂的灌注可准确判断凸起病灶内的血供状况（图4-24-9，图4-24-10，视频4-24-7）。

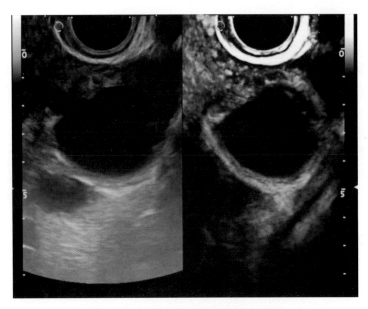

图 4-24-7 子宫内膜异位囊肿超声造影

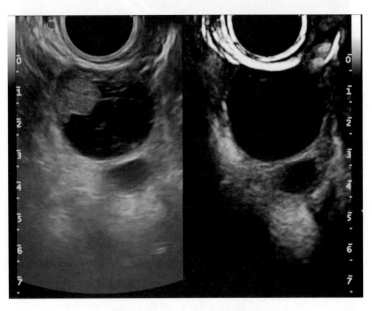

图 4-24-8 黄体血肿超声造影

视频 4-24-5 子宫内膜
异位囊肿超声造影视频

视频 4-24-6 黄体血肿
超声造影视频

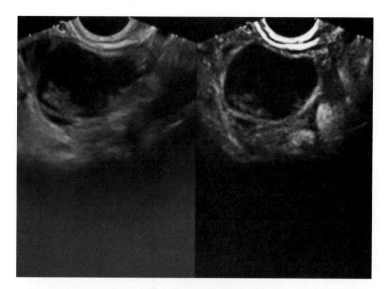

图 4-24-9　黏液性囊腺瘤超声造影

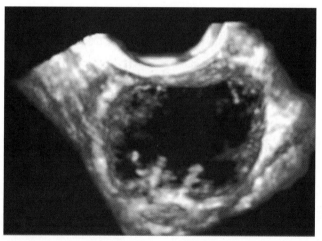

视频 4-24-7
黏液性囊腺瘤
超声造影视频

图 4-24-10　黏液性囊腺瘤三维超声造影，可见乳头增强

（2）卵巢畸胎瘤：因所含成分不同而呈现不同的 CDFI 及超声造影表现。多数成熟型畸胎瘤的二维声像图较典型，内部无血流信号，未见造影剂充盈，诊断较容易，超声造影并未提供更多的诊断信息。伴甲状腺成分或神经胶质成分的成熟型畸胎瘤则与多数成熟型畸胎瘤不同，可呈囊实混合性肿块，常血流丰富，可伴有腹水。超声造影显示该类病变实质性成分内有造影剂灌注，通常灌注晚于子宫肌层，消退较早，灌注后病灶较暗淡（图 4-24-11，视频 4-24-8）。

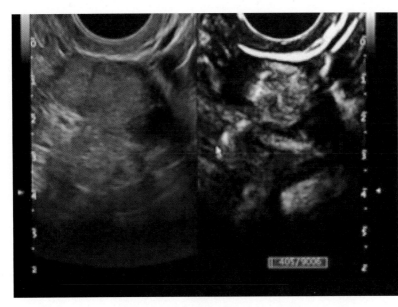

图 4-24-11　伴甲状腺成分的成熟型畸胎瘤三维断层超声造影

（3）卵巢纤维瘤：多为实质性，瘤体包膜及内部血流多不丰富，如伴有变性可呈囊实混合性。超声造影后可见病灶内造影剂呈絮状逐渐充盈，散在分布，较稀疏，伴随出血坏死或囊性变时可出现不规则充盈缺损区，通常灌注晚于子宫肌层，消退较早。

（4）卵泡膜细胞瘤：病灶以实性为主，增强的外壁欠规整，包膜完整，肿瘤实质内可见较弱增强，欠均匀（图 4-24-12，视频 4-24-9）。

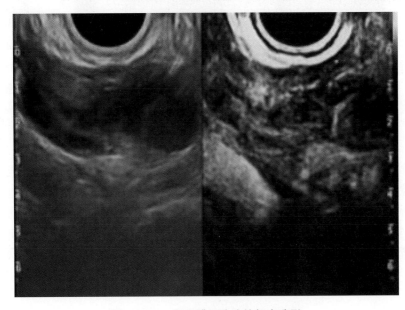

图 4-24-12　卵泡膜细胞瘤的超声造影

2. 卵巢恶性肿瘤

卵巢恶性肿瘤多为双侧，多房，可见较多实性区域，外形不规则，内壁多乳头，内部回声不规则。恶性肿瘤周边可见包绕血流，瘤体内实性部分及肿瘤中央部的新生血管杂乱排列。恶性肿瘤的生长及转移依赖于间质血管的形成，并具有其自身的特征：血管通透性增强，血流淤滞，走行不规则，动静脉短路较多，血管平滑肌较少，血管末端存在静脉池，导致造影后恶性肿瘤造影显示比良性信号强、造影出现时间早、持续时间长。有研究认为造影剂在恶性肿瘤内停留时间明显长于良性肿瘤，是由于造影剂微泡停留在恶性肿瘤组织扩张的盲端血管内所致；而恶性肿瘤内造影剂灌注强于良性肿瘤，是由于动静脉瘘形成使肿瘤组织毛细血管床旁路增加，从而相对减少了造影剂微泡在血浆中的自然破裂。造影后大部分瘤体造影剂灌注早于子宫肌层，小部分与肌层同步，肌瘤内部造影剂分布不均，可见坏死及液化的无增强区，瘤体整体呈不均匀高增强。增强晚期瘤体内部造影剂轮廓晚于肌层。

（1）卵巢颗粒细胞瘤：肿瘤增强后外壁不规整，以实性为主，肿瘤实质内明显增强，欠均匀（图 4-24-13，视频 4-24-10）。

（2）输卵管浆液性腺癌：肿瘤以实性为主，增强的外壁不规整，肿瘤实质内可见明显增强，欠均匀，有时可见不增强的不规则坏死区（图 4-24-14，视频 4-24-11）。

（三）鉴别诊断

1. 对于内部有实性乳头状突起或实性成分较多的附件囊性肿块，普通超声对卵巢囊腺瘤与内膜异位囊肿或畸胎瘤难以鉴别时，超声造影由于可明确乳头或实性回声内部有无血流灌注，故鉴别诊断有明确价值。

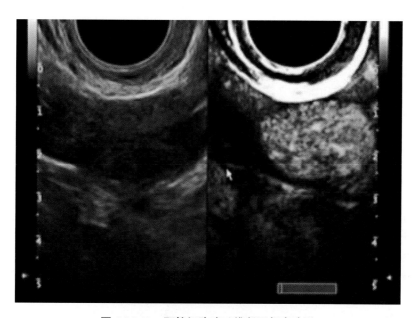

视频 **4-24-10**
颗粒细胞瘤三
维断层超声造
影视频

图 4-24-13　颗粒细胞瘤三维断层超声造影

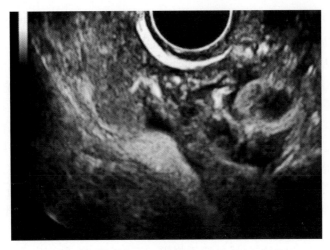

视频 4-24-11
输卵管腺癌超
声造影视频

图 4-24-14　输卵管腺癌超声造影

2. 普通超声对浆膜下子宫肌瘤与实性成分为主的卵巢良性肿瘤鉴别较困难,而超声造影时,上述两种病变具有不同的血流灌注特点,可为鉴别诊断提供可靠依据。

3. 卵巢肿瘤超声造影中,时间 - 强度曲线也是观察的重要方面,可以反映造影剂在病灶内的代谢情况。在良、恶性肿瘤中曲线上升支均陡直,下降支在良性肿瘤中为早期快降和晚期慢降,而恶性肿瘤则为直线慢降。造影剂作用持续时间、廓清时间及曲线下面积恶性显著高于良性,开始增强时间和到达高峰时间恶性显著小于良性。这些可作为鉴别卵巢良、恶性肿瘤的良好指标。

七、输卵管病变

■【病理及临床】

输卵管病变是女性不孕的重要因素。据报道,在不孕的育龄期妇女中,输卵管梗阻占20%。各种原因引起的输卵管狭窄、堵塞、蠕动受限使精子或卵子不能通过输卵管,炎症是最常见的原因。子宫输卵管超声造影(HyCoSy)是指在超声监视下,通过向宫腔内注入超声造影剂,在实时动态情况下,清晰显示子宫输卵管的充盈,造影剂的走向、排空及伞端逸出、阴道有无气泡、液体反流等情况。操作方便,患者痛苦小,无放射线损伤。研究表明,其诊断输卵管通畅与否的准确性与 X 线子宫输卵管碘油造影相同。自 1996 年起已有大量研究推荐该方法作为不孕患者首选的无创检查方法,以筛选需进一步腹腔镜或宫腔镜检查或治疗的患者。

■【基于指南及专家共识的超声影像学检查】

(一)检查方法

1. 造影剂

(1)无菌生理盐水:通常用 15mL 生理盐水与 5mL 空气用力振荡摇匀即可,也可以用三通管两端各接一 20mL 注射器相互推注以产生气泡。

（2）过氧化氢：过氧化氢在体内受到子宫内膜细胞中过氧化氢酶的作用，释放大量气泡，在超声下表现为明亮的强回声，过氧化氢本身为消毒剂，具有消炎、杀菌作用。但过氧化氢为强氧化剂，对皮肤、黏膜具有一定的刺激性，且与浓度呈正相关。

（3）超声晶氧系内给氧药物：超声晶氧溶液浓度低，流动性好，易进入细小输卵管，显示图像清晰和显影快，且已广泛用于心血管造影及缺氧性疾病的治疗，未见不良反应。

（4）Levovist 利声显：为含有大量半乳糖微泡的半乳糖溶液，因其微气泡回声明显强于输卵管壁，超声可跟踪显示造影剂经子宫腔通过输卵管的全过程，造影图像效果较阴性造影剂佳，但费用较高。对半乳糖过敏者无法使用。

（5）SonoVue 声诺维：它以磷脂作为微泡包膜，内含六氟化硫（SF_6）气体，具有良好的气泡稳定性。SonoVue 是血池造影剂，对黏膜无刺激，对人体无危害，利用 SonoVue 作为造影剂的 HyCoSy 不良反应小，适用人群较广，但目前 SonoVue 的价格较高。

2. 造影导管　采用顶端带有气囊的双腔导管。

3. 造影时间选择　时间通常选择在子宫内膜增生早期，以避免增厚的子宫内膜干扰造影剂经子宫腔进入到输卵管内。

4. 操作方法　嘱患者排空膀胱，取仰卧截石位。造影前常规超声在纵切、横切面仔细检查子宫、卵巢及双侧附件区，注意直肠子宫陷凹有无液体及其量。

常规消毒阴道及子宫颈。用窥器扩张阴道，显示子宫颈并仔细消毒，用与生理盐水子宫腔超声造影相同的方法，经子宫颈将导管轻柔地送入子宫腔内，通常无须宫颈钳牵拉宫颈，除非子宫过度扭曲。撤除窥器，插入阴道探头，先行子宫纵切，检查导管位置，确定导管气囊位于子宫颈内口稍上水平。导管位置过低，在造影操作过程中易滑出子宫腔外；位置过高，强回声的气囊会干扰子宫腔结构的观察。确认导管位置合适后，经与气囊相通的宫腔注入 1mL 生理盐水，将导管顶端的气囊充盈。充盈的气囊在宫腔内显示为无回声，若气囊位置过高，可稍向宫颈口方向拉动导管，将气囊置于宫颈内口稍上方，在导管另一腔的末端接一注射器，用于注射造影剂。

在进行输卵管造影前，先向子宫腔内注入约 2mL 生理盐水，当宫腔内出现线样无回声区后，将导管气囊放气后使其瘪掉。而后向宫腔内注入适量未振荡的生理盐水，行宫腔造影。宫腔造影结束后向子宫腔内缓慢注入造影剂。

5. 注意事项　操作中常见的问题及解决方法：

（1）导管位置过低：导管在子宫颈管内可使子宫腔内充以足够的造影剂液体，但难于使液体到达输卵管开口处并充盈输卵管管腔。当第一次放置导管不当，造影剂液体不能充盈输卵管时，则很难盲目进一步将导管再送入宫腔内合适位置。这时需要将气囊放气，阴道内重新放置窥镜，显示清晰子宫颈口再重新调整导管位置。

（2）在子宫颈较松弛的患者：需在导管气囊内注入多些气体，最多可达 2~3mL，以使子宫颈口被封住，使液体能够顺利进入输卵管。但向气囊内注入较多气体时须注意，要缓慢推注，因增大的气囊常使患者感到不适，有时可刺激输卵管发生突然痉挛。

（3）子宫过度后屈：阴道超声检查时过度后屈的子宫常使阴道探头操作困难，难于扫查到输卵管峡部，适度充盈膀胱可部分调整过度后屈子宫的位置。

（4）双角子宫或纵隔常会造成造影时仅显示一侧输卵管。因为一旦导管进入一侧宫腔，就很难再操作使其进入另一侧宫腔内。这种情况下应将导管置于子宫颈管内，以封住子宫颈外口，使两侧宫腔和输卵管均能充盈造影剂。

（5）输卵管近段不充盈：常见于继发性输卵管痉挛。可暂停操作，使患者放松，数分钟后再次注入造影剂观察。也可给予解痉药物。

（6）输卵管通畅伪像：当双侧输卵管梗阻时，宫腔内造影剂会产生后向压力，使子宫外围的血管扩张，有时似造影剂充盈的输卵管。当观察输卵管时要仔细追踪其全程，看其是否连续，与子宫周围扩张的血管鉴别。

（7）当阳性造影剂经对侧输卵管伞端流至子宫后壁表面或周围肠管表面时也可形成类似输卵管腔的伪像。观察时需注意，当连续缓慢注入造影剂时输卵管内造影剂呈连续地前向流动。

（二）超声表现

经阴道超声探查，采用子宫底横切面扫查，并稍倾斜探头，找到同侧卵巢，在卵巢与子宫角之间通常为输卵管的位置。如输卵管通畅，可见到含气泡的强回声经输卵管伞端进入盆腔，向卵巢周围移动，并在卵巢周围形成动荡的强回声；在成像条件较好的情况下，可见到造影剂呈线样强回声通过输卵管达到盆腔内，使整个输卵管腔的形态被显示出来，因此，可观察输卵管有无扭曲、狭窄部位，伞端闭锁时可见输卵管腔近段充满造影剂强回声。

如输卵管不通，则见不到上述现象。观察完一侧后，旋转探头，再观察另外一侧输卵管。

1. 双侧输卵管通畅　宫腔内液气泡向两侧输卵管流动迅速，各段显示强光带，伞端见"喷射状"气体聚集的光团回声，很快观察到卵巢周围或子宫两侧被强回声环绕，并可见直肠子宫陷凹内带状无回声区，推注造影剂无阻力，无气泡及液体反流（图4-24-15）。

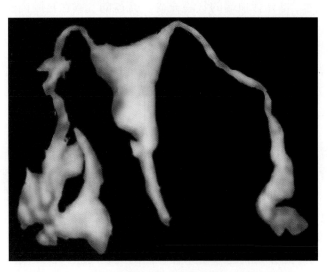

图4-24-15　双侧输卵管通畅，其内均可见造影剂通过，
未见明显狭窄及管壁僵直

2. 双侧输卵管梗阻　宫腔内液气泡向两侧流动缓慢或聚集于某一段，双侧输卵管部分或完全不显示气泡及光带，伞端无气流及光团。造影剂部分从宫颈反流入阴道，盆腔无气体弥散，推注过程中阻力较大（图4-24-16）。

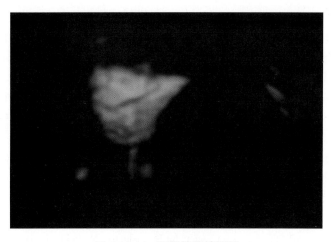

图 4-24-16　双侧输卵管不通

3. 单侧输卵管通畅　单侧呈现通畅声像图,另一侧呈现不通畅声像图,盆腔显示少量气体回声。

4. 输卵管不全梗阻　宫腔内液气泡流动缓慢,输卵管显示纤细光带,伞端见少量气泡移动,射流征不明显,注射侧酸胀明显但能忍受,盆腔见少量气流回声,术毕检查直肠子宫陷凹处有无积液及与术前对比(图 4-24-17)。

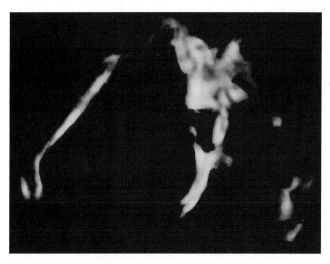

图 4-24-17　右侧输卵管可见造影剂通过,输卵管迂曲,
末端可见造影剂聚集;左侧输卵管未见造影剂通过

> **思考题**
>
> 1. 简述静脉盆腔超声造影的检查方法。
> 2. 卵巢良性肿瘤及恶性肿瘤的超声造影灌注特征分别是什么?
> 3. 简述输卵管造影操作中常见的问题及解决方法。

参考文献

［1］中国医师协会超声医师分会.中国产科超声检查指南［M］.北京：人民卫生出版社，2019.

［2］中华医学会超声医学分会妇产超声学组，国家卫生健康委妇幼司全国产前诊断专家组医学影像组.超声产前筛查指南［J］.中华超声影像学杂志，2022，31（1）：1-12.

［3］中国医师协会超声医师分会.中国妇科超声检查指南［M］.北京：人民卫生出版社，2017.

［4］中国优生科学协会生殖道疾病诊治分会.输卵管间质部妊娠诊治的中国专家共识（2022年版）［J］.中国实用妇科与产科杂志，2022，38（3）：290-295.

［5］中华医学会围产医学分会胎儿医学学组，中华医学会妇产科学分会产科学组.胎儿生长受限专家共识（2019版）［J］.中华围产医学杂志，2019，22（6）：361-380.

［6］中国妇幼保健协会宫内疾病防治专委会.子宫颈机能不全临床诊治中国专家共识（2023年版）［J］.中国实用妇科与产科杂志，2023，39（2）：175-179.

［7］Practice Committee of the American Society for Reproductive Medicine. Uterine septum：a guideline［J］. Fertil Steril，2016，106（3）：530-540.

［8］Pfeifer SM，Attaran M，Goldstein J，et al. ASRM müllerian anomalies classification 2021［J］. Fertility and sterility，2021，116（5）：1238-1252.

［9］Ludwin A，Martins WP，Nastri CO，et al. Congenital Uterine Malformation by Experts（CUME）：better criteria for distinguishing between normal/arcuate and septate uterus？［J］. Ultrasound Obstet Gynecol，2018，51（1）：101-109.

［10］Grimbizis GF，Di Spiezio Sardo A，Saravelos SH，et al. The Thessaloniki ESHRE/ESGE consensus on diagnosis of female genital anomalies［J］. Hum Reprod，2016，31（1）：2-7.

［11］中华医学会妇产科学分会，中国医师协会妇产科医师分会女性生殖道畸形学组.女性生殖器官畸形命名及定义修订的中国专家共识（2022版）.中华妇产科杂志，2022，57（8）：575-580.

［12］中国医师协会超声医师分会，何文，陈绍琦.子宫内膜癌超声造影中国专家共识［J］.中国医学影像技术，2023，39（5）：641-645.

［13］陈程，戴晴.美国放射学会卵巢-附件影像报告和数据系统超声风险分层与管理共识指南的解读［J］.中华医学超声杂志（电子版），2020，17（11）：1051-1060.

［14］中国医师协会超声医师分会.中国超声造影临床应用指南［M］.北京：人民卫生出版社，2017.

第五章 超声诊断质量控制工作制度

第一节 超声诊断质量控制工作制度

1. 查对制度

查对制度指为防止医疗差错,保障医疗安全,医务人员对医疗行为和医疗器械、设施、药品等进行复核查对的制度。对患者进行身份识别时,应当至少使用两种身份查对方式,用电子设备辨别患者身份时,仍需人工查对。在进行临床诊疗行为时,如实施介入手术开始前和患者离开手术室前均要对患者身份、手术部位、手术方式等进行核查,以保障患者安全。医疗器械、设施、药品等查对要求按照国家有关规定和标准执行。

2. 超声科会诊制度

会诊是指出于诊疗需要,由科室上级医师或院内、外上级医师根据病例资料及影像检查结果提出诊疗意见或提供诊疗服务的活动。规范会诊行为的制度称为会诊制度。

3. 超声报告管理制度

超声报告管理制度指为保障医疗质量安全,维护医患双方合法权益,实现医疗服务行为可追溯,对超声报告的书写、质量控制、保存、使用等环节进行管理的制度。

4. 危急值报告制度

危急值报告制度指为保障患者安全,对提示患者处于生命危急状态的检查结果建立复核、报告、记录等的管理机制。科室应当分别建立住院和门急诊患者危急值报告具体管理流程和记录规范,确保危急值信息准确,各环节传递及时。

5. 新技术准入制度

为保障患者安全,对于科室首次开展临床应用的医疗技术或诊疗方法实施论证、审核、质量控制、评估的全流程规范管理制度。所有新技术和新项目必须经过医院相关机构和医学伦理委员会审核同意后,方可开展临床应用。开展新技术和新项目的临床研究时必须按照国家有关规定执行。

6. 疑难病例讨论制度

疑难病例讨论制度指为尽早明确诊断或完善诊疗方案,对诊断或治疗存在疑难问题的病例进行讨论的制度。必要时邀请相关科室人员或机构外人员参加,也可多学科联合举行。疑难病例讨论内容应专册记录,归入科室资料库专人保管。

7. 病例随访制度

病例随访制度指医生通过定期查阅病理结果、其他影像学结果、临床病历及电话回访等随访工作对既往病例进行统计,并及时反馈、分析,总结经验,不断提高诊断符合率。

8. 质量控制培训制度

为不断提高超声诊疗水平,科室每年制订和实施各类质量控制培训计划,包括课程设置、授课教师、授课内容、授课对象和学习时间等。

9. 应急预案

超声科应建立应急领导小组,成员包括科室正/副主任、护士长、总值班。科主任是超声科应急措施实施的责任人。应急领导小组负责对本科室医务人员进行突发事件相关知识培训、人员调配、现场急救的技术指导,并落实各项医疗安全措施,在突发事件处理中与医院管理部门协调一致,听从指挥。

10. 不良事件上报制度

不良事件上报制度指临床诊疗活动中,出现任何可能影响患者诊疗结果、增加患者痛苦和负担,可能引发医疗纠纷或医疗事故,以及影响医疗工作正常运行和医务人员人身安全的事件发生时,必须按照医院相关管理部门相应流程及时上报,并提出整改措施。

11. 差错事故处理制度

医务人员要严格按照超声诊断规范流程进行操作,发生差错应及时报告医院相关管理部门,并积极采取补救措施,对已发生的医疗事故,由专人实事求是地记录发生的时间、地点、具体情况,处理、抢救方法等情况。同时定期组织、分析差错事故发生的原因,并提出防范措施。

12. 诊室、仪器设备使用管理制度

科室应建立仪器技术档案(设备仪器清单、说明书、设备故障、维修清单及质检标签等),由专人对科室所有仪器设备进行全方位系统管理。超声设备的消毒应严格按照医院感染的要求进行消毒,操作中若发现异常或故障,应立即向科主任汇报,并按照医院正常流程进行上报检修,同时做好仪器设备的使用和维修记录。

13. 抢救药品管理制度

抢救车药品由专人管理,定点放置,每周定时检查并记录,保证药品齐备,标识清楚并在有效期内,使用后及时清点并补充。

14. 无菌物品管理制度

无菌物品齐备、存放整齐且在有效期内,使用后及时记录清点并补充。

15. 质量与安全会议制度

科室应定期组织医疗质量与安全会议。科室负责人主持,全体医护人员参加,对科室医疗质量进行阶段性总结,协调和解决有关医疗质量问题,防范、处理医疗事故方面的重大事项,定期通报科室医疗质量情况和处理决定。

> **思考题**
>
> 什么是危急值报告制度?及时进行危急值上报的意义是什么?

第二节　质量控制指标

国家超声医学质量控制中心与中华医学会超声医学分会于 2022 年共同发布了《超声诊断专业医疗质量控制指标（2022 年版）》，制定了超声医学专业的 13 个质量控制指标。

1. 超声医师月均工作量（US-HR-01）

定义：单位时间内，每名超声医师每月平均承担的工作量。

计算公式：

$$超声医师月均工作量 = \frac{超声科年总工作量}{超声医师数 \times 12 个月} \times 100\%$$

说明：

（1）超声科年总工作量是指超声科医师发出的超声报告单总数量。

（2）超声医师是指取得《医师执业证书》，在本机构专职从事超声诊疗工作且每年工作天数不少于 6 个月的医师。

意义：反映超声医师的工作负荷水平。

2. 超声仪器质检率（US-EQ-01）

定义：单位时间内，完成质检的超声仪器数占同期本机构在用超声仪器总数的比例。

计算公式：

$$超声仪器质检率 = \frac{单位时间内完成质检的超声仪器数}{同期本机构在用超声仪器总数} \times 100\%$$

说明：超声仪器质检是指每年由国家认定的计量检测机构对超声仪器进行计量和成像质量质检。

意义：反映超声仪器质量安全的重要指标。

3. 住院超声检查 48 小时内完成率（US-TL-01）

定义：单位时间内，在临床开具住院超声检查申请 48 小时内完成检查并出具超声检查报告的例数，占同期临床开具住院超声检查申请单总数的比例。

计算公式：

$$住院超声检查 48 小时内完成率 = \frac{\begin{array}{c}单位时间内在临床开具住院超声检查申请 48h 内\\完成检查并出具超声检查报告的例数\end{array}}{同期临床开具住院超声检查申请单总数} \times 100\%$$

意义：反映住院超声检查的及时性、合理性。

4. 超声危急值 10 分钟内通报完成率（US-CV-01）

定义：单位时间内，10 分钟内完成通报的超声危急值例数占同期超声危急值总例数的比例。

计算公式：

$$超声危急值 10 分钟内通报完成率 = \frac{\begin{array}{c}单位时间内 10 分钟内完成\\通报的超声危急值例数\end{array}}{同期超声危急值总例数} \times 100\%$$

说明:

（1）超声检查危急值是指超声检查影像提示以下超声诊断:①疑似肝脏、脾脏、肾脏破裂出血;②疑似宫外孕破裂并腹腔内出血;③急性胆囊炎考虑胆囊化脓并急性穿孔;④晚期妊娠出现羊水过少并胎儿心率过快（>160 次/min）或过慢（<110 次/min）;⑤子宫破裂;⑥胎盘早剥、前置胎盘并活动性出血;⑦首次发现心功能减退（LVEF<35%）;⑧心包积液合并心脏压塞;⑨主动脉夹层;⑩主动脉瘤破裂;⑪心脏破裂;⑫心脏游离血栓;⑬急性上下肢动脉栓塞;⑭瓣膜置换术后卡瓣。

（2）超声检查结束并出具报告后,需将危急值检查结果 10 分钟内通报给临床医生。

意义:反映超声危急值通报的及时性。

5. 超声报告书写合格率（US-RE-01）

定义:单位时间内,超声检查报告书写合格的数量占同期超声检查报告总数的比例。

计算公式:

$$超声报告书写合格率 = \frac{单位时间内超声检查报告书写合格的数量}{同期超声检查报告总数} \times 100\%$$

说明:

具有下列情况之一者视为不合格报告:

（1）报告单无具有资质医生签名的;

（2）未包含申请单开具项目检查的;

（3）报告单中的描述与结论不一致的;

（4）报告单存在明显错误的,包括——所查脏器缺如但报告为正常;报告描述检查器官、部位、病变的方位（左右、上下、前后）、单位、数据错误;未删除与超声报告有歧义的模板文字;报告单患者姓名、性别、住院号（就诊号）与实际不符或缺失。

意义:反映超声检查报告书写质量。

6. 乳腺病变超声报告进行乳腺影像报告和数据系统（BI-RADS）分类率（US-RE-BR-01）

定义:单位时间内,进行 BI-RADS 分类的乳腺病变超声报告数,占同期乳腺病变超声报告总数的比例。

计算公式:

$$乳腺病变超声报告进行 BI\text{-}RADS 分类率 = \frac{\begin{array}{c}单位时间内进行 BI\text{-}RADS 分类\\的乳腺病变超声报告数\end{array}}{同期乳腺病变超声报告总数} \times 100\%$$

意义:反映乳腺超声报告规范性。

7. 门急诊超声报告阳性率（US-DR-01）

定义:单位时间内,门急诊超声报告中有异常发现的报告数,占同期门急诊超声报告总数的比例。

计算公式:

$$门急诊超声报告阳性率 = \frac{单位时间内门急诊超声报告中有异常发现的报告数}{同期门急诊超声报告总数} \times 100\%$$

说明：

（1）指标按照报告份数统计，如果一份报告中含有多个检查部位，有一项阳性或多项阳性结果，按1例阳性报告统计。

（2）该指标不包括健康体检相关超声报告。

意义：反映临床医生开具超声检查的合理性和超声检查结果的准确性。

8. 住院超声报告阳性率（US-DR-02）

定义：单位时间内，住院超声报告中有异常发现的报告数，占同期住院超声报告总数的比例。

计算公式：

$$住院超声报告阳性率 = \frac{单位时间内住院超声报告中有异常发现的报告数}{同期住院超声报告总数} \times 100\%$$

说明：指标按照报告份数统计，如果一份报告中含有多个检查部位，有一项阳性或多项阳性结果，按1例阳性报告统计。

意义：反映临床医生开具超声检查的合理性和超声检查结果的准确性。

9. 超声筛查中胎儿重大致死性畸形的检出率（US-DR-OB-01）

定义：单位时间内，在超声筛查中检出胎儿重大致死性畸形的孕妇人数，占同期超声产检的孕妇总人数的比例。

计算公式：

$$超声筛查中胎儿重大致死性畸形的检出率 = \frac{\begin{array}{c}单位时间内超声筛查中检出胎儿\\重大致死性畸形的孕妇人数\end{array}}{同期超声产检的孕妇总人数} \times 100\%$$

说明：

（1）胎儿重大致死性畸形包括无脑儿、严重脑膨出、严重的开放性脊柱裂、严重的胸腹壁缺损内脏外翻、单腔心、致死性软骨发育不全。

（2）该指标的统计按孕妇人数计算。同一孕妇（含多胎）行多次超声检查，按1人次计算。

（3）本指标仅适用于提供产检服务的医疗机构。

意义：反映胎儿重大致死性出生缺陷在超声筛查中的检出情况。

10. 超声诊断符合率（US-DI-01）

定义：单位时间内，超声诊断与病理或临床诊断符合的例数，占同期超声诊断有对应病理或临床诊断总例数的比例。

计算公式：

$$超声诊断符合率 = \frac{单位时间内超声诊断与病理或临床诊断符合例数}{同期超声诊断有对应病理或临床诊断总例数} \times 100\%$$

说明：

（1）只统计超声诊断有对应病理诊断或临床最终诊断的例数。

（2）以手术诊断或术后病理诊断、临床检验指标、动态随访结局、其他影像学检查佐证和病例讨论等确定，进行综合分析后作为诊断标准。

意义:反映超声诊断质量。

11. 乳腺占位超声诊断准确率(US-DI-BR-01)

定义:单位时间内,乳腺超声诊断为乳腺癌或非乳腺癌与病理检验结果相一致的例数,占同期行超声诊断为乳腺占位并送病理检验总例数的比例。

计算公式:

$$乳腺占位超声诊断准确率 = \frac{单位时间内乳腺超声诊断为乳腺癌或非乳腺癌与病理检验结果相一致的例数}{同期行超声诊断为乳腺占位并送病理检验总例数} \times 100\%$$

说明:

(1)采用 BI-RADS 分类,真阳性及真阴性参照 ACR BI-RADS Ultrasound 2013(表 5-2-1)。

表 5-2-1　参照 ACR BI-RADS Ultrasound 2013,超声检查结果的阳性、阴性分类

超声结果	活检结果	
	阳性 (1年内组织学诊断为乳腺癌)	阴性 (活检良性或1年内未发现恶性)
阳性(BI-RADS 4类、5类)	真阳性	假阳性
阴性(BI-RADS 1类、2类、3类)	假阴性	真阴性

(2)纳入同期进行乳腺超声检查并通过穿刺或切除活检获明确病理诊断结果的病例;排除超声无法定性或未定性的病例;排除无病理诊断或病理诊断不明确的病例。

(3)以最终病理诊断为参考标准。

意义:反映乳腺超声诊断准确性。

12. 颈动脉狭窄(≥50%)超声诊断符合率(US-DI-VA-01)

定义:单位时间内,超声诊断为颈动脉狭窄(≥50%)与 DSA 或 CTA 等其他影像结果相符合的例数,占同期超声诊断颈动脉狭窄(≥50%)并可获得 DSA 或 CTA 等其他影像结果总例数的比例。

计算公式:

$$颈动脉狭窄(≥50\%)超声诊断符合率 = \frac{单位时间内超声诊断为颈动脉狭窄≥50\%与DSA或CTA等其他影像结果相符合的例数}{同期超声诊断颈动脉狭窄≥50\%并可获得DSA或CTA等其他影像结果的总例数} \times 100\%$$

说明:超声诊断颈动脉狭窄的侧别、狭窄血管名称及狭窄程度的分级与 DSA 或 CTA 等其他影像结果相符合才纳入符合例数。

意义:反映颈动脉超声诊断质量。

13. 超声介入相关主要并发症发生率(US-INCO-01)

定义:单位时间内,超声介入相关主要并发症发生的例数,占同期超声介入总例数的比例。

计算公式:

$$超声介入相关主要并发症发生率=\frac{单位时间内超声介入相关主要并发症发生的例数}{同期超声介入总例数}\times100\%$$

说明：

（1）纳入统计的超声介入包括穿刺活检、抽吸、引流、插管、注药治疗、消融等超声引导下的穿刺与治疗。

（2）主要并发症包括：出血、感染、邻近脏器损伤、神经损伤、针道种植等。

意义：反映医疗机构开展超声介入的医疗质量。

思考题

什么是超声诊断符合率？意义是什么？

参考文献

［1］姜玉新，李建初，王红燕.超声医学质量控制管理规范［M］.北京：人民卫生出版社，2022.

登录中华临床影像库步骤

▌公众号登录 >>

扫描二维码
关注"临床影像库"公众号

点击"影像库"菜单
进入中华临床影像库首页

临床影像库
中华临床影像库内容涵盖国内近百家大
型三甲医院临床影像诊断中所能见... ﹀

7位朋友关注

关注公众号

影像库

▌网站登录 >>

输入网址 medbooks.ipmph.com/yx
进入中华临床影像库首页

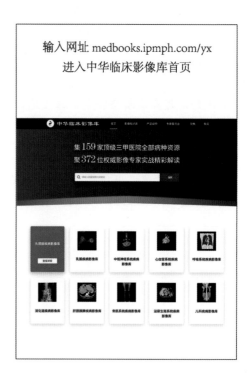

进入中华临床影像库首页

注册或登录

PC端点击首页"兑换"按钮
移动端在首页菜单中选择"兑换"按钮

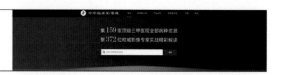

输入兑换码,点击"激活"按钮
开通中华临床影像库的使用权限

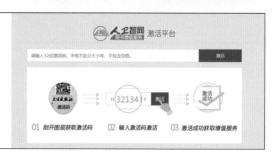